神经内科疾病诊疗与康复

孙淑君 等 主编

吉林科学技术出版社

图书在版编目（CIP）数据

神经内科疾病诊疗与康复 / 孙淑君等主编 . -- 长春 : 吉林科学技术出版社 , 2024.3

ISBN 978-7-5744-1102-9

Ⅰ . ①神 ... Ⅱ . ①孙 ... Ⅲ . ①神经系统疾病—诊疗② 神经系统疾病—康复 Ⅳ . ① R741

中国国家版本馆 CIP 数据核字 (2024) 第 059760 号

神经内科疾病诊疗与康复

主　　编　孙淑君　等
出 版 人　宛　霞
责任编辑　张　楠
封面设计　刘　雨
制　　版　刘　雨
幅面尺寸　185mm × 260mm
开　　本　16
字　　数　313h 千字
印　　张　14.5
印　　数　1~1500 册
版　　次　2024 年 3 月第 1 版
印　　次　2024 年12月第 1 次印刷

出　　版　吉林科学技术出版社
发　　行　吉林科学技术出版社
地　　址　长春市福祉大路5788 号出版大厦A 座
邮　　编　130118
发行部电话/传真　0431-81629529 81629530 81629531
81629532 81629533 81629534
储运部电话　0431-86059116
编辑部电话　0431-81629510
印　　刷　廊坊市印艺阁数字科技有限公司

书　　号　ISBN 978-7-5744-1102-9
定　　价　84.00元

前　言

近年来，神经科学发展日新月异，大量先进诊断手段和治疗方法的应用使临床工作取得较好效果。《神经系统疾病诊疗研究与康复》一书，详细阐述了脑卒中的影像学研究进展、大脑静脉与静脉窦血栓形成及阿尔茨海默病、癫痫、重症肌无力、老年痴呆、老年脑血管病、神经系统疾病等神经内科疾病，介绍了神经系统疾病的病因、病理、常见症状与综合征、特殊检查方法、诊断技术及治疗方法。使广大临床医师能迅速掌握所学知识并应用于临床，尽快成为一名合格的临床医生，这是我们编写本书的初衷，也是我们的最终目的。相信本书的出版一定会使广大临床医生受益，并成为他们的良师益友。

由于本书内容较多，加之时间紧及水平有限，难免有不足之处，敬请广大同人批评斧正，以便今后进一步修改和完善。

目 录

第一章 脑卒中的影像学研究进展……1

第一节 CT在急性脑卒中诊断和治疗中的应用……1

第二节 MRI在脑卒中诊断及治疗中的应用……7

第三节 超声的应用—优势与局限……16

第四节 数字减影血管造影……21

第五节 脑血管病变评估方法的选择……22

第六节 核医学在缺血性脑卒中的应用……28

第七节 急性缺血性卒中的影像学检查……29

第二章 大脑静脉与静脉窦血栓形成……34

第一节 概 述……34

第二节 临床表现多样性……34

第三节 诊断方法的应用……36

第四节 危险因素的认识过程……38

第五节 复杂临床表现的整合……39

第六节 治疗方法……41

第七节 预后与复发……44

第三章 阿尔茨海默病……46

第一节 阿尔茨海默病病理学……46

第二节 阿尔茨海默病诊断标准……48

第三节 脑电图诊断……51

第四节 阿尔茨海默病治疗……52

第四章 癫 痫……55

第一节 概 述……55

第二节 癫痫的病因及发病机制……56

第三节 癫痫的诊断及鉴别诊断……60

第四节 癫痫的治疗……62

第五节 癫痫持续状态……68

第六节 康复治疗……72

第五章　重症肌无力……78
第一节　重症肌无力免疫发病机制……78
第二节　重症肌无力的病理生理……86
第三节　全身型重症肌无力的临床表现……90
第四节　重症肌无力诊断与鉴别诊断……96
第五节　MG 的治疗……103
第六章　老年痴呆……110
第一节　老年痴呆的诊断与治疗……110
第二节　老年痴呆的康复……123
第七章　老年脑血管病……129
第一节　缺血性脑血管病……129
第二节　脑出血……153
第三节　蛛网膜下隙出血……165
第四节　短暂性脑缺血发作……174
第八章　神经系统疾病的康复……179
第一节　康复医学的神经学基础……179
第二节　偏瘫的康复训练治疗……188
第三节　脑瘫的康复……194
第四节　截瘫的康复训练……199
第五节　高血压病的康复……203
第六节　周围神经损伤的康复……207
第七节　脑血管疾病的康复……217
第八节　脑卒中的康复……219
参考文献……225

第一章 脑卒中的影像学研究进展

近年来，随着影像学技术的进步，神经影像学无论是从传统的二维平面成像到三维立体成像，还是从解剖学成像到功能性成像都得到了快速发展，脑卒中尤其是缺血性脑卒中患者从中受益最显著。随着超声、CT、MRI、数字减影血管造影 (DSA)、单光子发射计算机断层扫描 (SPECT)、正电子发射断层扫描 (PET) 等成像技术的不断改进，新的成像方法不断涌现，各种影像学技术的联合应用，以及将同种或不同来源的图像经过融合并进行比较以获得更多有用的信息，对进一步了解缺血性脑卒中的病理生理学过程和制订治疗方案均产生了巨大影响。

脑卒中的神经影像学可以根据评价目的分为三类：脑实质影像、脑血管影像、脑灌注影像。传统的脑血管影像技术主要侧重血管腔成像，可以诊断大血管的狭窄闭塞性疾病，评估狭窄程度；新技术的出现使得管壁成像得以实现，可以直观地显示管壁解剖结构，除狭窄闭塞性疾病的诊断和程度判断外，还有助于病因诊断如动脉粥样斑块或血管炎性病变。脑灌注影像可以评估脑灌注和侧支循环功能。针对无明显临床症状的脑血管病如静息性卒中和脑小血管病，神经影像学也发挥了不可替代的评估作用，MRI 显示的腔隙性脑梗死、白质病变、微出血、血管周围间隙等已经成为脑小血管病的影像学标志。

近年的研究热点主要集中在早期和超早期的急性缺血性脑卒中的神经影像学评估，评估病变性质、部位、大小、血管情况和血流动力学状态，评估缺血半暗带 (IP)、梗死核心和灌注情况，帮助临床筛选接受再灌注治疗主要是溶栓的患者，指导研究如何扩大有潜在获益可能的溶栓适应证人群，主要是指南推荐的溶栓适应证之外的、溶栓有潜在获益可能的患者，比如醒来发现的卒中、后循环卒中、超过 3h 至 4.5h 时间窗的卒中患者，提高溶栓治疗的成功率，降低出血转化的风险，并预测组织预后和临床预后。

第一节 CT 在急性脑卒中诊断和治疗中的应用

目前在大多数医疗机构，CT 仍然是急性卒中患者首要的影像学检查手段。平扫 CT(NECT) 是目前筛选溶栓治疗适应证患者的规范标准技术。一般情况下，增强 CT 并不能为缺血性卒中的诊断治疗提供更多的信息，除非是与肿瘤和感染相鉴别。随着近年来技术的发展，CT 血管成像 (CTA) 和 CT 灌注成像 (CTP) 也相继应用于急性卒中。螺旋 CTA 可以快速、无创地评估颅内、颅外血管的情况，了解血管狭窄、闭塞的重要信息。CTP 可能有助于区分可逆性和不可逆性缺血损害病灶，判断缺血半暗带的大小。

一、平扫 CT 对超早期卒中的诊断

NECT 用于急性缺血性卒中时有三个作用，即除外出血、探查缺血脑组织、除外与急性脑缺血相类似的疾病。作为目前筛选溶栓治疗适应证患者的规范标准技术，对于可能接受 rt-PA 溶栓治疗的卒中患者，要求及早进行平扫 CT(NECT) 检查。目标是在患者进入急诊室 25min 内完成检查，在随后的 20min 内完成阅片。如果卒中患者神经系统症状加重，尤其在溶栓后考虑可能有出血转化时，要进行 NECT 复查。溶栓后 24h 常规复查 NECT。

(一) 除外脑出血

NECT 用于发现脑实质内出血、蛛网膜下腔出血、硬膜下血肿等。溶栓前需进行 NECT 或 MRI 检查除外脑出血。虽然没有关于外科手术或活检对照的 A 级研究证实，但是 NECT 用于发现脑出血的价值被临床公认，并在临床常规使用。

(二) 除外类似脑缺血的其他疾病 (如肿瘤、硬膜下血肿等)

虽然 MRI 分辨率明显优于 NECT，但是 NECT 快速、更容易随时进行检查，在临床实践中更多的常规使用 NECT 评估急性卒中。

(三) 超早期脑缺血的 CT 改变

目前的研究主要集中于应用 CT 确定敏感的早期脑缺血性损害征象和动脉闭塞征象，以及这些征象对溶栓治疗的意义。由于缺血脑组织内的相对含水量增加，因此脑缺血发病后数小时内最早出现的 CT 表现是灰白质分界不清，缺乏密度差异，表现征象为基底节核团之间界线消失 (豆状核征)、岛叶皮质和皮质下白质之间的密度融合 (岛带征)、大脑凸面皮质和皮质下白质之间的密度融合 (皮质带征)。脑缺血的另一个征象为水肿导致的脑回肿胀和脑沟变浅、消失，并可能导致脑室受压。这些征象出现得越早，提示缺血程度越严重。

作为早期缺血改变，脑实质低密度或局部脑组织肿胀具有不同的病理生理基础。脑实质低密度提示水分增加，这可以见于梗死核心区，也可以见于半暗带。低密度的范围与灌注成像上的病灶体积相关，3 ～ 6h 内的早期低密度范围可以预测最终的梗死面积。不伴有低密度的脑组织肿胀提示脑组织血容量增加，与正常表观弥散系数、中度灌注降低和平均通过时间延迟有关。所以常规 NECT 的早期缺血改变了包括梗死核心区和半暗带的成分。

目前对 NECT 早期缺血改变的研究重点在于如何提高医师对早期缺血征象判断的一致性，以及研究不同时间窗出现早期缺血征象的意义和对治疗选择的作用。影像判读人

员识别这些征象的能力不同，与阅片者的经验有很大关系。仅 67% 的患者在发病 3h 之内出现上述征象。另有研究显示，约 82% 的前循环卒中患者在发病 6h 内出现上述征象。判读结果会受到梗死面积大小、缺血严重程度和检查距发病时间的影响。采用结构化评分系统可以增加影像判读的准确性，如 Alberta 脑卒中项目早期 CT 评分 (ASPECTS)，可以帮助观察者系统地观察 MCA 分布区的每一处。改进检查方法能够更好地识别，如提高 CT 分辨率、设置合适的窗宽窗位等。

NECT 是否存在早期缺血和梗死灶、其显影清晰度以及梗死程度与溶栓治疗后出血转化的较高风险密切相关。两项发病 3h 之内进行 rt-PA 溶栓治疗的试验合并数据显示，NECT 上存在早期明确的低密度证据或存在占位效应，预示症状性出血风险增加 8 倍。而二次分析发现，范围超过 1/3 的 MCA 供血区更细微的早期梗死征象，与溶栓后不良结局增加并不独立相关，所以此类患者仍然能够从溶栓治疗中获益。在欧洲试验中，对发病 6h 内的患者进行静脉溶栓治疗，发现早期缺血改变超过 1/3 的 MCA 区患者颅内出血风险显著增高，而梗死面积小于 1/3 的 MCA 区患者获益最大。所以鉴于出血风险的增加，无论是证实 3 ～ 4.5h 时间窗内静脉溶栓获益的关键性试验，还是将溶栓时间窗扩展至 6h 进行动脉溶栓的几个主要试验，在患者入组时将早期缺血征象大于 1/3 的 MCA 区患者予以排除。

有的研究者提出临床神经功能缺损与急性脑卒中 CT 早期缺血变化范围不匹配，即“临床 -CT 不匹配”可能提示脑组织存在低灌注但仍然存活。但是也有研究发现“临床 -CT 不匹配”并不能预测溶栓治疗预后，因此不支持采用“临床 -CT 不匹配”来选择溶栓患者。

（四）大脑中动脉高密度征

早期脑缺血的另一个重要 CT 表现是闭塞动脉密度升高，提示大血管闭塞。当 MCA 出现条形高密度影时被称为 MCA 高密度征 (HMCAS)，当远端分支 M2 或 M3 出现点状高密度影时称为 MCA 点征。HMCAS 作为最早出现的脑梗死 CT 征，被认为几乎与脑梗死发病同时出现，对脑梗死的超早期诊断和治疗有着重要意义。1983 年 Gacs 等首先报道 HMCAS，随后一些学者用血管造影、MRI、MRA 和尸检等手段证实 HMCAS 为 MCA 闭塞所致。因此，认为 NECT 上闭塞 MCA 的 X 线吸收值增高，从而表现为高密度征。

1. HMCAS 的确定标准

HMCAS 的诊断标准可归纳为：①密度，低限——MCA 密度高于周围脑组织，高于对侧 MCA，高于脑内其他动脉和静脉；高限—— 在骨窗片上消失。②部位，单侧性，MCA 第 1 段或第 2 段自发出现密度升高，长度达几毫米。③伴随体征，对侧出现偏瘫。④时间，较晚的 CT 片上，MCA 在周围低密度组织的衬托下会显得密度更高一些，因此宜在 6h 或 3h 的 CT 片上诊断 HMCAS；晚于 6h 应结合其他方面作出诊断。⑤须排除血细胞比容升高、MCA 钙化和外伤等引起的 MCA 密度升高。蛛网膜下腔出血、脑萎缩、脑白质疏松等的 CT 上 MCA 可能会显得密度较高，诊断时宜慎重。

2. HMCAS 在脑梗死诊断中的价值

HMCAS 对血栓闭塞的诊断特异性较高。患者出现脑血管病症状和体征，若有 HMCAS 则基本可确诊脑梗死，特异性高达 85% ～ 100%。但 HMCAS 诊断脑梗死的敏感性有限，仅为 27% ～ 69%。由于放射线上血栓的密度取决于血细胞比容，白色血栓和纤维蛋白原含量低的血栓在 CT 上不显影，可能是造成其低敏感度的原因之一。因此，HMCAS 密切结合临床资料才能正确诊断 MCA 区脑梗死。因为出现该征象表示可能有血栓存在，而没有发现该征象，也不能完全排除存在血栓的可能。

虽然 HMCAS 对确诊脑梗死有重要意义，但对脑梗死的病因诊断并无帮助。Buttner 等发现在心源性栓塞、动脉粥样硬化、病因不明这三类 MCA 区脑梗死患者中，HMCAS 阳性率无显著性差异。

3. HMCAS 与脑梗死的预后

HMCAS 是否可以作为卒中预后不良的指标一直存在争论。多数研究认为，HMCAS 与脑梗死临床表现严重程度密切相关，HMCAS 阳性患者较阴性患者死亡率高，更容易出现大梗死灶、严重脑水肿及高颅压，较少患者可以完全康复或仅遗留轻微后遗症。但 von Kummer 等研究发现 HMCAS 对脑梗死预后不良的阳性预测值、敏感度和特异度分别为 32%、44% 和 51%，这提示 HMCAS 并不是一个有价值的脑梗死预后指标。Manelfe 等采用随机、双盲、对照、多中心协作研究对 620 例患者进行分析，单因素分析表明 HMCAS 与较差的斯堪的纳维亚卒中量表评分、低密度灶范围或占位效应严重程度密切相关，但多元逻辑回归分析显示 HMCAS 不是一个独立的预后不良指标。所以 HMCAS 虽然能提示不良预后，但不具有独立性。在脑实质低密度灶等出现之前的 HMCAS 可能具有独立性，尚待进一步研究证实。

4. HMCAS 与溶栓治疗

HMCAS 阳性的患者通常预后不良，且与 HMCAS 阴性患者相比溶栓治疗后出血转化率并无增加，因此 HMCAS 可以作为决定溶栓的指标之一，并且溶栓后 HMCAS 的消失可提示预后良好。Bendszus 等将 40 例 HMCAS 阳性的患者分成两组，一组于发病后 6h 内进行溶栓治疗，另一组作为对照组采用其他疗法，结果显示溶栓组较对照组预后改善明显，溶栓组遗留轻微后遗症和完全康复的患者较对照组多 30%，而两组死亡率无明显差异。Manelfe 等的研究也得出类似结果。因此，对 HMCAS 阳性的脑梗死患者，若无禁忌，宜从速进行溶栓。HMCAS 是否提示存在硬性白色血栓，帮助临床选择进行动脉溶栓或机械性血栓去除术有待于研究。但是，闭塞性小栓子的表观密度很容易被邻近组织的部分容积效应所改变，如邻近的钙化灶、脑脊液、脂质粥样硬化物质及其他组织，这样所确定的栓子成分就会不准确。

二、CT 灌注成像

CT 灌注成像 (CTP) 的概念由 Miles 在 1991 年首先提出。它是通过在静脉注射造影剂的同时，对所选层面进行连续多次扫描，观察对比剂在脑血管内动态变化过程，再利用计算机软件得出脑血流量 (CBF)、脑血容量 (CBV)、平均通过时间 (MTT)、达峰时间 (TTP) 等参数图。近年来，随着 CT 技术的不断完善和提高，多层螺旋 CT(MSCT) 或称多排探测器 CT(MDCT) 能够轻松实现薄层、快速、大范围扫描，极大促进了 CTP 在脑血管病领域的临床应用。

(一) 基本原理

CT 灌注成像是经静脉团注对比剂后，对选定层面 (一层或多层) 进行同层动态扫描，可获得对比剂首次通过该器官时该层面内每一像素的时间 - 密度曲线 (TDC)，TDC 反映的是对比剂在该器官中浓度的变化，即碘聚集量的变化，从而反映组织灌注量的改变。根据该曲线利用数学模型计算 CBF、CBV、MTT、TTP 等参数，通过伪彩处理得到脑灌注状态的各种功能图，分别选择多个感兴趣区 (ROI)，得到病变区及对侧相应区域 (对照值) 的各个参数。

(二) 基本参数及意义

1. CBF

CBF 又称局部脑血流量 (rCBF)，指单位时间内流经一定脑组织血管结构的血流量，包括动脉 (大、中、小动脉)、毛细血管、静脉和静脉窦。

2. CBV

CBV 可表示为局部脑血容量 (rCBV)，指感兴趣区 (ROI) 内单位体积脑组织包括毛细血管和大血管在内的血管床容积。

3. TTP

TTP 指对比剂首次到达扫描层面内的大动脉至对比剂在脑组织中达到团注峰值的时间间隔，一般为几秒。

4. MTT

血液流经血管结构，如动脉、毛细血管和静脉窦时，通过的血管路径不同，时间也不同，所以用平均通过时间表示，反映的是对比剂通过感兴趣区毛细血管的平均时间。

5. PS

表面通透性产生区 (PS) 是指由于血脑屏障破坏或肿瘤原因导致对比剂单向从血管内渗透到组织间隙的速度，主要用于肿瘤评价。

(三) 临床意义

急性期或超急性期缺血性脑卒中，首先出现功能异常，随后才出现形态学改变。CTP 作为一种功能成像手段，将脑组织形态学与功能学信息很好地结合起来，主要用于缺血性脑卒中的急性期和超急性期，判断缺血部位、范围及程度，区分梗死核心区 (infarctcore) 和缺血半暗带，评估侧支循环情况，协助筛选溶栓适应证患者。

文献报道 CTP 最早可在症状出现 30min 后显示病变，异常灌注区表现为 CBF 下降；CBV 正常或轻度升高，严重时下降；MTT 基本正常或延长；TTP 延长或消失。

CTA 原始图像 (CTA-SI) 提供组织灌注水平信息，反映脑血容量 (CBV)，比 NECT 更能检测到脑血流低灌注区，CTA-SI 所示病变大小与随后的 CT 所示病灶大小密切相关。CTA-SI 与 DWI、CBV 一样，可以特异性地检测梗死核心 —— 即使恢复灌注后也不可逆的梗死区。CTPCBV(或 CTA-SI) 所示缺血灶与 CTP-CBF 所示缺血灶 (MTT) 之间的不匹配区被定义为缺血半暗带，这与磁共振 DWI/PWI 不匹配极为相似，可以评估缺血脑组织的活性，判断卒中严重程度，预测组织预后 (最终梗死体积) 和临床预后。CTA 还可以迅速准确地定位卒中责任血管，确定血管重建术的靶血管，筛选适合血管溶栓的患者。

CTP 作为一项功能性影像学检查手段，具有时间和空间分辨力高、检查速度快、时间短、费用低，最重要的是更易于在医疗机构中普及应用。CTP 的空间分辨率优于 PWI，参数较 PWI 更易于量化，其中部分是由于碘对比剂的浓度与 CT 密度值呈线性关系，而钆对比剂的浓度与 MRI 信号强度之间却不存在这种相关性。而 PWI 更容易使大血管结构混淆。这些因素导致在 CTP 图像上，对缺血核心和半暗带不匹配现象进行目测评估，可能要比 PWI 图像更加可靠。

急性卒中治疗的最终目标是使神经功能缺损最小化和预后最优化。由于 CTP 的量化功能明显优于 PWI 成像，CTP 区分梗死核心区和缺血半暗带以预测组织存活或梗死很有临床应用前景，但是选用何种指标和阈值最佳尚无统一标准。不同的研究采用了不同的设备、成像方式和处理过程，选取了不同的血流动力学参数和阈值 (如 CBV 减少程度的绝对阈值和相对阈值，适于治疗的缺血半暗带面积阈值等)，尚不明确处理和计算方法不同对结果有何影响，结果的再现性还有待证实。因此，尚有待于对成像方式、处理过程、指标设置和结果判读进行标准化研究。

CTP 在实际应用中还存在其他的技术问题，如层厚覆盖有限，通常每次注射对比剂的剂量仅够扫描 2 ～ 4cm 的层厚。有些是关于临床应用和结果解读的问题，如尚不清楚对于有潜在复杂生理改变的患者 (如一侧颈动脉闭塞伴有情况复杂的侧支循环) 如何进行 CTP 和结果解读。

三、氙 CT

氙 CT(Xenon-CT) 检查在患者吸入能在血流中迅速均衡的氙气后进行的脑灌注成像技术。氙迅速弥散到各个器官，脑组织内的氙可轻微地影响组织密度。用短时间内获得的多个重复 CT 图像，可以绘制信号密度曲线，并计算出一个像素上的 CBF。应用 Xenon-CT 技术可以比较准确地检测脑血流量 (CBF)，可进行多层面观察，于 10min 内得到初步结果。对发病 6h 内的缺血性脑卒中患者，Xenon-CT 可以显示脑血流灌注情况，其计算方法精确度高，可重复性好。但是其结果受呼吸节律影响，并且氙气有潜在的麻醉作用等，限制了 Xenon-CT 的广泛应用。研究提示，Xenon-CT 有可能预测急性梗死的脑组织和临床预后，尤其是对前循环大血管闭塞的患者。尽管研究文献已提出，Xenon-CT 联合 NECT 和 CTA 将有助于制订治疗方案，但目前尚无前瞻性研究来验证该假设。

第二节　MRI 在脑卒中诊断及治疗中的应用

与 CT 相比，MRI 的优势在于防止放射性暴露，无须碘对比剂，空间分辨力更好，可以更好地发现急性梗死、小的皮质或皮质下梗死和后颅窝梗死；可以鉴别急性和慢性缺血；发现亚临床缺血灶，能提供关于卒中机制的更多信息。

一、急性脑卒中多模式 MRI

多模式 MRI 技术联合多种序列可以对脑血管管腔、管壁、脑组织结构、脑血流灌注和功能成像，是目前能够提供最全面、精准信息的成像技术。

在脑梗死超急性期，梗死区为细胞毒性水肿，此时血脑屏障完整，无血管源性水肿，所以常规 MRI 序列 (T_1WI、T_2WI 和 FLAIR) 均不能发现异常。在急性期，随着血管源性水肿及细胞凋亡的出现，病变局部含水量增加，T_1、T_2 弛豫时间延长，T_1WI、T_2WI 和 FLAIR 序列才出现异常信号。

由于常规 MRI 序列 (T_1、T_2 和 FLAIR 序列) 对于急性缺血改变相对不敏感，需要进行多模式 MRI 成像，多种序列联合应用对于急性缺血性卒中的诊断和治疗提供了巨大帮助。脑卒中多模式 MRI 成像主要包括弥散加权成像 (DWI)、T_2 序列 (T_2WI)、液体衰减反转恢复序列 (FLAIR)、梯度回波序列 (GRE)、磁共振血管成像 (MRA)、灌注加权成像 (PWI) 或磁共振灌注成像 (MRP) 等。以下简要介绍主要的几种 MRI 成像模式，关于 MRA 的部分请参见本章第五节。

（一）磁共振弥散加权成像

弥散加权成像 (DWI) 是在 T_2WI 基础上施加弥散敏感梯度，利用平面回波快速成像技术生成图像。DWI 是目前在活体组织内进行水分子扩散测量与成像的唯一方法，常用表观弥散系数 (ADC) 表示组织内水分子的扩散能力，通过检测病理状态下 ADC 值的变化，得到 ADC 图和 DWI 图像，从而敏感地诊断疾病。水分子受限的组织的 ADC 值降低，DWI 上信号明显增高，ADC 图上信号降低。DWI 已经成为诊断急性脑梗死最为敏感和特异的成像技术。

（二）液体衰减反转恢复序列

液体衰减反转恢复序列 (FLAIR) 一般是指 T_2 加权的 FLAIR。T_2WI 上含水量多的组织为高信号，病变组织中 (主要是结合水)、脑脊液或囊变组织 (自由水) 均为高信号。FLAIR 是通过抑制自由水 (主要是脑脊液) 的高信号，突出了病变和正常脑灰白质结构的对比，在显示脑脊液周围病变（如蛛网膜下腔、脑室周围或表浅脑皮质病变）方面有明显的优势，能够更敏感地发现很小的脑缺血灶。应用FLAIR技术在卒中超早期即可发现高信号血管征(VHS)。少数VHS也可在GRE序列上检测到。VHS系流动缓慢或停滞的血管影，也就是说，它通常与低灌注而非梗死相关，VHS部位与MRA所示血管部位、PWI所示低灌注区的一致率很高，但也有一定的假阳性（约为5%)。

（三）磁共振灌注加权成像

磁共振灌注加权成像(PWI)是利用平面回波自由感应衰减序列对体内对比剂的首过效应进行检测，通过信号的改变来评价脑组织微循环状态的技术。目前常用的PWI参数有局部脑血容量(rCBV)、局部脑血流量(rCBF)、局部平均通过时间(rMTT)和达峰时间(TTP)。rCBV反映大血管和毛细血管床容积；rCBF指脑组织内的血流量；rMTT为对比剂通过感兴趣区的平均时间，主要是对比剂通过毛细血管的时间；TTP指从开始注射对比剂至浓度达到峰值的时间，其关系为rMTT=rCBV/rCBF。

脑缺血时毛细血管灌注压降低，使MTT和TTP延长。在脑血管自动调节阶段，由于血管代偿性舒张，可使rCBV增加以维持rCBF，此时rCBF降低，而rCBV可以正常；当血管扩张到最大限度以后，rCBF、rCBV均表现为下降。通过综合分析这些参数，PWI能检测脑卒中的早期缺血性改变，且能根据灌注缺乏的范围确定受累动脉供应区。

在脑梗死不同区域和不同阶段，局部血液灌注有以下几种情况。①无灌注或灌注不良：MTT延长，rCBV、rCBF减少。②侧支循环建立：MTT延长，rCBV增加或正常。③再灌注：MTT缩短或正常，rCBV及rCBF增加。

PWI与CTP相比优点在于，可进行全脑扫描；数据采集速度快，每个体系均有很多数据点；联合多模式MRI可提供多方面信息，如脑实质(DWI)和脑血管(MRA)等。缺点在于信号强度与对比剂浓度之间不存在线性关系，很难量化评估，因此不能提供灌注绝对值图，只能提供相对值图，在急诊情况下可用性相对较差；检查耗时较长；费用高，禁忌证相对较多，不适合急性卒中患者存在意识障碍躁动者。

（四）血管编码动脉自旋标记(VE-ASL)磁共振脑灌注成像技术

VE-ASL是近年来发展起来的测量脑组织CBF而无须注射对比剂的磁共振灌注技术。采用反转恢复脉冲在成像平面的近端标记动脉血中的水质子，使血液中质子的磁化矢量发生反转，通过延迟反转时间，当标记的血液流入成像层面时成像，得到标记后图像，对比未标记的图像得到反映脑组织灌注的CBF图像。可以选择性观察单血管灌注，为保证精确度可以选择颈内动脉末端、颈外动脉、大脑中动脉或双侧椎动脉。VE-ASL是对以往动脉自旋标记技术的改进，既能无创、定量地测定脑血流量，还能显示局部脑血流的来源，评价脑侧支循环和局部灌注。

（五）梯度回波序列

梯度回波序列(GRE)是一种仅次于自旋回波序列在MRI中常用的成像序列。它具有成像时间短，图像对比良好、对出血降解产物含铁血黄素敏感等特点。使用 GRE 实现的 T_2 加权像就是 T_2WI。GRE 对出血性疾病敏感，如无症状性的脑实质内微出血和海绵状血管瘤，这在 CT 上无法观察。微出血是小血管病的影像学标记，根据微出血的分布，也可以推测脑血管病原因，高血压性脑出血常伴随深部微出血，脑淀粉样变性血管病常伴随脑叶微出血。如有单纯脑叶出血伴有严格限于脑叶的微出血，认为诊断脑淀粉样变性血管病可能性很大。但是微出血对于抗栓和溶栓治疗决策的意义还不明确，目前还是只能根据临床评估获益和出血风险，作出治疗决策。

（六）磁敏感加权成像

磁敏感加权成像 (SWI) 是使用高分辨率的 GRE 实现的。对于具有不同磁化率的组织成像。SWI 对于出血或血液中的脱氧血红蛋白极其敏感，用于显示出血、动静脉畸形、海绵状血管瘤、微出血等。由于静脉富含脱氧血红蛋白，SWI 可以对小静脉成像。SWI 还可以用于评估组织中的铁沉积。

（七）弥散张量成像

弥散张量成像 (DTI) 是 DWI 的一种特殊形式，主要根据在多个方向上施加弥散梯度，全面反映组织的弥散特性，测量弥散大小和方向，实现弥散矢量的成像。大脑白质纤维束纵轴方向和横轴方向水分子弥散的各向异性不同，其信号强度取决于所观察纤维束的组织结构以及轴索膜和髓鞘阻碍水分子弥散的程度，在平行神经纤维方向弥散容易，垂直于神经纤维方向弥散受限。

DTI 可进行神经纤维束示踪成像，用于评价卒中后下行锥体束的沃勒变性情况，有助于卒中后亚急性期预测运动功能的恢复。对于皮质下梗死和小卒中，DTI 可通过显示主纤维束（如皮质脊髓束），提供完整性的组织信息来确定脑内局部病变的部位和范围，有助于鉴别皮质下梗死亚型并评价其预后。此外，DTI 尚可用于研究皮质脊髓束内各功能纤维的排列顺序，研究联合纤维的结构和功能，从而为脑组织解剖学结构的研究开辟出一条新的道路。

（八）MR 波谱

MR 波谱 (MRS) 利用化学位移来测定组织中的分子组成及空间构型，是目前唯一直接测定活体化学物质的无创技术，它通过 MR 技术检测选定组织切面上代谢产物峰值水平。缺血数分钟后，脑内乳酸 (LAC) 浓度即达峰值，再灌注后此峰值消失。N- 乙酰天门冬氨酸 (NAA) 是正常神经元的标记物，NAA 的含量随神经元脱失和不可逆性神经元损伤而下降。动物试验提示乳酸升高和 NAA 下降之间的不一致区域为不完全损伤区（缺血半暗带），可能是适合溶栓治疗的一个依据，但目前临床资料有限。此外，有数据显示急性缺血性卒中时乳酸 / 胆碱比率与卒中评分和最终梗死体积显著相关，MRS 测定的乳酸 / 胆碱比率与 DWI 所示病变体积相结合可明显提高预测临床转归的能力。

总之，MRS 可以评价脑缺血后生化代谢的变化，早期诊断脑缺血，并能明确缺血半暗带，判断卒中严重程度以及评估预后，帮助治疗方案的选择，但这些作用还需要进一步的临床研究证实。由于 MRS 检查采集数据所需时间较长，空间分辨率较低，使这一技术的临床应用受到一定的限制。

（九）增强扫描磁共振

磁共振对比剂为顺磁性物质，通过改变周围质子的弛豫特性使 T_1 值缩短。增强扫描磁共振 (CE-MRI) 常用 T_1WI 成像。由于脑梗死的血 - 屏障破坏，出现脑回样强化，常见于梗死后 2 ～ 3d，持续两周左右。

二、MRI 用于急性缺血性卒中患者的溶栓选择

常规 CT、MRI 对超早期脑梗死诊断的敏感性较低。PWI 可快速、准确地评价脑微血管内血流动力学变化，是目前较理想的超早期评价缺血脑组织可逆性和生存能力的影像学检查方法，PWI 结合 DWI 在确定缺血半暗带和指导溶栓治疗中具有重要意义，尤其对于常规指南推荐的时间窗之外的患者、脑卒中发病时间不明的患者（包括醒来时发现患病的卒中）将有助于溶栓选择。

（一）PWI 超早期诊断脑梗死

PWI 可以反映组织微血管分布和血流灌注情况。在脑梗死超早期，PWI 即显示出脑微循环的血流动力学改变，PWI 改变要先于 DWI 和 T_2WI 的改变，且能根据低灌注范围来确定受累动脉供血区。正常脑血流量 (CBF) 平均为 50 ～ 55mL/(100g·min)，灰质血流量通常比白质高 3 ～ 4 倍。当 CBF 下降至 10 ～ 20mL/(100g·min) 或灰质血流量下降至正常的 40%、白质降至正常的 35% 时，脑组织会产生缺血反应。

PWI 各项血流动力学参数对脑缺血早期检测的敏感性和特异性较高。在常用的血流动力学参数中，CBF 或 CBV 可直观地反映脑缺血，MTT(rCBV/rCBF) 在脑缺血最初阶段即发生变化，可作为脑血液循环灌注储备的标志，是代表灌注损伤区域血流动力学改变的敏感指标，根据其明显延长可在超早期诊断脑梗死。脑缺血发病 4h 内 TTP 图即可提供脑组织灌注缺损的重要信息，患侧较对侧延迟超过 6s，表明 TTP 也是诊断脑梗死比较敏感的指标。

（二）DWI 超早期诊断脑梗死

对于诊断急性脑梗死，DWI 是最为敏感和特异的成像技术，要远远优于 NECT 和其他常规 MRI 序列。DWI 诊断脑梗死具有很高的敏感性 (88% ～ 100%) 和特异性 (95% ～ 100%)，即使在非常早期的时间点如距发病数分钟之内，也是如此。

DWI 在脑梗死中主要有以下用途：①确定是否存在超急性期 / 急性期脑梗死，分辨常规序列 T_2WI 发现的高信号病灶中是否存在超急性期 / 急性期梗死灶。急性期和亚急性期脑梗死 ADC 值降低，DWI 上信号明显增高。值得注意的是，DWI 是一个以 T_2 加权为

主的序列，DWI 上高信号还可能受到 T_2 值的影响，T_2 值高的组织 DWI 也可能是高信号，称为 T_2 透过效应 (T_2 shine throug heffect)。此时可以观察 ADC 值降低，ADC 图上为低信号。②通过 DWI 可以鉴别脑梗死病灶的新旧程度。ADC 值随脑梗死病灶时期的不同而不同。急性脑梗死的 ADC 值下降，DWI 呈高信号，ADC 图上则呈低信号。动物试验中完全缺血后 2.5min 即可出现 ADC 值的降低，随着时间的延长，ADC 值逐渐升高；5 ～ 10d 后，病灶 ADC 值接近正常，但 DWI 上仍呈高信号；10d 至数月内 ADC 值升高超过正常组织，DWI 信号逐渐下降与周围组织呈等信号或低信号。③确定梗死部位、大小，据此推断脑梗死病因。DWI 对于检测小的皮质或皮质下梗死，后颅窝 (小脑或脑干) 梗死具有独特的优势，也有助于识别亚临床梗死灶。④推测缺血病灶的可逆性。超急性期脑梗死核心即不可逆性梗死区，DWI 图像上信号强度常明显增高，而缺血半暗带即可逆性脑缺血区，DWI 信号强度增高程度较小。⑤判断梗死灶体积和临床预后。研究显示在 DWI 上初始病灶体积和随后脑成像上最终梗死灶体积相关性很好，并且这些病灶大小与卒中严重程度、预后也有很好的相关性。

(三) PWI 联合 DWI 确定梗死核心和缺血半暗带指导溶栓治疗

脑梗死超早期治疗的关键在于抢救半暗带。早期 PWI、DWI 联合检查可以确定缺血半暗带，判断临床预后。在脑梗死超早期，PWI 和 DWI 显示的病灶范围常不一致，存在以下几种损伤形式。

(1) PWI ＞ DWI，多数观察认为 70% 的卒中患者在发病后数小时内表现为此型。未经溶栓治疗者的 DWI 损伤范围逐渐扩大，最终与早期 PWI 损伤范围一致；而溶栓后 DWI 损伤范围则不再扩大或会缩小。

(2) PWI≈DWI，可见于大面积梗死灶而缺乏侧支循环者，发病早期即发生不可逆性损伤。

(3) PWI ＜ DWI，可能由于部分或完全自发再通所致。

(4) 不到 10% 的患者出现症状后，早期 DWI、PWI 均正常，可能为超早期自发再通 (TIA) 或梗死灶非常小，超过了 DWI 和 PWI 的分辨率。在 PWI ≤ DWI 的类型中没有观察到梗死进展。

缺血半暗带是现代缺血性卒中急性期治疗的重要理论基础。既往缺血半暗带的影像学模型认为，急性卒中时，DWI 代表的是不可逆性梗死核心区，PWI 反映的是缺血区的血流灌注损伤，而 PWI 减去 DWI 的不匹配区 (PWI–DWI mismatch) 代表缺血半暗带。

随着研究的深入，发现简单地用 DWI 和 PWI 来区别梗死核心区和半暗带并不太准确。因为临床观察发现成功溶栓治疗后，DWI 显示的病灶部分也是可逆的，说明 DWI 高信号不仅包括梗死核心，还包括一定的缺血半暗带，它们之间的区别在于梗死核心的弥散系数改变更为明显，缺血半暗带的弥散系数改变较小。还有研究发现当脑灌注下降到足以发生梗死时，DWI 却表现为阴性，反而当脑灌注恢复时，DWI 表现出了可逆的、部分或完全的异常信号。另外，PWI 显示的灌注损伤区域并非全部都代表着缺血半暗带，还包括良性灌注减少区域，良性灌注减少区指的是无须溶栓即可自发再灌注的区域，此处虽然灌注较正常减少，但是并不会发展为梗死。在此基础上建立了新的缺血模型，中心为梗死核心，向外周依次是各种程度的灌注减少，包括半暗带和良性灌注减少区。

近年来关于 PWI 的研究热点是寻找不同参数的不同阈值，试图寻找不同的阈值来区别不同程度的缺血，如梗死核心、半暗带和良性灌注减少区，确定缺血脑组织是否有梗死风险，以达到最佳预测梗死灶进展、最终梗死体积 (FIV) 和临床预后的目的。

脑梗死超早期治疗的关键在于抢救半暗带。一般认为，溶栓治疗时间窗为发病 3 ～ 4.5h 内。PWI–DWI 不匹配结合 CBF 值下降 (如＜ 35mL/(100g·min)) 或 CBV 值下降 (如＜ 8.2%) 可帮助判断半暗带和溶栓选择。约 70% 的患者在发病 6h 内仍表现为 PWI ＞ DWI，此时进行溶栓治疗可能会挽救半暗带并获益，所以理论上可将溶栓治疗时间窗延长至发病 6h 内，甚至有研究希望将影像学指导溶栓的时间窗延长至发病 9h 之内。

对急性脑缺血患者溶栓前后进行 PWI、DWI 检查，发现早期成功再灌注患者的最终梗死体积明显小于未发生再灌注者。溶栓前后行 PWI 和 DWI 检查，发病 1 个月后行 T_2WI 检查，可以使用 PWI–DWI 不匹配百分比 =(初始 PWI － 初始 DWI)/ 初始 PWI×100%，以及获救百分比 =(初始 PWI － 末次 T_2)/ 初始 PWI×100% 评价溶栓效果。

溶栓治疗主要的严重并发症是继发性出血转化 (SHT)，约 6% ～ 10% 溶栓治疗后的患者出现症状性 SHT。早期 PWI 检查可显示与 SHT 有关的异常信息。血脑屏障破坏的梗死区域，在超早期再灌注时，可引起与再灌注有关的 SHT。PWI 检查发现灌注下降越持久，血脑屏障损伤可能性越大，SHT 发生的可能性也越大，此时进行溶栓治疗更会增加 SHT 发生的风险。动脉溶栓治疗发生 SHT 的风险更高些。

综上所述，关于 PWI 和 DWI 在脑梗死超早期临床应用研究已比较深入。但是目前尚无定论，也未能确定判断组织存活力的参数阈值。不同研究采用不同的图像采集技术、不同的分析方法，虽然得到的参数名称上相同，但是内涵并非完全相同，不同研究之间不能直接比较。同时，影响组织预后和临床预后的因素还有很多，如血管状态、侧支循环、发病时间、是否再通、并发疾病和治疗 (溶栓、血压、血氧、血糖等)、患者年龄等，而且脑缺血是一动态过程，各个参数值并不是绝对的，判断组织存活力的阈值还取决于脑缺血持续的时间，不能仅根据某一参数进行判断。众多影响因素使得对不同研究所采用的参数难以直接进行比较。

多模式指导下的静脉溶栓研究尚在进行之中。但是有两点毋庸置疑：一是时间就是大脑，溶栓在发病后越早开始效果越好；二是缺血半暗带的意义在于如果能够及时成功再灌注，半暗带脑组织是可挽救的。尽管简单地用 PWI–DWI 不匹配区代表半暗带不够准确，但尚无公认的更准确代表半暗带的 PWI 参数阈值，因此 PWI 与 DWI 在指导急性卒中治疗的患者选择中有潜在作用，同时可以作为临床试验中影像学的最终标准。基于此临床目的，对于有梗死风险的缺血组织，定性地弥散 / 灌注不匹配现象作为预测病变进展的作用足矣。随着血流动力学参数改变与脑缺血病理生理学过程之间关系的进一步阐明，以及新 MRI 技术的完善，PWI 和 DWI 可更广泛地应用于急性脑缺血的诊断、溶栓病例的选择以及溶栓效果的观察，有望使更多的患者从早期溶栓治疗中获益。

三、MRI 对急性缺血性卒中预后的评价

与 CT 相比，MRI 判断梗死灶更加准确敏感。研究显示 MRI 梗死灶大小与患者的临床预后高度相关，发病时梗死灶体积＜ 80mL 者，其预后明显好于梗死灶体积更大者，并且以 MRI 梗死灶大小评价患者预后比应用临床卒中量表更为准确。在恢复期或评价梗死灶最终体积可以使用 T_2WI 或 T_2FLAIR。

虽然理论上梗死灶体积越大，患者临床预后越差，但是小的或中等大小的梗死灶患者临床预后的影响因素较多，不仅与病灶大小有关。所以，单纯应用 T_2WI 评价临床预后的效果并不理想。T_2WI 梗死灶的大小，特别是小梗死灶与患者临床预后相关性较差，认为此现象主要与梗死灶所在部位及其损伤传导束的差异有关。随后研究发现皮质脊髓束功能传导通路范围内病灶体积与运动损伤呈高度线性相关，而梗死灶总体积与运动损伤的相关系数略低。

评价急性期梗死灶体积临床一般常用 DWI 代表梗死核心，PWI 和 DWI 不匹配区代表缺血半暗带。已有研究证实，PWI 和 DWI 联合可以评估缺血性脑组织的存活能力，选择溶栓适应证患者，评估溶栓疗效和预测出血转化风险，预测组织预后 (最终梗死灶体积) 和临床预后 (卒中评分)。

MRS 为预测卒中患者的预后提供了新的方法，在 T_2WI 无异常改变的梗死早期，MRS 即可发现乳酸 (LAC) 升高区，敏感度更高，研究认为 MRS 可以预测急性脑梗死的最终梗死灶体积和临床预后，亚急性期和慢性期脑梗死的 MRS 也与患者临床预后高度相关。

综上所述，MRI 对脑梗死预后的评价随检查技术的发展而不断提高，联合应用各种检查技术评价脑梗死患者的预后，为临床提供了越来越准确的资料。但是由于影响脑梗死患者预后的因素非常多，单纯测量各种 MRI 图像上梗死灶的大小，并分析与患者临床预后的相关性还有一定的局限性，必须考虑梗死灶部位。随着计算机图像后处理技术的不断进步、反映脑梗死病理过程的 DWI 和 PWI 研究的进一步深入、^{1}H-MRS 和血氧水平依赖的脑皮质功能成像技术 (BOLD) 的应用，MRI 对脑梗死预后评价的准确性还会不断提高。

四、MRI 对缺血性卒中病因研究的价值

急性缺血性脑卒中的定位及定性诊断相对容易，但在病因诊断方面比较困难。TOAST 亚型分类标准是目前国际上公认的缺血性脑卒中的病因学分类标准，将缺血性脑卒中分为五个亚型：心源性脑栓塞、大动脉粥样硬化性卒中、小动脉闭塞 (腔隙性

梗死）、其他已知原因的缺血性脑卒中包括由其他少见原因所致脑梗死和原因不明的缺血性脑卒中。

神经影像学检查对于 TOAST 卒中亚型诊断的准确性具有重要意义。TOAST 亚型分类标准在早期应用中其可信度是比较低的，仅达到 50% ～ 70%。由于影像学检查手段的不断发展，特别是 MRI(尤其是 DWI) 和脑血管影像学检查，使缺血性脑卒中的早期亚型分类与最终亚型分类的一致率明显提高。大动脉粥样硬化性卒中的诊断将很大程度上依赖于包括 MRA 在内的血管影像学检查，DWI 上梗死部位、分布和大小有助于推断脑梗死病因。DWI 对于检测小的皮质或皮质下梗死，后颅窝（小脑或脑干）梗死具有独特的优势，也有助于识别亚临床梗死灶，DWI 发现多发、散在、较小的高信号病灶时，提示可能为栓塞性而非血栓形成性脑梗死；当大脑前、中动脉和大脑中、后动脉分水岭区均存在 DWI 高信号病灶，且 MRA 发现 MCA 主干阻塞时，提示为分水岭脑梗死。MRI 对于小动脉闭塞性卒中的诊断也发挥着重要作用，DWI 可以直接显示小的深部梗死灶，其他 MRI 序列还可以提供脑小血管病的其他影像学证据（如白质疏松和微出血），并且借助影像技术可以除外大血管病变。正确的卒中亚型诊断将有助于深入研究卒中病因，评估复发风险和预后，指导进一步的个体化治疗。

五、MRI 的脑血管管壁成像研究

缺血性脑卒中与动脉粥样硬化斑块关系密切。斑块破裂、血小板聚集及血栓形成是急性缺血性脑卒中的主要发病机制，其中斑块破裂是最重要的始动环节。大动脉粥样硬化性卒中患者相对容易复发卒中，斑块稳定性与卒中复发风险显著相关，监测和评价斑块稳定性比单纯评估管腔狭窄程度具有更高的临床价值。MRI 提供脑实质影像和脑血管影像，据此提高了动脉粥样硬化性卒中的准确诊断率。MRI 不仅可以评价血管狭窄程度和脑灌注情况，高分辨磁共振成像 (HRMRI) 用于血管壁成像，显示管壁结构，鉴别动脉粥样硬化或血管炎，在脑动脉粥样硬化斑块成像方面进展迅速，该技术首先用于在体评价颈动脉斑块，近年来开始应用于颅内动脉的斑块成像，主要是大脑中动脉 M1 段和椎基底动脉，还用于主动脉弓成像。

颈动脉血管壁 HRMRI 的基本要求为高空间分辨力、良好的组织对比、血流信号的抑制和运动阴影的去除。通过多个序列来评价斑块，常用的对比加权序列包括“亮血”序列和“黑血”序列。“亮血”序列是指三维时间飞跃法 (3D–TOF) 技术，血液为亮信号，从而与管壁结构形成显著对比，有利于对斑块的钙化和纤维帽的厚度及完整性观察。“黑血”序列包括自旋回波的质子密度加权像 (PDWI)、T_1WI 和 T_2WI，采用反转恢复技术，抑制血液产生信号，从而也与管壁结构形成显著对比，能清楚显示管壁的细微结构。两种技术相配合可对管腔和管壁的信息互相补充，提高对斑块检查的准确性。

MRI 最突出的优势在于可对斑块内的成分进行定位、定性、定量分析。MRI 可以提供斑块形态学信息，定量测定斑块的大小，准确分析斑块组织成分，如纤维帽厚薄和完整性、表面溃疡、钙化、脂质核心、斑块内出血等。坏死脂质核心在 T_1WI 和 PDWI 表现为稍高信号；纤维组织在 T_1WI 和 PDWI 为稍低信号，T_2WI 为稍高信号；钙化则在各序列上均为低信号；出血成分信号复杂，亚急性期出血在所有的序列常表现为高信号。3D-TOF 可清晰显示纤维帽的形态，完整的纤维帽表现为白色血流与灰黑色斑块之间的低信号带。Cai 等参照动脉粥样硬化病变的美国心脏协会 (AHA) 病理分型在 HRMRI 上进行了颈动脉斑块分型，发现 HRMRI 分型具有较高的敏感性和特异性，与内膜切除标本的病理结果总体相关性和可重复性良好。

对比剂增强 MRI 可以提供更多的斑块成分信息。钆对比剂动态增强 MRI 研究发现，增强前后的 T_1WI 对照有助于纤维帽和坏死脂核的检出和鉴别，增强后纤维组织呈中重度强化，坏死脂核轻度强化，因此可以更清楚地显示脂核边界。动态增强 MRI 可以探测斑块内微血管密度，斑块底部的新生血管和斑块内的炎症反应是斑块强化的原因。

已经研究开发了一些新的 MRI 序列用于斑块成像，如三维重 T_1 加权序列 (3D-MPRAGE)，可以更敏感地显示斑块内新鲜出血以及血栓。分子影像学运用靶向性对比剂，可以显示斑块的特异性成分，是一个新兴研究方向，目前主要处于实验室研究阶段。斑块病变区域的上皮细胞选择性地表达一些靶分子，如血管细胞黏附分子 -1(VCAM-1) 和 P- 选择蛋白、E- 选择蛋白等，运用靶向斑块特定成分及特定细胞受体或蛋白质的 MRI 分子成像将提供斑块的生物学信息。亲脂钆螯合物对斑块内的脂核有特异性靶向，应用新型超小颗粒纤维蛋白 —— 靶向对比剂可有效提高 MRI 诊断血栓的准确性。炎症细胞浸润与斑块不稳定密切相关，超微型超顺磁性氧化铁颗粒 (USPIOs) 具有很强的顺磁性，被易损斑块内的炎症巨噬细胞吞噬并沉积在斑块内，造成斑块的 MRI 影像上信号明显降低，有助于检测斑块炎症细胞、评估斑块稳定性。已经发现，在近期具有 TIA 病史的患者中，USPIOs 在已破裂或有破裂倾向的颈动脉斑块内的巨噬细胞中聚集，这为高危和低危斑块的区分提供了一项具有潜力的检查方法。

总之，HRMRI 不仅能准确评价血管狭窄程度，还能够清晰显示血管壁的细微结构，提供斑块形态学的信息，对斑块的定性和定量分析有助于识别易损斑块、监测病程进展和转归、随访治疗效果、预测卒中复发风险。目前已经成为临床识别和评估易损斑块的最具有前景的辅助检查手段，但这需要更多的前瞻性研究来证实其临床应用价值。

六、MRI 在脑小血管病中的应用

近年来，神经影像学在脑小血管病的诊断中也发挥了不可替代的评估作用，磁共振显示的腔隙性脑梗死、白质病变、微出血、血管周围间隙等已经成为脑小血管病的影像学标志。有助于评估病情、协助诊断病因、判断卒中 (包括缺血性和出血性卒中) 复发风险、指导治疗并随访自然病程和治疗效果。

第三节 超声的应用——优势与局限

超声在颈部和颅内大动脉狭窄和闭塞的检查方面有重要作用。超声诊断采用多普勒技术和脉冲回波技术，前者采用低频超声波，能够通过计算血流速度推算出血管的狭窄程度，适用于颅内大血管的检查；后者应用于B型超声，采用高频超声波，能够显示血管腔内形态结构，主要用于颈部颈动脉和椎动脉的检测。

一、经颅多普勒

经颅多普勒(TCD)由挪威学者Aaslid在1982年发明，它为无创检测颅底大血管血流动力学状态，深入认识颅内血流的生理和病理生理学变化提供了可能。TCD利用脉冲多普勒技术，低频超声发射使得超声束得以穿透颅骨较薄的区域或部位(颅窗)，获取脑底主要动脉的血流频谱信号，多普勒超声的脉冲发射结合距离(深度)选择技术能够在规定的深度使超声束仅仅发射到该部位的血管，实现定位检测。经计算机处理转换和视频显示，得到一系列反映颅内血管血流动力学状况的参数，如血流速度、血流方向、频谱形态、频窗、回声强度等。

(一)临床应用

1. 颅内外血管狭窄的评估

TCD经颞窗、枕窗和眼窗可以检测颅底Willis环动脉，记录分析血流动力学参数，诊断多种原因导致的颅内外血管狭窄和闭塞。研究显示TCD诊断颅内动脉狭窄与DSA或MRA比较有很高的敏感性和特异性，可作为闭塞性脑血管病或脑卒中高危患者脑动脉狭窄或闭塞的一项可靠的筛查手段。黄一宁等对TCD和DSA检查的对比性研究显示TCD诊断血管狭窄的敏感性为86%，特异性达98%，假阳性为8%，假阴性为3%，病变血管条数的漏诊率和误诊率在颅内和颅外血管均为2%，TCD和DSA之间无显著性差异。TCD诊断颅外动脉严重狭窄或闭塞的可靠性也已得到验证。具有连续波和脉冲波的4MHz探头可用来检测狭窄程度在60%以上的颈部血管的严重狭窄或闭塞。对某些特殊部位的狭窄如右侧锁骨下动脉起始段狭窄，TCD诊断的敏感性甚至超过了常规脑血管造影。

2. 侧支循环和脑血流储备能力的评估

研究已经证实TCD可作为颅外大动脉严重狭窄或闭塞后评估侧支循环建立的一项首选的无创检查方法，如结合颈动脉压迫试验，TCD可以评估颅外颈动脉严重狭窄或闭塞时的侧支循环，对侧颈内动脉血流经前交通动脉和同侧大脑前动脉A1段供应同侧大脑中动脉、同侧或对侧颈外动脉血流经同侧眼动脉供应颈内动脉狭窄或闭塞远端的血流、同侧椎基底动脉系统的血流经大脑后动脉P1段供应同侧颈内动脉的血流。TCD可以评估脑血流储备能力，包括脑血流自动调节能力(血压变化时)、脑血管运动反应性(化学环境变化时，如高碳酸血症），已经在临床实践和科研中用于评估狭窄闭塞性脑大血管病变、小动脉病等。

3. 脑血管病疗效的评估

在观察急性缺血性脑血管病的治疗效果方面，TCD 提供了一个客观的评价手段，如评价溶栓或其他治疗后血管开通情况，监测再闭塞的发生。

4. 微电子检测

近 20 年来，TCD 在技术方面的进步使脑循环中的微电子检测成为可能。1995 年第九届国际血液循环会议制订了 TCD 微栓子信号 (MES) 的基本标志：①信号为一过性的，持续时间≤ 300ms。②信号强度应至少高于背景血流强度 3dB。③信号在血流频谱上一般为单向的。④在出现视频信号的同时，可听到“啾、啾”的音频信号。

双深度或多深度探头的应用可以同时检测不同深度的血管，由于微栓子由近端血管到远端依次流过取样容积，MES 还具有双深度之间具有时间差的特点。双深度探头的使用提高了 MES 检出的阳性率，还有助于微栓子来源的定位。体外试验提示微栓子的大小和性质与信号强度、通过时间有关，但是还缺少临床资料的支持，目前根据微栓子信号特点还不能得出关于栓子大小和组成的确切结论。对于临床疑诊脑栓塞的患者，如果有微栓子阳性，提示有栓塞机制参与，但是栓子来源何处，还需要结合其他临床和实验室检查资料进一步判断。

大多数情况下，如动脉源性和多数心源性微栓子，无症状的微栓子可以预测未来症状性栓塞的风险；只有人工心脏瓣膜置换术后患者除外，因为是气栓，与血栓栓塞风险和抗凝治疗强度无关。监测到的微栓子一般不会引起临床症状，但是提示有活动性栓子来源，目前微栓子监测在临床上的应用领域如下：协助确定栓塞发病机制并判断栓子来源；评价颅内外动脉狭窄未来脑卒中风险，帮助临床选择治疗策略；已经作为替代重点评估缺血性卒中抗栓治疗的有效性，此方面的代表性研究是 CARESS 和 CLAIR 研究。

TCD 结合超声造影又称为对比剂增强 TCD 或 TCD 微泡试验，对检测右向左分流具有很高的灵敏度和特异性，有助于隐源性卒中特别是青年人卒中的病因诊断，尤其是疑诊栓塞机制的缺血性卒中患者，经常规临床检查未能发现常见的心源性或动脉源性栓子来源疾病，需要考虑反常栓塞。此时进行 TCD 微波试验，可以有效地筛查反常栓塞患者的右向左分流通道，包括较为常见的卵圆孔未闭。此外，还包括右向左分流的先天性心脏病和罕见的肺动静脉畸形。声学造影剂可以使用上市的超声造影剂，也可以使用激活生理盐水。

5. 术中和围术期监测

TCD 可以监测颈动脉内膜切除术，持续记录同侧或双侧大脑中动脉血流和微栓子信号，提供与围术期脑血管事件相关的所有主要因素的信息，包括术中操作、分流或术后血栓形成导致的微栓子信号或栓塞事件、术后血栓形成或术中操作如夹闭所致低灌注、指导术中是否放置分流、术后高灌注综合征等。此外，TCD 还用于以下手术术中和围术期监测，包括颈动脉介入治疗、脑血管造影、冠脉造影和介入手术、体外循环等。

6. TCD 辅助溶栓

超声溶栓临床应用是近年来的研究热点。一系列体外试验研究都证实了超声的溶栓作用。国内外使用超声溶栓的研究主要通过以下两种途径：①使用导管介入的方法将超声探头直接输送到血栓局部，利用相对高能量的超声直接将血栓击碎，或者辅助其他机械方法将血栓物理性清除。②使用相对低能量的超声在体外辅助酶性溶栓药物溶栓，此方法是将超声探头放置于血栓形成部位的相对体表部位，经皮发射超声，通过机体组织等媒介传递，聚焦于血栓部位，同时静脉或动脉介入给予溶栓药物溶解血栓。

Alexandrov 等首先报道了 40 例急性缺血性卒中使用 TCD 连续监测 rt-PA 溶栓而提高了血管再通率，并使临床转归得以改善。2004 年发表的 CLOBUST- Ⅱ期研究，入组了 126 例发病 3h 之内的有溶栓指征的急性脑梗死患者，得出结论为持续使用 2MHz TCD 超声监测同时加 rt-PA 治疗组短期内的血管再通率明显高于单用 rt-PA 的对照组，且不增加出血风险。2005 年另一项研究入组了 37 例 MCA 主干完全闭塞的缺血性卒中患者，证实持续经颅超声监测可以提高缺血性卒中患者的早期血管再通率和临床转归率。但是由于低频超声引起脑出血的发生率增高，2005 年采用 300khz 超声辅助 rt-PA 溶栓的 TRUMBI 研究被提前终止。

此外，TCD 还用于脑动静脉畸形供血动脉的探测和识别；蛛网膜下腔出血后血管痉挛的诊断和动态随访；作为脑死亡、脑循环停止试验的辅助检查方法，用于监测进行性颅内压增高和脑循环停止。

（二）优点和局限

TCD 的优点在于实时、动态、无创、价廉、便携、重复性好，具有较高的敏感性及特异性，可以在短期内反复检测，易被患者接受。TCD 可作为闭塞性脑血管病或脑卒中高危患者脑动脉狭窄或闭塞的一项可靠筛查手段。探查颅内动脉狭窄，与其他血管成像技术相比，TCD 对于前循环血管狭窄的敏感性为 70% ～ 90%，特异性为 90% ～ 95%，对于后循环血管狭窄的敏感性和特异性较前循环稍差。TCD 可以有效地诊断 MCA 闭塞，诊断其他血管闭塞 (ICA、VA、BA) 的能力要差一些，敏感性为 55% ～ 80%，特异性高达 95%。使用对比剂增强可以提高 TCD 对上述疾病的诊断能力。

但是 TCD 也具有一定的局限性，包括：①只有当血管狭窄 50% 以上时才会出现血流速度明显增快等血流动力学变化。②血流速度参数的正常值标准、临床意义和应用价值尚未完全明确。频谱形态的命名和异常频谱的判断尚缺乏统一标准。③由于颅骨对超声衰减的程度不同，部分患者因颅骨骨化程度很高，超声波严重衰减，可能探测不到某些动脉的 TCD 信号，较多见于高龄患者，尤其是亚洲人群。④检测受颅内某些血管正常变异的影响，部分患者的脑血流生理性变异可产生不同于正常的频谱形态；有时对检测到的血管进行确认存在一定困难，或出现难以分辨的血管信号。⑤对椎基底动脉病变检出率低。⑥缺乏二维图像引导，人为因素影响较大，对操作人员技术要求很高，必须具有相当高水平者才能胜任。

临床应用 TCD 时需要注意下列几点。①相对性：TCD 的正常值只能作为一个相对的参考值，必须结合临床资料才能作出诊断。这是由于 TCD 检测的各血管流速及由流速推算出的参数等正常值，是人群中的平均值，然而由于正常人群脑血管解剖变异较多，个体间差异大，即使在同一个体中左右侧向之间亦有不同。此外，探头发射的声束方向与血流方向之间存在一定的夹角，这种测定流速与实际流速的差异，又与检查者的手法及被测血管的走向有关。②整体性：TCD 检测切忌仅以一个血管段的流速做判断，应综合分析多个参数如搏动指数、频谱形态、血流方向、声频特点等。由于脑循环是由众多颅内外血管所组成的整体，有丰富的侧支循环，因而脑血管的检测必须完整，应该同时检测颅内外脑血管，综合分析颅内外多支血管的频谱参数以及侧支循环开放的情况，才能作出正确诊断。③动态性：TCD 反映的是血流动力学的特点，这是 TCD 能够进行动态实时监测的优势所在。空间上可以动态追踪，如追踪血管狭窄处、狭窄前后的血流速度和频谱形态变化，分析侧支循环开放的情况。时间上也要动态追踪，如蛛网膜下腔出血后脑血管痉挛或可逆性脑血管痉挛综合征。

（三）研究进展

随着 TCD 技术的发展，经颅彩色编码超声 (TCCS) 的应用，通过二维图像的引导进一步提高了对脑血管狭窄的诊断能力，但是 TCCS 较 TCD 更易于受骨窗限制。脑血流动力学监测以及脑动脉微栓子监测将是 TCD 应用极具价值的领域。TCD 评估脑血流自动调节能力和脑血管运动反应性，用于缺血性卒中、大血管闭塞性疾病、小动脉病等临床研究领域前景广阔。随着计算机技术的进步和传感器的改进，自动寻找血管，对脑组织三维空间的超声成像是值得期待的技术，有助于建立真正的三维空间显示脑底血管。届时，应用经颅超声不仅可以获取更加详尽、直观的血流动力学信息，还有望在观察病灶的解剖结构和病理改变方面取得突破。

二、颈部血管超声

颈部动脉狭窄的早期诊断和治疗已经成为缺血性脑血管病治疗和预防复发的重要措施。随着高分辨率多功能超声诊断仪的不断发展和超声检查技术的不断进步，B 型超声成像可以显示动脉壁形态学特点，脉冲多普勒技术可以得到多普勒频谱测量血流速度，两者结合即为双功能超声，可同时获得颈部动脉的解剖结构和血流动力学信息。彩色多普勒血流显像根据血流方向成像，在 B 超图像上同时叠加了彩色血流成像，可实时观察血流状态，判断血流方向。此外还有能量多普勒超声，根据多普勒信号幅度成像，对血流探测的敏感性更高，可以显示接近闭塞的狭窄、走行迂曲及其他动脉壁的形态学异常。这些超声技术为各种脑血管病的诊断提供了大量辅助信息。

(一)临床应用

完整的颈部动脉超声检查包括双侧颈总动脉、颈动脉窦部、颈内动脉颅外段全程、颈外动脉、椎动脉颅外段全程和锁骨下动脉。颈部超声检查可以检测颈部血管病变部位、范围、性质和严重程度,尤其是用于颈动脉粥样硬化性疾病的筛查和诊断,评估内中膜厚度(IMT)、斑块性质和稳定性、血管狭窄程度,为动脉粥样硬化的早期预防和治疗提供客观的依据,对预防缺血性脑卒中有重要意义。颈部超声检查还可以用于颈动脉狭窄内膜切除术治疗或介入治疗术前筛查、评估和术后随访。对于后循环血管病变,颈部动脉超声检查可以用于评估锁骨下动脉狭窄和盗血、椎动脉狭窄或闭塞、椎动脉发育不良和走行变异等。

IMT 是指自管腔 - 内膜界面至中膜 - 外膜界面的厚度,使用线阵探头(> 7MHz)获得高分辨率二维灰阶图像,一般在颈动脉纵切面远侧壁测量。IMT 随年龄而增加 0.008 ~ 0.010mm/ 年,IMT 增厚定义为 1.0mm < IMT ≤ 1.5mm。IMT 增厚的病理生理意义如下:①反映了动脉粥样硬化的早期改变,与内膜损害的程度相关,随 IMT 增厚斑块检出率升高。②与非动脉粥样硬化性内膜反应,如内膜增生和内膜纤维细胞肥大,与血流或管壁张力有关。IMT 增厚的临床应用如下:① IMT 与动脉硬化的传统危险因素相关。②预测未来心脑血管事件的发生。③作为动脉粥样硬化的替代终点,研究危险因素控制后 IMT 的变化,如他汀类调脂治疗对 IMT 的影响。④颈动脉支架植入术后的支架内新生内膜和再狭窄。

与 DSA 的管腔成像相比,超声可以提供更多的管壁信息,包括斑块形态、厚度、大小、管腔重构情况等。超声评价斑块的声学特征,根据回声特点可将斑块分为均质回声和不均质回声斑块,均质回声斑块包括低回声斑块、等回声斑块和高回声斑块。根据超声评价斑块的形态学特点将斑块分为规则型(如扁平斑块)和不规则型(如溃疡斑块)。对于 60% ~ 69% 的颈动脉粥样硬化性狭窄,与均质回声的斑块相比,不均质回声的斑块更容易导致缺血性卒中或 TIA,而且更易进展为> 70% 的重度狭窄。超声诊断颈动脉斑块可以区分形态学分类和组织学特征,准确性高,明显优于 DSA 和 MRA,与高分辨 MRI 斑块成像相比,廉价快捷是其不可比拟的优势。超声检测动脉粥样硬化斑块的临床意义在于:①反映整体的动脉粥样硬化负荷,比 IMT 增厚更有优势。②斑块的回声特点与神经系统症状相关,低回声和不均质回声的斑块较强回声和均质性斑块发生神经系统症状的危险性高,而等回声斑块更多的与无症状的临床状态有关。③预测未来心脑血管急性事件发生,尤其是易损斑块。④超声评估斑块部位、类型、大小有助于对外科治疗方式的选择。

超声已经是成熟的颈动脉狭窄的筛查和诊断技术。主要根据血流动力学指标判断颈动脉狭窄程度,结合二维超声和 CDFI 作出诊断。超声检查对颈动脉狭窄程度的判定结果报道不一,对中重度以上颈动脉狭窄的敏感性较高。与 DSA 比较,超声检测重度颈动脉狭窄(> 70%)的敏感性为 83% ~ 86%,特异性为 87% ~ 99%。一项 Meta 分析显示所有的超声研究中,敏感性都> 80%,特异性都> 90%。

（二）优点和局限

颈部血管双功能超声作为颈部血管的有用筛查工具，无创、简便、经济、实时、动态，便于重复检查，假阴性率低，是颈动脉病变的首选筛查方法。但是超声检查技术的主观性强，需要强调检查操作和结果解读的标准化以提高不同检查者之间的一致性和可重复性。

（三）研究进展

颈部超声研究的趋势是建立客观和定量的诊断指标，如 IMT 和斑块的测量指标，包括部位、数目、厚度、长度、面积、体积、斑块积分、斑块灰阶中位数和平均灰度值等。有研究采用这种计算机辅助定量超声图像分级方法，在一定程度上可解决超声检查主观性强和重复性差的问题。三维超声斑块成像也已经用于临床研究，可能会更好地评估动脉粥样硬化负荷，随访自然病程和治疗前后的演变。

超声造影 (CU) 可以更加清楚地显示动脉管腔和斑块形态，提高对 IMT 的分辨率，直接反映了易损性的斑块内新生血管。

此外，高频超声法还可以测定血流介导的内皮依赖性舒张功能和硝酸甘油介导的非内皮依赖性舒张功能，用于血管内皮细胞功能的无创评价。

第四节　数字减影血管造影

数字减影血管造影 (DSA) 是在常规血管造影的基础上与计算机结合发展起来的，良好的空间分辨率决定了其是血管影像诊断中的金标准，也是目前评价其他血管影像学技术的金标准。DSA 的穿刺和插管与常规脑血管造影术相同，但成像技术前进了一大步：①采用高压注射器团注对比剂，注入速度和总量可精确调节，摄影时间可精确控制。②连续摄影，一次推注对比剂可摄取动脉期、毛细血管期和静脉期图像。③同时摄取正侧位或斜位图像，大大减少了对比剂的用量和副作用。④图像后处理，可减去颅骨影响，仅显示脑血管，且图像亮度和对比度可任意调节，提高了脑血管的分辨率。⑤数字化图像适应网络化发展，便于存储、检索和传输。

DSA 空间分辨率最高，血管选择性显示能力强，可显示直径为 0.5mm 的脑血管（如穿支动脉），选择性插管时直径 200μm 以下的小血管及病灶也能很好地显示。可清晰显示各级脑血管分支的大小、位置、形态和变异的能力，使其对颅内脑血管病具有较高的诊断准确性。近年来研制出的旋转 DSA 和 3D-DSA 具有旋转和三维成像功能，为多角度观察提供了方便，有效排除了血管成角、重叠等因素的干扰，进一步提高了脑血管病的确诊率。其中 3D-DSA 不仅能以高分辨率清晰地显示脑血管解剖结构，还通过减少曝光次数来减小放射剂量。

对于大部分脑血管病，DSA 与其他非侵入性检查技术相比，分辨率、敏感性和特异性要优于后者或相当，对于动脉狭窄、夹层、小的动静脉畸形、血管病或血管炎都是如此。有一种例外情况是，对于动脉瘤较大者 CTA 优于 DSA 或与 DSA 相当，有时 CTA 能够发现被 DSA 漏诊的小的动脉瘤。除显示血管解剖结构之外，DSA 为动态显影，还可反映血管内血流动力学情况，如盗血、高流量动静脉瘘等，显示颅内较小动脉病变、侧支循环、动脉供血和静脉引流关系、动静脉循环周期时间。

但是，DSA 仍存在许多不足，两侧大脑半球和前后循环须分别造影，造影剂量大，患者及操作者同时接受长时间较高剂量 X 线暴露。更重要的是，DSA 是有创性检查，具有一定风险，甚至会导致严重并发症。大部分大型病例系列报告与 DSA 操作有关的永久性残疾或死亡发生率 $< 1\%$，一项最大的病例系列报告的永久性神经功能缺损或死亡发生率 $< 0.2\%$。

第五节　脑血管病变评估方法的选择

脑血管的影像学检查对于脑血管病的诊断和治疗有重要意义。目前，各种无创性脑血管检查技术发展很快，如 TCD 和 TCCS、双功能超声、CTA、MRA 等，为临床医师提供了越来越多的选择，但迄今 DSA 仍然是脑血管检查的金标准，尚无研究显示哪种无创性检查手段能完全替代 DSA。这些检查可以探测颅内外脑动脉尤其是主干动脉，较客观地反映脑血流动力学改变，评估血管狭窄的部位、程度、范围、侧支循环及闭塞后再通。

对于卒中、TIA 或疑诊脑血管病的患者，颅内外血管影像学评价非常重要。对于急性卒中的患者，血管影像可以很大程度地定位闭塞血管。静脉溶栓对于远端血栓较近端血栓更有效，而对于近端大血管闭塞动脉溶栓和机械取栓术较静脉溶栓更有效，探测动脉病变部位可能对选择急性期治疗方式很重要，对于尽快确定缺血机制、预防复发也很重要，颈动脉夹层、复杂动脉粥样硬化斑块常提示需要进行相应的特殊治疗，如积极抗栓、他汀类、手术或介入治疗。对于慢性脑血管病，了解病变血管狭窄程度、部位以及侧支循环代偿等有助于对患者的处理，比如筛选出可能需要内膜切除术或支架成形术的患者，指导临床血压管理及其他药物治疗。

一、血管超声

双功能超声用于颈部血管筛查，尤其是颈动脉病变筛查。TCD 和（或）TCCS 用于探查颅内脑底大血管和 Willis 环主要分支动脉，评估侧支循环开放。TCCS 和 TCD 都受骨窗限制，TCCS 较 TCD 更易于受骨窗限制。TCCS 可以显示椎动脉和基底动脉近中段，但是对远段显示不佳。

双功能超声对以下病变可能显示欠佳：颈动脉分叉过高者的颈动脉分叉及颈内动脉远端病变、高度钙化影响观察、极重度狭窄(须与闭塞鉴别)。体胖颈项粗短者的颈内动脉显示欠佳，尤其是椎动脉，由于位置较深更易影响显示，常见的椎动脉开口处病变也不能完全显示。当病变局部解剖结构显示不清时，观察血流动力学变化尤其重要，综合该支血管病变局部和远近端血流变化、其他血管和侧支循环情况作出诊断。应该强调双功能超声和TCD/TCCS结合，全面评估颅内外血管，更为准确地判断血管狭窄的严重程度。

相对于双功能超声而言，TCD的准确性更易于受操作者经验和血管解剖走行的影响。规范化培训可以提高诊断准确性、操作者之间的一致性和可重复性。

二、CT 血管成像

CT 血管成像 (CTA) 是一种非侵入性、无创血管成像技术，经周围静脉团注法注入对比剂，在脑动脉对比剂充盈高峰期利用螺旋 CT 进行快速薄层容积扫描，采集数据经计算机处理重建后获得三维立体的脑血管影像。常用血管成像后处理技术的成像方法有最大密度投影 (MIP)、容积再现 (VRT)、表面遮蔽显示 (SSD)、多平面重组 (MPR)、曲面重建法 (CPR) 等。CTA 的空间分辨率受机器等硬件条件和探测器排数的影响，总体而言，CTA 的空间分辨率为 MRA 的两倍，但是仅为 DSA 的一半。但是随着探测器数目增加，CTA 的空间分辨率将持续提高接近 DSA 的空间分辨率。已有学者建议将 CTA 作为疑诊卒中 /TIA 患者的首选血管影像学检查。CTA 主要用于评价主干血管的狭窄和闭塞，包括颅外颈动脉、椎基底动脉全程、颅内动脉主干及其主要分支，评价狭窄程度、部位和侧支循环，CTA 可以显示到颅内动脉的第 3 级分支。

对于诊断颅外颈动脉狭窄，CTA 可以准确诊断程度＞ 50% 的狭窄。两项 Meta 分析显示，对于颈动脉和椎动脉 70% ～ 99% 狭窄，CTA 的敏感性为 85% ～ 91.5%，特异性为 93% ～ 97.4%。除诊断管腔狭窄之外，CTA 还可以对管壁成像，识别颈动脉斑块形态，如斑块大小 (面积或体积)、形态、溃疡、密度等，可以清楚地显示钙化，但是对溃疡斑块的敏感性只有 60%。

对于诊断颅内动脉闭塞，CTA 的敏感性为 92% ～ 100%，特异性为 82% ～ 100%，阳性预测值 91% ～ 100%。对于颅内动脉狭窄的探测能力略低于闭塞，敏感性为 78% ～ 100%，特异性为 82% ～ 100%，阳性预测值 93%。尤其对于急性卒中患者，CTA 诊断急性动脉内血栓的准确性接近 DSA。CTA 能很好地诊断大脑中动脉 M1 段狭窄和闭塞。

CTA 的优点在于：

(1) 无创、快速，无须动脉插管。

(2) 获得能够旋转任意角度进行观察的立体图像。

(3) 可以同时显示双侧颈动脉和椎基底动脉、Willis 环，利于观察颅内动脉供血全貌并进行双侧对比，这是 DSA 难以做到的。

(4) CTA 显影不受局部血流状态 (如涡流)、钙化及血栓形成的影响，亦是优于 MRA 和 DSA 之处。

(5) 能够对血管腔和管壁进行成像。结合原始图像可以观察血管腔外结构，显示血管和邻近组织结构的解剖关系，是唯一能同时显示血管与周围骨性结构关系的检查手段。值得注意的是，仔细分析原始图像要比重建后的血管图像更为可靠。

CTA 的局限性在于：

(1) 需要碘造影剂，有肾毒性和过敏风险，同时有放射线暴露。

(2) 需要有经验的技师才能进行去除骨伪影的后处理操作，这是常规 CTA 技术最大的局限性。

(3) 空间分辨率不及 DSA，受部分容积效应影响，对小血管分辨率差 (直径＜ 1mm 的正常血管) 或病变显示不清。因 CT 阈值的限制，与颅骨贴近的血管病变 (如床突上段颈内动脉) 有时难以区分。

(4) 仅能显示脑血管病解剖方面的信息，只能获得某时相的血管影像，不能提供血循环动态变化过程等血流动力学的信息。

传统的 CTA 不能提供脑血流动力学信息，但是动态 3D-CTA(d3D-CTA) 技术既可以提供脑组织病变和脑血管病变的形态结构，又可以评估脑血流动力学和脑灌注。数字减影 CT 血管成像 (DSCTA) 技术的应用在很大程度上克服了骨伪影的影响，其图像采集与 DSA 相似，固定头位不动，通过软件处理对比注射对比剂前后图像获得血管影像，其成像质量明显优于常规 CTA，有效消除了骨伪影的影响，而且后处理操作比常规 CTA 节省时间，低年资技师也可正确操作。多层螺旋 CT 的应用部分克服了 CTA 的局限性，应用伪彩色成像技术使具有不同 CT 值的组织以不同颜色显示，在很大程度上解决了靠近颅骨血管的显示问题。

三、磁共振血管成像

磁共振血管成像 (MRA) 技术包括时间飞跃法 (TOF)、相位对比法 (PC) 和增强 MRA(CE-MRA)。TOF 序列基于血液流入增强效应，通过流动的血液与静止脑组织间的对比来获取图像，不需要使用对比剂，包括 2D-TOF 或 3D-TOF，颅内脑血管成像常用 3D-TOF 序列。

CE-MRA 是通过静脉注射对比剂，使血液增强获得血管成像，主要用于颈部血管成像。

MRA 对脑动脉狭窄显示直观，与 DSA 的相关性较好。与 DSA 相比较，MRA 对于颈部和颅内血管狭窄的敏感度和特异度达到 70% ～ 100%。与 DSA 和 CTA 对比研究显示，MRA 对于颅内血管一、二级分支及各主要静脉窦显示清楚，可以确定急性大血管近端闭塞，但对于远端和分支闭塞判断不可靠，对前、后交通动脉显示的敏感性和特异性较低，对于病变的某些细节显示不如 DSA。

MRA 的优点在于：无创、安全、简单、快速，患者易于配合，急性期检查不会引起脑出血或血管痉挛等并发症，适用于随访检查，颅内血管成像不需要注射对比剂。与CTA相比，MRA无放射线暴露，无须用肾毒性的碘对比剂，病变显示不受颅骨影响。因而MRA对常见脑血管疾病的综合显示、治疗方案选择与疗效观察都具有较高的临床应用价值，越来越多地作为无创性颅内外血管病变的筛查和诊断手段。

MRA的局限性在于空间分辨率和血管显示精确度较低，并且由于受涡流的影响，当动脉狭窄超过70%时，MRA存在过高估计狭窄程度的缺点，造成特异性降低。MRA是颅内外动脉同时显影，因而不能反映病变的血流动力学特点。与CTA相比，MRA不能显示病变的钙化，不能同时显示血管与周围组织结构的解剖关系。

MRA的发展集中在对比增强技术(CE-MRA)、SENSE技术和高场强磁场的应用等方面。CE-MRA是对传统TOFMRA的技术改进，但仍容易高估颈动脉狭窄。MRA如与多普勒超声技术结合可以降低对于颈动脉狭窄的过高估计。更高场强(8.0T)的脑血管成像研究尚处于试验阶段，据推测其分辨率可增高至200μm。

四、特殊情况下不同血管成像技术的选择和比较

(一)前循环颅内动脉狭窄或闭塞

研究提示对于探测前循环颅内动脉狭窄或闭塞，CTA的敏感性和特异性与DSA几乎相同；对于颅内动脉狭窄闭塞，包括颈内动脉的岩段和海绵窦段，CTA的敏感性和阳性预测值优于3D-TOFMRA。MRA探测颅内动脉狭窄的敏感性和阳性预测值分别为70%和65%，探测颅内动脉闭塞分别为87%和59%，CTA要优于MRA。对于远端分支的显示以DSA最佳，CTA次之，MRA则显示不佳。

(二)后循环血管严重狭窄或闭塞

有些研究提示，对于探测慢血流状态的后循环狭窄，CTA较MRA更为准确。当DSA显示后循环血管闭塞时，延迟CTA的扫描时间较DSA长，允许更多造影剂通过严重狭窄处，显示远端慢速细小血流。因为CTA扫描时间为9～12个颅内循环周期，常规DSA扫描时间为一个颅内循环周期(5～7s)。TCD只能提供血流动力学信息，对于后循环血管诊断准确性较前循环差，结合TCCS可以显示椎动脉颅内段和基底动脉近中段血管走行，能够降低TCD对一侧椎动脉闭塞的漏诊率。TCD结合颈部血管彩超评价椎动脉全程，将会提高对椎动脉狭窄闭塞性疾病的诊断能力。

(三)广泛严重钙化的颈动脉病变

广泛钙化会影响CTA的准确性，诊断闭塞的假阳性率较高(13%)，但是研究提示通过调整适当的窗宽窗位，可以防止由于广泛钙化产生的辉光效应，从而消除钙化对狭窄程度判断的影响。颈动脉超声二维成像也会受钙化声影的影响，多角度探测可能发现最佳探查角度，尽量避开钙化的影响，此时结合多普勒超声尤为重要，根据血流动力学改变和TCD探查侧支开放情况，对狭窄程度作出诊断。

（四）颈动脉极重度狭窄和闭塞的鉴别

极重度狭窄又称为亚闭塞状态，在影像上表现为线样征。鉴别极重度狭窄和完全闭塞十分重要，因为对于极重度狭窄的血管可以使用手术或介入治疗开通，然而对于闭塞血管就失去了开通的条件，除非闭塞的超急性期（此时可以尝试开通）。探测极重度狭窄以 DSA 最为准确，CTA 也高度准确。由于极重度狭窄的血流速度反而下降，会影响超声鉴别极重度狭窄和闭塞的能力。

（五）颈动脉岩段或虹吸段病变

超声无法直接探查颈动脉岩段，如果存在导致血流动力学改变的重度狭窄，只能根据狭窄前后（颈部、虹吸部和终末端）的血流速度、频谱形态、侧支开放情况、眼动脉血流方向等推测狭窄部位，超声对于岩段轻中度狭窄未造成血流动力学改变者不能诊断。对于虹吸段可用 TCD 探测。由于岩段和虹吸段走行迂曲，影响 MRA 成像，可能会造成信号缺失误诊为血管狭窄；CTA 将优于 MRA，但是岩段会受周围骨质影响，通过调整适当的窗宽窗位可以改善。

（六）需要评价血流动力学状态的疾病

由于 MRA 和 CTA 获得的都是静态影像，因此与 DSA 相比，不能提供血流速度、方向和低灌注区脑组织的侧支循环信息。DSA 可反映血管内血流动力学情况，如盗血及高流量动静脉瘘等，了解血管狭窄闭塞的侧支循环、血管畸形的供血动脉和引流静脉、静脉窦血栓形成的动静脉循环周期时间。TCD 对于血流动力学敏感，某些情况下甚至优于 DSA，如锁骨下动脉盗血，尤其不完全盗血（1 期和 2 期）时。

总之，超声由于简捷、无创、价廉，常常作为大多数脑血管病变的首选筛查方法。有经验超声操作者可以得出准确的结论，还能较其他血管检查提供更多的血流动力学信息。但是超声尤其是 TCD 受人为因素影响较大，且仅能探测较大的血管，功能相对局限。因此，有专家建议不应该使用超声作为唯一的方法来确诊颈动脉或椎动脉病，尤其是选择手术或支架治疗的患者，以防造成对不必要接受手术或介入的患者的过度治疗。

目前临床应用中，对于超声有异常发现尤其是可能会有根本的治疗方案改变时，或者高度怀疑血管病变而超声检查阴性时，往往需要进一步选择无创的 MRA 或 CTA 进行验证。在无创成像技术高度发达的今天，DSA 一般不作为颅内外动脉狭窄或闭塞的初始诊断工具，而一般只用于无创成像不能确诊时，尤其确诊将对治疗方式的选择至关重要时，如极重度狭窄和闭塞的鉴别，或者考虑可能同时进行介入治疗时。应该指出，所有检查手段之间是互相补充，而非竞争的关系。应该根据患者和血管的个体化情况，有针对性地选择应用，扬长避短，有利于充分发挥各种成像技术的最佳效用。

五、急性缺血性卒中脑血管影像学检查指南现状

以下主要介绍 2009 年 AHA 关于急性卒中的影像学检查声明（脑血管影像学部分）。

（一）颅内动脉

急性卒中患者的影像学检查可以采用快速无创性方法如 CTA 和 MRA。对于颅底大血管的闭塞性病变，这些方法的准确性与 DSA 相当 (A 级证据)。CE-MRA、CTA、DSA 可以很好地完成对慢性狭窄和闭塞性病变的检查。CTA 和 DSA 对狭窄程度判断的准确性比 CE-MRA 高，而 DSA 又优于 CTA(A 级证据)。

1. Willis 环

(1) CTA、MRA 和 DSA 都可以非常准确地探测到急性颅内大血管血栓。上述每项检查的敏感性都远优于非侵入性检查 (如 NECT、FLAIR 或 MRGRE)，都被推荐使用 (Ⅰ级推荐，A 级证据)。

(2) 对于急性缺血性卒中的初始影像评价，很可能是血管检查的指征，即使是发病 3h 内，前提是此种血管检查不会延迟静脉溶栓的开始，或者具备血管内治疗团队，能够根据血管检查结果计划进行动脉内治疗 (Ⅱ a 级推荐，B 级证据)。

(3) 对于发病超过 3h 之内的患者，尤其是计划进行动脉内溶栓或机械取栓术患者，在初始影像检查中强烈推荐进行血管检查 (Ⅰ级推荐，A 级证据)。

(4) 对于探测血管狭窄和动脉瘤，推荐 CTA 或 DSA(Ⅰ级推荐，A 级证据)，而 MRA 准确性较差，但是也会有用 (Ⅱ a 级推荐，A 级证据)。

(5) 尽管 TCD 可以作为非侵入性技术用于探测血管痉挛或由于镰状细胞病和其他动脉病导致的血管狭窄 (Ⅱ a 级推荐，A 级证据)，CTA 和 DSA 对于确定狭窄程度更为准确，确诊时应该使用 (Ⅱ级推荐，A 级证据)，而对于评估此种情况，MRA 较 CTA 和 DSA 准确性较差，但是也会有用 (Ⅱ a 级推荐，A 级证据)。

2. 颅内血管远端分支

对于显示较为远端的急性分支动脉闭塞，或评价亚急性或慢性狭窄、血管痉挛、血管炎，DSA 优于 CTA 和 MRA，应该选择 DSA(Ⅰ级推荐，A 级证据)。

（二）颅外动脉

多种检查方法可用于评估颅外大血管情况，如超声、CE-MRA、CTA 和 DSA。尽管每项检查方法在特定临床情况下各有优点，但是无创检查与 DSA 的总体一致性在 85% ～ 90%(A 级证据)。CE-MRA 和 CTA 的敏感性、特异性及准确性都要比单纯超声检查高 (A 级证据)。

(1) 如果计划进行外科手术 (CEA) 或血管内治疗 (血管成形术或支架)，不能单独使用超声评价颅外血管闭塞性疾病 (Ⅲ级推荐，A 级证据)。

(2) 评估狭窄程度，决定患者是否适合 CEA 或颈动脉血管成形术或支架植入术：①用于确定狭窄程度，推荐 DSA(Ⅲ级推荐，A 级证据)。②由于无创检查 (超声、CTA、MRA) 对于狭窄程度的判断准确性低于单独使用 DSA，可能增加给予不适当治疗的机会，所以应该采用两种无创检查技术（Ⅱa 级推荐，B 级证据）。

(3) 尽管 CTA(无严重钙化时）和 MRA 对于探测夹层非常准确 (CTA 可能优于 MRA)，DSA 仍然是金标准，确诊应该使用 DSA(Ⅰ级推荐，A 级证据）。

(4) 对于极重度狭窄（线样征）的探测，DSA 最为准确，CTA 稍次之，两种技术都有用处（Ⅱa 级推荐，B 级证据）。

第六节　核医学在缺血性脑卒中的应用

核医学脑显像除显示脑的形态结构以外，主要显示脑的功能性影像，反映脑在血流灌注、能量代谢、神经受体等功能的变化。这些功能性变化常反映疾病早期的病理生理异常，从而为缺血性脑血管病的早期诊断和治疗提供重要信息。

一、单光子发射断层扫描

单光子发射断层扫描 (SPECT) 是一项有效评价缺血脑组织血流状况的影像学方法。目前常用静脉注射放射性同位素锝 -99m(^{99m}Tc)，^{99m}Tc 所结合的转运体 ^{99m}Tc HMPAO 或 ^{99m}Tc ECD 为示踪剂，通过测定局部脑血流量 (rCBF) 来反映脑组织的灌注情况。HMPAO 静脉注射后 2min 即可显影，且从脑中消失缓慢，注入后 4h 内均可供扫描，一次扫描可在 15～20min 内完成，较为简便易行。脑动脉闭塞后，SPECT 可立即检测到缺血组织的低灌注，早于 DWI、T_2FLAIR 或 T_2WI 所发现的异常。已经有研究评估了 SPECT 检测 CBF 的准确性和可靠性。SPECT 显示的低灌注组织体积与最终梗死体积有高度一致性，可以预测缺血组织预后和临床预后。

SPECT 的局限性在于：①与 MRI 和 CT 相比，SPECT 的组织分辨率较低，但优点是对轻微的头部活动相对不敏感。② SPECT 虽然完全可以进行量化处理，但是临床中常用半定量技术，即将特定区域的放射性计数与对侧正常半球相应部位或对照区域如小脑的放射性计数进行比较。“对侧未干预半球的 CBF 是正常的”这种假设可能是不正确的，尤其在慢性脑血管病或脑血管痉挛的患者中更明显。此外，急性卒中时，在缺血和未缺血半球血管远端区域的 CBF 均可能发生变化，若假设对侧半球 CBF 正常，就会造成比值计算的错误。

二、正电子发射断层扫描

正电子发射断层扫描 (PET) 是目前在活体水平上进行脑血流与脑代谢研究的最好方法，通过多核素 PET 显像可以获得多个重要生理变量的定量分布图，如 rCBF、局部脑氧代谢率 (rCMRO$_2$)、脑内局部葡萄糖代谢率 (metabolic rate)、氧摄取分数 (OEF) 等，而 rCMRO$_2$、OEF 是其他显像方法无法获得的指标。

PET 显像可以识别缺血脑组织的状态和范围。梗死核心区的 rCBF、$rCMRO_2$ 和 OEF 均降低，属于不可逆缺血脑组织；梗死核心区周围存在缺血半暗带，其 rCBF 和 $rCMRO_2$ 降低但 OEF 升高，反映了此处脑组织试图通过增加 OEF 来维持氧依赖性高代谢，随病程延长，OEF 可能降低。根据 PET 对缺血组织 CBF 的定量分析，梗死核心区的 CBF < 12mL/(100g·min)，半暗带组织的 CBF 为 12 ～ 20mL/(100g·min)，而外围缺血区的 CBF > 22mL/(100g·min)。PET 发现缺血性卒中患者的白质中同样存在潜在可挽救的脑组织，而且其对缺血的耐受性与灰质相似或更强，提示需要针对白质缺血选择相应的治疗策略。PET 还观察到急性缺血性卒中药物治疗后半暗区的 $rCMRO_2$ 不再进行性下降，从代谢角度为脑梗死超早期治疗的有效性提供证据。此外，临床还可以使用一些特殊的显像剂，如氟马西尼 (FMZ)PET、^{18}FFMISO 或 PET 来判定皮质细胞的生存状况。

第七节　急性缺血性卒中的影像学检查

影像学检查是对于疑诊卒中患者急诊评估的重要手段。随着技术的发展，各种成像手段不断涌现。对于急性卒中患者，选择何种检查方法，以及这些检查对于诊断和治疗的意义常常是令人困惑的问题。

缺血性卒中超早期主要治疗手段是溶栓，已有的随机对照研究主要是评估患者结局，并没有考虑病变部位，甚至也没有考虑血管闭塞是否存在、组织损伤程度及面临进一步损伤风险的可挽救的脑组织量。为了扩展溶栓治疗时间窗，改善有效性，减少并发症，使用影像学主要围绕以下 4 个待解决问题：①是否存在出血；②是否存在血管内血栓，可以使用溶栓治疗或血栓切除术；③是否存在不可逆的梗死脑组织及其体积大小；④是否存在低灌注脑组织，面临如果不恢复足够的血流灌注将会发展为梗死的风险。神经影像学可以根据评价目的分为 3 类：脑实质影像、脑血管影像和脑灌注影像。

脑实质影像包括 CT 和 MRI，急性缺血性卒中时主要发挥 3 个作用：除外出血、检测缺血脑组织及除外与急性脑缺血相类似的疾病。①检测急性缺血脑组织：DWI 要远远优于 CT 和其他常规 MRI 序列，敏感性和特异性很高。②除外出血：溶栓前必须进行 NECT 或 MRI 检查除外脑出血。虽然没有关于外科术或活检对照的 A 级研究证实，但是 NECT 用于发现脑出血的价值被临床公认。脑出血在 MRI 上的表现取决于血肿的发生时间和脉冲序列。磁敏感序列和 T_2WI 对于小量的脱氧血红蛋白非常敏感，但是对于含钙或铁的化合物也很敏感，对于发现急性脑出血，MRGRE 至少和 CT 一样准确。对于亚急性和慢性出血，MRI 优于 CT。MRI 比 CT 更容易发现出血转化和微出血，但是对于临床治疗方案选择的影响有待于研究。CT 和 MRI 的 FLAIR 序列可以用于除外蛛网膜下腔出血，蛛网膜下腔中的出血或炎性渗出物可以造成高信号。但是桥前池或基底池的脑脊液流动产生高信号伪像，造成假阳性。③发现脑缺血和除外类似脑缺血的其他疾病 (如肿瘤、硬膜下血肿等)，MRI 的分辨率明显优于 NECT。

脑灌注成像研究表明，血管成功再通之后，预后与初始梗死核心的体积显著相关，100mL 的初始中心体积 (相当于 MCA 供血区 1/3) 是预后好坏的一个阈值，梗死体积等于或大于该阈值的患者，预后可能欠佳。初始梗死核心可以由 DWI、CTP-CBV、CTA-SI、XECT 及 CBF ＜ 12mL/(100g·min) 等检查来确定，结果相似。

由于 NECT 快速、比 MRI 更方便可行，一般情况下常规使用 NECT 评估急性卒中。但如果检查时间不太长，理论上应采用敏感性和特异性更高的 MRI 来检查出血和缺血脑组织。有试验显示在 0 ～ 6h 内通过 MRI 选择患者可以降低治疗后出血的发生率，抵消了其检查耗时长的缺点。进一步来看，如果能证实 NECT 可以被省略，那么将来 MRI 延误的时间可以进一步减少，并且技术发展使得 MRI 检查所需时间也在缩短，也有研究报道了在急性卒中应用 MRI 的安全性和可行性。同样，如果时间允许，同时血管内检查小组已经就位，那么也应该进行血管影像学检查 (如 CTA 和 MRA)，来筛选患者进行动脉内治疗。

一、急性缺血性卒中不同时间窗内的影像学检查策略

(一) 0 ～ 3h 时间窗

在卒中起病 3h 内，最重要的问题是患者能否进行 rt-PA 溶栓治疗。既往所有 rt-PA 溶栓治疗的随机对照试验均采用 NECT 检查，这仍然是目前大多数医疗机构对急性卒中患者选择治疗方法的主要依据。早期研究提示广泛的低密度病灶往往预后不良，因而低密度病灶超过 MCA 供血区 1/3 的患者不应接受溶栓治疗，这是 ECASS Ⅰ、Ⅱ试验中的排除标准。但这一观点仍有争议，从 NINDS 中 0 ～ 3h 组的研究结果并不支持仅根据早期缺血改变的范围作为溶栓的排除标准。MRI 对于缺血的诊断更肯定，对急性脑出血和陈旧性出血同样敏感。但对 3h 内卒中患者进行溶栓前的 MRI 筛查将延误治疗大约 20min，并且 GRE 序列发现的微出血对溶栓后脑出血的预测意义尚不确定。目前对于 3h 内卒中的患者选择 CT 还是 MRI，结论尚不肯定。在大多数情况下，NECT 能够为制订急诊治疗的决策提供必要的信息。

(二) 3 ～ 6h 时间窗

对于卒中起病 3 ～ 4.5h 的患者，Meta 分析提示在 4.5h 内进行静脉溶栓有效。2008 年发表的 ECASS Ⅲ研究则为其提供了直接证据。据此，目前多个国家的指南已经将溶栓时间窗延长至发病 4.5h 之内。但是应该注意 ECASSIB 研究中将以下患者作为排除标准：严重卒中 (NIHSS 评分＞ 25 分)，或影像学显示早期大面积脑梗死征象 (超过 MCA 供血区 1/3)，或既往卒中同时合并糖尿病患者。

对于卒中起病 4.5 ～ 6h 的患者，支持血管再通治疗的证据有限，随机对照试验并未证实在这一时间窗内静脉应用 rt-PA 的有效性。也有研究者采用 DSA 对 MCA 闭塞的患者进行尿激酶原动脉溶栓试验，取得了阳性结果。有证据显示在 6h 内选择恰当的患者进行再灌注治疗是有益的。使用影像学评价缺血半暗带和梗死核心，有助于指导溶栓治疗。临床预后的改善和 PWI/DWI 不匹配的强烈相关进一步支持了应用 MRI 筛选 6h 内的卒中患者进行静脉溶栓治疗的观点；希望能够扩大溶栓时间窗，甚至到发病 9h 之内，但是资料有限，结果也不一致，尚有待于进一步研究。

目前应用 MRI 参数特别是 PWI/DWI 不匹配的证据要多于 CTP 的证据。两个试验对比了在 3 ～ 6h 通过 PWI/DWI 不匹配区和在 0 ～ 3h 以 NECT 为标准选择患者静脉 rt-PA 溶栓治疗，结果显示两组的功能结局相似。还有研究报道了相似的血管再通率和神经功能改善情况，甚至提出在 6h 内采用 MRI 选择的治疗组疗效更好，症状性脑出血率更低。由于 CT 在观察腔隙性脑梗死或后颅窝卒中方面远不如 DWI，因而 MRI 较 CTP 有显著优势，除非是受时间限制或者是临床诊断明确的 MCA 卒中。如果患者不适合进行 MRI，可以考虑 CTP。将来如果 CTP 对于半暗带的定义的研究获得定论，也可以优先选用 CTP。

二、急性缺血性卒中的脑实质和脑灌注影像学检查指南现状

虽然其中有很多问题尚无明确答案并需要进一步的研究，但基于现有的证据和共识，很多国家都制定了急性卒中影像学检查的临床实践指南。下面仅介绍美国心脏学会 (AHA)2009 年关于急性卒中的影像学检查声明。

（一）脑实质影像学部分

(1) 对于发病 3h 之内的患者，推荐使用 NECT 或 MRI 在静脉溶栓前除外脑出血（绝对禁忌），确定是否存在缺血征象，表现为 CT 低密度或 MRI 高信号。CT 上明显低密度，尤其是累计超过 MCA 供血区 1/3，是溶栓治疗的强禁忌。CT 上梗死早期表现无论其程度，不是溶栓禁忌（Ⅰ级推荐，A 级证据）。

(2) 对于发病 3h 之内的患者，单独使用 NECT 对于缺血性改变的发现率不能令人满意。使用 MR-DWI 或 CTA-SI 能够得到更为明确的诊断，前提是不会延迟开始静脉溶栓。

1) 对于探测急性缺血，MR-DWI 优于 NECT 和其他 MR 序列。包括 DWI 的 MRI 序列较 CT 更为有效地除外导致类似急性脑缺血的其他疾病，因此，可以使用 MRI，前提是不会延迟开始静脉溶栓（Ⅱ a 级推荐，B 级证据）。

2) CTA-SI 对于探测大的缺血区优于 NECT，可能接近 DWI，然而对于小的病变或后颅窝病变探测效果差，使用 CTA-SI 是合理的（Ⅱ a 级证据，B 级推荐）。

3) 对于急性缺血性卒中的初始影像评价，很可能是血管检查的指征，以便进一步确定急性卒中的诊断，即使是发病 3h 内，前提是此种血管检查不会延迟开始静脉溶栓，或

者具备血管内治疗技术团队（Ⅱa 级推荐 B 级证据）。

(3) 对于发病超过 3h 的患者，应该进行 MR-DWI 或者 CTA-SI 检查，同时进行血管成像和灌注检查，尤其是计划进行机械取栓术或动脉溶栓者（Ⅱ级推荐，A 级证据）。

(4) 尽管在初始影像评价中，MR 梯度回波序列有用处，但是，对于在发病 3h 之内的卒中患者，存在 MR 可探测到的脑微出血，同时并没有 NECT 上可探测到的脑出血，伴有少量微出血不是静脉溶栓禁忌（Ⅱa 级推荐，B 级证据）；伴有多发微出血的患者的溶栓风险尚不确定（Ⅱb 级推荐，B 级证据）。

(5) 推荐 CT 探测蛛网膜下腔出血（Ⅰ级推荐，A 级证据）。然而，如果使用 MR 成像，应该同时使用 FLAIR 序列，尽管可能会在颅底部位有一些伪影（Ⅱa 级推荐，B 级证据）。

(6) 如果希望不使用血管成像技术去探测血管内血栓，MRGRE 和 FLAIR 序列（而非 CT）有助于实现上述目的（Ⅱa 级推荐，B 级证据）。

（二）脑灌注影像学部分

1. 从脑灌注成像衍生出的各种参数值

所有脑灌注成像技术的目的都是找到能够鉴别已梗死或必然要梗死的脑组织与仍然有活性且可被挽救的组织的量化阈值。尽管多种研究参数可用于确定和鉴别缺血半暗带和梗死核心，但是其准确性和有用性尚无有力的证据支持（Ⅱb 级推荐，B 级证据）。

2. 脑灌注成像技术的临床作用

①入院时梗死核心和缺血半暗带体积是临床预后非常重要的预测因子，超过入院时 NIHSS 评分的预测价值（Ⅱb 级推荐，B 级证据）。②更多的间接证据表明，即使梗死核心 / 半暗带不匹配区相对不够精确测量，也可以选择时间窗＞ 3h 的患者，进行静脉溶栓治疗。结合血管影像学检查，这些方法也可用于其他治疗手段的选择，如机械性取栓和动脉溶栓治疗，并可为疗效判断提供参考（Ⅱb 级推荐，B 级证据）。

三、特殊患者的影像学检查

（一）醒来发现卒中的患者

卒中患者中有 25% 为醒来时发现患病，影像学检查对于其有特殊的价值。这些患者由于起病时间不明确，均被排除在溶栓治疗以外。事实上，部分患者是在醒来前的短时间内发病，实际尚在溶栓治疗的时间窗内。近来有报道卒中患者的起病时间不明，根据影像学指导溶栓治疗并获得成功，支持了影像学检查对于这部分患者选择治疗方案的意义。

（二）恶性大脑中动脉卒中患者

MCA 区大面积梗死有脑疝的高度危险，死亡率为 80%，常常采用开颅减压术抢救患者的生命，尤其对年轻患者早期实施手术效果更好。目前没有对昏迷和死亡的临床预测指标，但影像学检查在判断预后方面是有帮助的。PET 和 SPECTS 都可以敏感地预测恶性 MCA 卒中的不良预后。DWI/PW1 预测指标包括大的 ADC 体积（＞82mL）、TTP 明显延迟（＞4 秒）、病灶体积（＞162mL）、小的不匹配区及 NIHSS 评分＞19 分等。有报道提出 DWI 病灶的扩展率（病灶体积 / 起病时间）判断预后的敏感度接近 100%。

（三）腔隙性脑梗死患者

在发病 6h 内临床诊断腔隙性梗死并不可靠，如果 DWI 上出现深部小病灶则提示很可能是单支穿通动脉闭塞，这提高了早期诊断腔隙性梗死的准确率。如果出现多个 DWI 病灶和栓塞的临床过程，那么即便临床表现为“腔梗综合征”，也不能诊断为腔隙性梗死，而是诊断为栓塞病因的可能性很大。急性期腔隙性梗死的诊断对于治疗并无决定性的指导意义，NINDS 的研究显示在 3h 内腔隙性梗死与其他卒中亚型接受溶栓治疗的获益并无区别，但这一研究仅是依据临床症状和 CT 诊断腔隙性梗死，结果并不十分可靠。由于腔隙性梗死的自发性恢复较好，并且存在小血管病变可能导致颅内出血的危险增加，通过 MRI 明确诊断腔隙性梗死，是否会改变既往对于腔隙性梗死患者溶栓治疗，重新评估腔隙性梗死患者的溶栓治疗风险和效益还需要进一步研究。

（四）后循环卒中患者

对于后颅窝（脑干和小脑）卒中，DWI 的敏感性远高于 CT。由于骨质伪影的干扰，CTP 对于后循环卒中可能没有帮助。CTA 或 MRA 和压脂 T_1WI 在确认基底动脉闭塞、大动脉粥样硬化病或颅外动脉夹层方面很有价值，有助于指导治疗。由于基底动脉自然病程预后极差，溶栓时间窗在越早越好的基础上，可以适当延长甚至达 24h。已有小型研究采用多种模式 MRI 急性基底动脉闭塞的 DWI/PWI 不匹配区指导发病 7h 内静脉应用 rt-PA 溶栓获益显著。

第二章　大脑静脉与静脉窦血栓形成

第一节　概　述

大脑静脉血栓形成(CVT)是一类发生于大脑静脉系统(静脉和静脉窦)的血栓性疾病，虽也是一种脑血管疾病，但较动脉血栓栓塞性疾病少，人群中发病率约为5/10000，仅占所有卒中的0.5%。其病因多种多样，除凝血功能异常外，与妊娠、产后、中枢神经系统及邻近结构感染有关。CVT临床表现复杂、多样，并因表现症状的非特异性，部分患者未能及时诊断或容易延误诊断，也是一种致死性疾病。

尽管CVT在19世纪初即被认识，但主要靠尸体解剖诊断，并被认为是一种罕见的疾病，随着近25年神经影像学的发展，特别是MRI应用于临床之后改变了这种认识。

在发达国家，CVT的年发生率估计在1.5～2.5例/100000。尸体解剖中的CVT流行率较高，高达9%，可能是尸检偏重较严重的致死病例。有一项成年人CVT的回顾性研究发现总体发生率为1.32%。

在一项624例队列研究——国际脑静脉和硬膜窦血栓形成(ISCVT)研究中，平均发病年龄为39岁，其中78%的患者年龄＜50岁，仅8%的患者年龄＞65岁。静脉梗死占46.5%的观察患者，出血性损害在39.3%的患者中被发现。在一些病例中，缺血性和出血性梗死同时存在。血栓形成在上矢状窦最常见，占62%，其次分别是左侧横窦44.7%，右侧横窦41.2%，直窦18%，脉络膜静脉17.1%以及颈静脉11.9%。大脑深部静脉系统受累为10.9%，海绵窦是1.3%。后颅凹静脉血栓形成报道仅为0.3%。神经影像学证实的脑实质损伤的累计率为62.9%。

CVT的发生也与性别有关。多个研究报道，女性的发生率高于男性，特别是在妊娠和产褥期，女：男=2.9：1。事实上，与妊娠和产褥期相关的CVT在西欧和北美地区估计为2～60人/100000产妇，而在印度为200～500人/100000产妇，表明CVT在发展中国家的发生率要高于发达国家。此外，新生儿中的CVT要比年龄较大儿童多见。

第二节　临床表现多样性

与动脉性卒中类型相比，CVT的临床表现多变。除急性发病外，更多CVT患者表现出亚急性或慢性过程。临床症状和体征依赖于受累的静脉和静脉窦部位，是否存在脑实质损害，患者年龄以及临床表现的间隔时间。尽管 CVT 的临床表现呈多样性，但依据它们的病理生理学特征，可分为 3 种临床综合征：①颅内高压综合征 (IHS)；②卒中相关综合征 (SRS)；③脑病综合征 (ES)。

一、颅内高压综合征 (IHS)

IHS 多由上矢状窦闭塞所致。头痛及视神经盘水肿是 IHS 最常见的临床症状，占 75% ～ 95%。发病通常亚急性 (2 ～ 30 天)，但也可以急性 (＜ 2 天) 或慢性 (＞ 30 天)。70% ～ 75% 的 CVT 病例以 IHS 为初始症状，并常常是唯一的临床表现。可以出现任何程度的头痛，弥漫的或部分的，持续的或间歇性的。在所有 CVT 患者中，视神经盘水肿发生率在 45% ～ 86%。仅有 20% ～ 40% 的患者出现 IHS 的全部症状，头痛，恶心，呕吐，视神经盘水肿，短暂视力模糊，甚至第Ⅵ脑神经麻痹。其他脑神经受累罕见。

二、卒中相关综合征 (SRS)

该综合征明显地与闭塞静脉的部位相关，引起的卒中可以是梗死、出血或梗死合并出血。在大多数病例中，表现为多发的脑实质的损伤或双侧受累。

局灶神经功能缺失是 15% 的 CVT 患者的首发症状，而在整个疾病过程中，约 40% ～ 60% 出现局灶性神经体征 (感觉和运动缺失、言语障碍、偏盲)。SRS 病变常位于中央沟、额顶和顶枕，靠近中线或在颞后区域。伴双侧症状的双侧脑梗死是常见的。在少数病例中，局灶神经障碍是短暂的而类似于短暂脑缺血发作。CVT 单纯以蛛网膜下腔出血起病罕见。

痫性发作也可以是 CVT 的首发症状，报道的发生频率为 10% ～ 60%；儿童和新生儿更常见，分别为 58% 和 71%；癫痫持续状态发生于 12.8% 的患者，局灶性或全面性发作大约相等。伴有矢状窦和皮层静脉受累的实质损伤相关的运动或感觉障碍的患者更趋向有明显的癫痫发作。

约 12% 的 CVT 患者出现脑神经麻痹。受累的脑神经包括Ⅱ、Ⅲ、Ⅳ、Ⅴ、Ⅵ、Ⅶ、Ⅷ、Ⅸ、Ⅹ和Ⅺ，可以多发或单发。在少数病例中，脑神经麻痹可以是唯一体征，特别是当血栓发生于横窦 / 乙状窦。

意识障碍作为 SRS 的起始症状是罕见的，虽然它可以在血栓影响到深静脉系统 (丘脑和纹状体的深部灰质) 时发生。当大的单侧梗死或出血压迫间脑和脑干时患者也可以出现意识障碍。

三、脑病综合征 (ES)

弥漫性脑病而无定位体征或可以确定的颅高压特征是 CVT 的另一种表现类型。虽然这种情况不是 CVT 的常见临床表现，但是最严重的一种形式。意识水平下降是 ES 最常见的临床发现，可以从昏睡到昏迷。在 CVT 患者中，仅 15% ～ 19% 的病例表现主要的认知功能损害。脑病综合征明显与深部静脉系统受累有关。

第三节　诊断方法的应用

一、试验室检查

(一)常规血液检查

常规试验室检查对 CVT 诊断不能提供更多有用的帮助，但对分析确定 CVT 的致病原因可以提供有用的信息。对疑似 CVT 的患者，应当进行血常规、红细胞沉降率、生化全套、凝血酶原时间和活化部分凝血活酶时间的检测。这些项目检查的结果异常提示潜在的高凝状态、感染或炎症等诱发因素。

(二)D- 二聚体

D- 二聚体是一种纤维蛋白降解产物，是凝血过程活化的敏感指标。在一项设计良好的前瞻性多中心研究中，其敏感性为 97.1%，特异性为 91.2%，阴性预测值为 99.6%，阳性预测值为 55.1%，从而支持 D- 二聚体在排除 CVT 中的临床鉴别作用。然而，D- 二聚体水平在发病后随时间推移下降；其次，D- 二聚体水平可能与静脉窦血栓受累的解剖学范围有关，血栓较小的患者可能出现 D- 二聚体测定的假阴性。因此，当临床高度怀疑 CVT 时，即使 D- 二聚体水平正常也不能排除 CVT。

(三)脑脊液检查

CVT 患者脑脊液 (CSF) 无特异性改变，除非颅内存在感染性原因导致脑脊液成分改变，否则 CSF 检查帮助不大。约 80% 的 CVT 患者 CSF 初压升高，50% 的病例有核细胞计数增多，35% 病例蛋白质水平升高。

二、诊断的金标准

在过去 20 年，诊断性神经影像学检查在 CVT 的诊断和预后判断中已越来越重要，诊断的确立主要基于神经影像学。可以分为两种类型：无创性检查和有创性检查。这些方法可以确定 CVT 相关血管 (静脉窦) 和脑实质损伤的改变。在一些病例中，需要依靠有创性的数字减影血管造影 (DSA) 来确诊。

(一)计算机断层扫描 (CT)

在临床实践中，头颅 CT 通常是急诊可首先进行的检查，可以显示直接或间接的 CVT 征象。但是，CT 扫描在 25% ～ 30% 的患者中正常，并且大多数发现结果是非特异性的。

在 CT 扫描上，直接征象是 CVT 的特征性影像学表现。

1. 空三角征

空三角征是 CVT 的最常见直接征象，在 25% ～ 30% 的 CVT 患者中发现。空三角征仅在注射对比剂时见到，因为在窦汇中存在凝块，它显示为在矢状窦中一个低密度的区域，而被高密度的三角形包绕，这是硬膜壁中的侧支血管的强化所致。这种表现在发病数天后才会出现，但可持续数周的时间。

2. 条索征

条索征是一种脑实质中的局限性条索样密度增高影，是因静脉中新鲜血栓的形成所致，并且血管平行于扫描面。它的特异性低。

3. 三角征

三角征是位于上矢状窦后部的新鲜血栓，可以在无增强的冠状层面上看到一个高密度的三角形影像。高密度影也可以在受血栓进程累及的其他静脉窦中见到。

间接征象虽比直接征象更常见，但特异性不高，仅提示为 CVT。

(1) 局限性或普遍性的脑肿胀，间接表现为脑室变小和沟裂变窄以及白质弥漫的相对低密度改变。

(2) 大脑镰或小脑幕的密度强化，为硬脑膜静脉侧支或血液淤积结果所致。

(3) 相应静脉梗死的脑实质低密度影或与出血相关的高密度影。如果缺血灶跨越常见的动脉交界区 (特别是伴有出血成分时) 或非常接近静脉窦，则高度提示 CVT。双侧丘脑受累高度提示脑深静脉系统血栓形成。单纯蛛网膜下腔出血症状罕见。

自 2000 年起，新 CT 技术改善了对 CVT 的诊断敏感性。静脉血管成像由于它的优良的敏感性现已广泛用于被疑似的患者，特别是螺旋 CT 静脉血管成像 (CTV) 改善 CT 成像的敏感性达 95%，能快速可靠地检测 CVT。在静脉相用于观察海绵窦和上矢状窦中的血栓形成显示甚至比数字减影血管成像更敏感，特别是在亚急性期和慢性期。

(二) 磁共振成像 (MRI，MRV)

当今，MRI 和 MRV 被认为是 CVT 诊断及随访的最佳的检查方法。除可以表现出 CT 扫描的直接征象外，MRI 所见与静脉回流受阻和硬膜窦内血栓形成造成的继发脑损害有关。静脉性梗死在 MRI 上表现为：实质损伤分布于不同血管区，脑白质斑片状病灶多于灰质，常伴有出血，脑白质 (灰白交界区) 血肿。MRV 可以观察深部和表浅的静脉，其敏感性和特异性均高，可以评价血栓大小和累及的范围，多次复查可用于评估血栓的演变和发现血管的再通。但需注意的是，颅内静脉的解剖学变异很大，特别在后颅凹的静脉，可被误认为是静脉血栓。

静脉血栓的信号特征取决于残余血流量和血栓形成时间的长短，可以有多种表现。在早期或急性期 (开始 3 ～ 5 天)，部分血红蛋白转变为脱氧血红蛋白，使闭塞静脉在 T_1 相上为等信号，在 T_2 相上是低信号，T_2 相上低信号常被误认为是正常的流空信号。亚急性期脱氧血红蛋白转变为正铁血红素，在 T_1 和 T_2 相上均为高信号，这样的变化多在血栓形成后的 5～30 天。随后的 MRI 表现（＞2～4 周）取决于血流量和血管是否再通，但大多数患者数月至数年静脉窦内仍然可见异常信号。值得注意的是，静脉窦内缓慢血流易与血栓形成混淆，如果 T_1 相静脉窦内为高信号，增强扫描后出现强化，表明为血流缓慢所致的"血流相关性强化效应"，但如果增强扫描该区不强化，则不是血流缓慢所致，而是由于血栓形成。如果上矢状窦的后部受累，可以看到注入钆后相似于 CT 三角征的硬膜壁高信号影像。之后，凝块先在 T_1 相后在 T_2 相上呈高信号，并且有从周围到中央的特征性进展。

在深部脑静脉血栓形成患者中，CT 或 MRI 扫描通常显示双侧梗死伴与不伴继发出血转化，并可累及丘脑，纹状体，胼胝体腹侧，枕叶内侧和小脑上部。条索征—大脑静脉自发性的密度增高，可以在所有或部分深静脉血栓形成患者中见到。丘纹静脉的密度增高被描述为一种特殊征象。对比剂量增强后的三角征在深部脑静脉血栓形成中很少见到，但在亚急性期可在直窦中见到。

（三）脑血管造影

由于 CTV 和 MRV 的广泛应用，现在较少需要有创性脑血管造影技术来确诊 CVT。但当 CTV 和 MRV 检查不能确定时，可考虑使用 DSA。CVT 的 DSA 结果包括：闭塞的静脉窦不显影或充盈缺损；侧支引流小静脉扩张；静脉血流方向逆转。正常情况下，颈动脉注射对比剂后 4～5 秒静脉开始显影，整个脑静脉系统在 7～8 秒完全显影。如果静脉或静脉窦没有在 DSA 的正常序列中显影，就应当考虑急性血栓形成的可能。

第四节　危险因素的认识过程

就像 CVT 的临床表现一样，人们对其病因的认知也经历了从简单到复杂的过程。在 CVT 的早期认识中，感染被认为是导致 CVT 的主要因素，但目前已发现多种原因与 CVT 的发生有关，危险因素总体上可分为遗传因素和获得性因素。85% 以上的患者至少存在一种危险因素，约一半的患者可以发现多种危险因素。

一、遗传学扮演的角色

遗传学背景可能决定了内在的个体危险，且研究表明 CVT 存在遗传学基础。20%～50% 的 CVT 患者被报道有遗传性的或获得性的血栓形成倾向。在 121 例 CVT 的系列患者中，21.5% 存在凝血酶原 G20210A 突变，12.4% 存在因子 V Leiden 突变，5.2% 存在蛋白 C 缺乏，3.1% 存在蛋白 S 缺乏以及 2.5% 有抗凝血酶Ⅲ缺乏。存在凝血酶原 G20210A 和因子

V Leiden 突变的个体发生 CVT 的概率增高，即使在杂合子中与其他因素起到辅因子作用。在 ISCVT 研究中，34% 的患者被确定存在易凝血状态，22% 的患者存在遗传因素。在一项包括 1183 例 CVT 患者的 26 项病例对照研究中，对既往研究的 6 个基因的多态性进行比较，发现因子 V Leiden/G1691A 和凝血酶原 G20210A 与 CVT 明显相关，并且比儿童和成年人动脉缺血卒中更有意义。

二、获得性因素——不同人群中的差异

过高的高同型半胱氨酸血症可以诱发 CVT，因其具有内皮毒性，它在脑血管系统中更高并干扰血凝的级联过程。在 ISCVT 研究中特别关注到，在所有人群中，过高的高同型半胱氨酸血症比率为 4.5%，达到 27% 的病例，估计与血栓形成倾向障碍的 CVT 风险相关，是独立的危险因素。获得性血栓形成倾向占患者的 6.5%，5.9% 归于抗磷脂抗体综合征，0.6% 为肾病综合征。

在年轻女性中，两个病例对照研究显示，使用口服避孕药的女性增加了静脉窦血栓形成的风险。使用口服避孕药并同时带有凝血缺陷的女性的风险要比没有该缺陷因素的女性的风险要高。女性中另一最常见原因是妊娠、产褥期和激素替代治疗。所有这些情况与高雌激素水平有关。

另一个 CVT 的重要危险因素是系统性炎性疾病，特别与血管炎有关。4.3% 的 CVT 患者被报告有系统性感染，在欠发达国家这些因素是 CVT 和脑深静脉血栓形成的重要原因。在老年 CVT 患者中，尽管扩大检查，约 15% 的老年 CVT 患者不能发现潜在的原因。

在加拿大的儿童研究中，98% 的患儿被确定了一种危险因素。41% 的患者发现有易凝血状态，大多数不发生于新生儿。在新生儿中，急性系统性疾病，如产前并发症和脱水较常见，发生于 84% 的患者。头和颈部疾病、感染、结缔组织疾病、血液疾病和癌症在儿童中多见。

第五节　复杂临床表现的整合

大脑静脉系统是颅内血管最复杂的血管系统，由于分布于不同部位，因而血栓形成后产生的临床症状与所累及的脑结构有紧密的联系。

一、上矢状窦血栓形成

上矢状窦血栓形成占所有 CVT 患者的 72% ～ 92%。患者表现出头痛、视力模糊、视觉缺失、恶心、呕吐和脑神经麻痹的颅内高压的典型症状。此外，上矢状窦血栓形成可以导致邻近皮质的损伤导致如失语、偏盲和忽视的皮质缺失症状。也可以产生脑神经麻痹、

感觉减退和偏瘫(单瘫)，并随时间延长症状加重。局灶和全面性痫性发作多发生于新生儿和儿童。CT或MRI上的三角征和空三角征是特征性表现。MRV表现上矢状窦无显影。

二、横窦血栓形成

横窦血栓形成约发生于10%的CVT患者中。当孤立发生时可以无症状或仅出现头痛症状。当血栓进一步扩展到邻近的静脉窦(上矢状窦、深静脉系统、上下窦)时，颅内高压，意识障碍，脑局灶体征和脑神经麻痹(Ⅸ－Ⅹ－Ⅺ)可以发生。在影像学上，横窦表现为高密度影像。当血栓仅限于横窦时，常规MRI甚至MRA也难区分发育不良(占一般人群的40%)与血栓形成，因此对疑似患者进行数字血管造影有时是必要的。

三、皮层静脉血栓形成

皮层静脉血栓形成通常发生大的皮层梗死，伴有急性运动障碍，主要影响下肢、皮层体征和癫痫发作。CT和MRI通常显示缺血性损伤并常常有出血现象，可无静脉窦血栓的征象。非特异性临床表现和非典型动脉梗死的影像学表现则需考虑脑皮层静脉血栓的可能。

四、深部脑静脉血栓形成(DCVT)

脑深静脉系统由直窦、Galen静脉、大脑内静脉和基底静脉组成。DCVT并不常见，约占CVT的3%～11%，多数病例为青少年。成年人中约75%患者有诱发因素，包括口服避孕药、妊娠和产褥期。

临床上DCVT是静脉血栓综合征中最不确定的。通常以间脑功能严重障碍，如昏迷、瞳孔异常、眼肌麻痹、低肌张力和视神经盘水肿为特征。因为深静脉系统的吻合的独特性，仅在大脑大静脉和基底静脉同时阻塞时妨碍静脉血液的流出。对表现为头痛、恶心、呕吐、眼球震颤、双侧或交叉瘫痪、上肢或步态共济失调以及意识障碍的患者应高度怀疑DCVT的可能。深静脉系统也引流脑室周白质、胼胝体、海马边缘系统、视皮质和小脑的血液。因此，头痛、痫性发作、偏盲、共济失调以及言语功能障碍均可见于这些静脉通道的血栓形成。深部结构的影像学改变，特别是双侧丘脑的急性病变提示大脑深静脉血栓形成。若脑深静脉血栓形成的诊断和治疗不及时可能会是致死性的，但在新生儿中结果似乎要好于较大的儿童和成年人。

五、海绵窦血栓形成

海绵窦血栓形成仅占所有CVT的0.5%～2%，特别在较年轻的患者中多存在感染性病因并有特征性的临床表现。通常，前部海绵窦血栓形成的发病突然，有头痛，眼痛、球结膜水肿、眼球突出及眼运动神经麻痹(Ⅱ、Ⅲ、Ⅳ和Ⅴ的眼支)，感染性患者伴有发热。眼运动神经麻痹可以是独有的症状。海绵窦后部血栓形成，播散到下岩窦，可以造成脑神经Ⅵ、Ⅸ、Ⅹ、Ⅺ麻痹而无眼球突出。

六、新生儿脑静脉血栓

新生儿脑静脉血栓是罕见的，并且相关研究不多。83% 的患者通常急性发病。新生儿、婴儿及儿童的临床表现相似：昏睡、头痛、呕吐、痫性发作、认知损害、运动障碍和局灶体征最常见。由于症状常常是非特异性的，新生儿脑静脉血栓难以诊断。50% 的新生儿单个静脉窦受累，最多的是矢状窦。50% 的为多个静脉窦受累。可以发生于系统性疾病 (鼻窦炎、乳突炎及脱水)。

七、脑静脉血栓形成

脑静脉血栓形成影响老年患者时，孤立的颅内高压综合征和严重头痛是不常见的；反之，意识水平下降和精神状态改变最常见，预后通常不良。

第六节　治疗方法

CVT 是一种少见但具有潜在危险甚至威胁生命的卒中，其治疗目标主要针对血栓形成的过程 (原因治疗)，CVT 的结果 (症状治疗) 以及潜在的危险 (并发症治疗)。根据卒中单元治疗的总体结果，卒中单元对 CVT 进行早期处理有助于优化治疗和减少并发症。

一、一般原则

在 CVT 急性阶段，治疗的重点是使病情稳定，防止新的梗死 (和出血)，防止和逆转脑疝以及治疗痫性发作和 (或) 脑水肿。液体疗法对 CVT 患者很重要，也很复杂。脱水和低血压可使血栓形成进一步恶化，而水过量和高血压又可加重颅内高压。通常应给予等渗液体 (0.9% 氯化钠)，最好不要使用低渗或含糖液体。对高同型巯乙氨酸血症患者，使用叶酸和维生素 B_{12} 是否可以降低 CVT 风险目前还未知。可能由局部感染造成的 CVT 必须尽快诊断并进行相应治疗。

二、抗凝治疗

(一) 抗凝治疗

对 CVT 进行抗凝治疗的理由包括防血栓生长和促进血管再通。系统性静脉血栓形成患者应用抗凝治疗已被广泛接受，但在 CVT 患者中由于自发性出血梗死的高发生率 (约 40%) 而存在争论。肝素对任何静脉血栓都是主要的抗凝治疗药物，在 CVT 中也一样。肝素可以造成静脉梗死变成出血，或造成已经出血损伤的部位增加出血，从而使治疗复杂化。新的或增加出血的确可以发生于 CVT 肝素治疗后，但发生率低。多个回顾性试验显示 CVT 患者使用抗凝剂有潜在益处，而未经抗凝治疗的患者一般预后欠佳。

先前对 CVT 抗凝剂治疗仅有两个随机安慰剂对照试验。第一个病例对照研究包含剂量调整静脉肝素安慰剂对照临床试验观察了 20 例患者 (10 例肝素，10 例对照)。在肝素组中，2 例有轻微功能障碍，8 例完全恢复；而安慰剂组中，3 例死亡，6 例存活有轻微功能障碍，一例完全恢复，由于治疗组明显优于对照组而提前终止。另一项欧洲的双盲对照多中心试验中，60 例 CVT 调整体重皮下注射那曲肝素 3w 与安慰剂对照，随后 3 个月口服抗凝剂。3 周之后，接受那曲肝素患者观察到不良结果 (定义为 Barthel 指数＜ 5) 为 20%，对照组为 24%。到 12 周时，接受那曲肝素治疗的患者的不良结果为 10%，对照组为 21%。接受那曲肝素治疗患者完全恢复为 12% 而对照组为 28%。两个试验的荟萃分析表明，经受抗凝治疗的患者死亡率绝对风险减少 14%，死亡率和残疾共同减少 15%。尽管差异无统计学意义，但这样的结果鼓励并强烈地支持在 CVT 患者中使用抗凝剂而不论是否存在颅内高压。

在 Cochrane 评述中，Meta 分析显示，抗凝治疗组与安慰剂组比较，死亡或残疾依赖的相对风险为 0.46(95% CI，0.16 ～ 1.31)，有利于肝素组但无异义趋势。虽然试验并未明确地显示肝素的优势，但与对照组比较，肝素有轻微的优势。另外，肝素在静脉窦血栓形成中的相对安全性被证实，而在安慰剂组中发生 2 例肺栓塞。这些发现支持对所有急性 (亚急性) 静脉窦血栓形成患者使用肝素 (静脉或皮下大剂量低分子肝素) 抗凝作为初始治疗。在几乎所有的回顾性和非随机试验中，超过 80% 的抗凝治疗的患者预后良好。

(2012 年) 在欧洲完成一项 66 例脑静脉和静脉窦血栓形成使用普通肝素和低分子肝素的 RCT 临床研究，以评估肝素和低分子肝素的有效性和安全性。所有患者经 MRI 和 MRV 确定诊断。其中 32 例接受普通肝素，34 例接受低分子肝素治疗。主要终点是住院期间死亡率，次要终点为 3 个月后 Barthel 指数得分。低分子肝素组给予 100U/Kg 皮下注射每日 2 次，肝素组给予 80U/Kg 静脉团注后 18U/Kg 滴注，维持 APIT 在正常值的 1.5 到 2.5 倍，共 14 天。随后所有患者继续给予口服抗凝剂，维持 INR 在 2 ～ 3 6 个月。最终，肝素治疗组 6 例 (9%) 死亡，5 例死于颅内压升高致脑疝，1 例死于败血症，而低分子肝素组无死亡病例。3 个月神经功能比较差异无统计学意义。结果表明，与普通肝素比较，低分子肝素明显降低 CVT 住院患者死亡率。

对于存在抗凝治疗禁忌证 (如近期出现过大出血) 的特殊患者，临床医师必须根据临床具体情况，权衡抗凝治疗的风险和获益。在这种情况下，与一般静脉血栓形成一样，咨询抗凝治疗专家，在能安全使用足量抗凝治疗之前，可考虑采用低强度抗凝治疗。

(二) 口服抗凝剂

通常对经抗凝治疗后的 CVT 患者继续使用口服维生素 K 拮抗剂治疗。有关 CVT 患者口服抗凝治疗的益处和最佳持续时间，目前尚缺乏可供参考的对照研究资料，大多数研究者推荐急性期后继续进行抗凝治疗，最佳时间大约在 4 个月内。太短时间的抗凝治疗存在复发 CVT 的风险，但较长时间的抗凝不可避免地增加出血的概率。然而，根据血栓形成倾向的原因不同，抗凝治疗的时间还需个体化。对老年患者，为防止再发血栓形成，抗凝治疗不应少于 6 个月。对危险因素不明确的患者，力求国际标准化比率在 2 ～ 3.5 6 ～ 12 个月。

对于 CVT 发作≥ 2 次以及有 1 次 CVT 发作但存在严重遗传性血栓形成倾向的患者，应考虑永久性抗凝治疗。

三、其他治疗方法

(一)溶栓

目前缺乏 CVT 患者溶栓治疗的随机对照试验，但多项非对照病例研究提示局部溶栓治疗 (应用 rt-PA) 对 CVT 有肯定疗效。与抗凝治疗相比，尽管溶栓治疗可以快速实现血管再通，但出血风险较高，因此并不积极建议在 CVT 患者中使用溶栓治疗。仍有必要进行多中心随机对照试验以进一步评价 CVT 溶栓治疗的有效性和安全性。但对于少数经足量抗凝药物治疗，又无颅内出血的重症患者，尤其是昏迷和深静脉血栓形成时，可谨慎地在良好监护条件下实施局部溶栓。最佳的药物，剂量和给药方式仍在研究中。Meta 分析表明，溶栓治疗对重症 CVT 患者可能有获益，对 38 例 CVT 昏迷患者进行溶栓，溶栓后 13% 死亡，17% 发生颅内出血。

血管内溶栓，用机械血栓破坏较肝素治疗有一些理论上的优势，最重要的是，如果成功，血栓物质可以在数小时内从主要的静脉窦中移除。研究者认为，CVT 患者可在溶栓治疗中获益，但是存在的问题是该过程复杂而昂贵。患者需要麻醉及重症监护，并且导管需保留在静脉窦中数小时到数天，血栓溶解剂的反复使用和放射学评估。通常仅一侧横窦、上矢状窦导管能够进入。对静脉窦血栓形成，一项非随机研究报告，5% 的患者有新的症状性颅内出血，13% 后果不良 (死亡 9%，残疾 4%)。

一项旨在比较抗凝治疗与血管内溶栓治疗的随机临床试验 —— 溶栓或抗凝治疗脑静脉血栓形成 (TO-ACT) 正在进行之中，期待其结果将可能有助于改善 CVT 患者的急性期处理。

(二)抗血小板和降纤治疗

目前缺乏使用抗血小板或降纤治疗在 CVT 的治疗证据。尚无明确证据表明其在治疗 CVT 时的有效性和安全性。但部分 CVT 患者可能从抗血小板或降纤治疗中获益，尤其是伴有血液成分异常的患者，如血小板增多症或高纤维蛋白原血症的患者。

四、感染性病因的治疗

对脓毒性 CVT 的治疗必须依据抗菌谱，但在等待该细菌学结果前可以使用三代头孢菌素 (头孢曲松或头孢噻肟) 或使用碳青霉烯类 (亚胺培南) 行经验性治疗。当怀疑为厌氧菌感染时，首选是甲硝唑；院内感染可以使用美罗培南、头孢他啶和万古霉素。

五、对症治疗

（一）颅内高压

约 40% 的 CVT 患者发生孤立性颅内压升高，主要是静脉回流受阻和组织充血所致，同时伴有 CSF 吸收障碍。目前尚无临床随机试验提供最佳的治疗方法，因此除针对病因的治疗以外，颅内压升高的治疗以甘露醇为基础，少数联合使用其他利尿剂，如碳酸酐酶抑制剂乙酰唑胺或呋塞米。在慢性（超过 3w）颅内高压患者中，治疗的优先考虑是降低颅内压。如果在二次腰穿后不能控制颅内高压，应该给予乙酰唑胺 250mg，一日两次。

皮质类固醇理论上有效，降低血管源性水肿，但病例对照研究表明，CVT 急性阶段使用类固醇不能改善其结果。

对常规治疗无效或严重脑实质损伤即将发生脑疝的患者，骨瓣切开术可以挽救生命。

（二）痫性发作

在 CVT 患者中，约 37% 的成年人和 48% 的儿童发生痫性发作。尚无临床试验对 CVT 患者抗惊厥治疗的最佳时机或治疗药物进行过研究。一般方式仅在出现痫性发作的患者中使用。预防性使用抗癫痫药物依然存在争议，因为这些药物对脑代谢以及意识水平具有负性影响。局灶神经功能障碍，脑水肿和神经影像上有梗死（特别是出血）似乎是 CVST 患者痫性发作的明显预示因子，在这些患者中可以考虑预防性使用抗癫痫药物。

第七节　预后与复发

尽管抗凝治疗的使用增加了良好预后的数量，但 CVT 的预后被认为是难预料的，并常常欠佳，约 1/4 的患者在入院后加重。

急性期幸存的 CVT 患者处于并发症的危险当中。CVT 患者复发率范围从 0% ～ 11.7%，并且最常见于先前血栓形成后的第一年。许多作者研究了延迟抗凝治疗与 CVST 预后之间的关系。至今，没有证据支持延迟入院（和诊断）可以影响 CVT 的预后。

尽管与动脉梗死相比总体预后良好，仍有 4% 的 CVT 患者在急性阶段死亡，死亡率与潜在的病因或引起血栓形成的因素有关。死亡或残疾的多变量预示因素分别为：中枢神经系统感染，肿瘤，深静脉系统受累，昏迷，年龄超过 37 岁，精神障碍，CT/MRI 扫描可见出血，入院时 GCS 得分 < 9 分以及男性。30 天的死亡率预示因素为意识受损，精神异常，大脑深部静脉系统血栓形成，右侧大脑半球出血及后颅凹受损。死亡的主要

原因是继发性大量出血引起的天幕脑疝。死亡的其他原因是脑实质多发损伤或弥漫性脑水肿的脑疝形成，癫痫持续状态，并发症和肺栓塞。DCVT 结果不良，神经心理障碍，如顺行记忆受损，痴呆，轻偏瘫，无动缄默，异常运动如手足徐动症和肌张力障碍常常表现为后遗症。

第三章　阿尔茨海默病

第一节　阿尔茨海默病病理学

AD 患者大体病理主要为大脑萎缩，重量常少于 1000g，尤以颞、顶及前额区的萎缩最明显，枕叶皮质和初级运动及躯体感觉皮质则无明显萎缩，冠状切面示脑室系统对称性扩大，皮质变薄。AD 镜下病理改变主要为老年斑、神经原纤维缠结、神经元减少、脑淀粉样血管病，另外，还可见海马神经元颗粒空泡变性、胶质细胞增生等，而最常见的是老年斑和神经原纤维缠结。

大体病理：在 AD 患者中可见大脑明显萎缩、沟回增宽、脑室扩大和重量减轻。大脑皮质的各个部分均有不同程度的萎缩，皮质厚度减薄且心室扩张明显，特别是在颞角、杏仁核和海马萎缩明显。然而，枕叶皮质通常变化不大。脑萎缩始于内嗅皮层，随病情进展逐渐扩展至海马、内侧颞叶、额顶区，而初级感觉和运动皮层（枕叶视皮层、中央前回和中央后回）相对保留。AD 患者的脑中有严重的神经元丢失，伴随部分脑皮质的萎缩，这是被大家公认的脑萎缩的过程。这主要是额叶、颞叶和顶叶中神经元和突触数量的减少。除了皮层神经元萎缩，许多研究人员认为，损失的突触与神经元树突萎缩是 AD 的关键病理基础。

镜下病理：镜下病理改变主要为老年斑、神经原纤维缠结、神经元减少、淀粉样血管变性，另外，还可见海马神经元颗粒空泡变性、胶质细胞增生等。神经纤维缠结和老年斑是 Alzheimer 于 1907 年描述的 AD 的两个组织病理学标志。

(1) 老年斑 (SP) 又称神经炎性斑，是 AD 的主要病变之一。经典的神经炎斑块是球形的结构，位于细胞外，其核心成分是含有 40～43 个氨基酸的肽 (Aβ)，周围是由变性的轴突、树突、类淀粉纤维、胶质细胞突起和小胶质细胞组成的球状物。SP 在脑内的分布并不均匀，个体间差异较大，但总体上以海马、颞叶及额叶为集中区域。SP 为很小区域的组织变性，由沉着的颗粒和残存的神经元突起组成，老年斑呈不规则球形，直径 5～150μm，可以银深染，老年斑集中在大脑皮质和海马，但也见于纹状体，杏仁核和丘脑，与典型老年斑相似的淀粉样变性斑见于有些家族性 AD 患者的小脑中，典型老年斑有 3 层结构，最外层为变性的神经元突起，中层为肿胀的轴索和树状突，中心为淀粉样变性核心。用电镜观察，老年斑的组成为增厚的轴索，异常的树状突和呈结节状的隆起的异常终端，以及充满增厚神经原纤维的神经元突起，和围绕淀粉样纤维中心区的致密层状体。整个老年斑中突触显著减少，靠近老年斑边缘为肥大的星形细胞，而斑内可见小胶质细胞。

(2) 神经原纤维缠结 (NFTs) 是 AD 的另一个主要病理改变，位于神经元细胞质内，其主要成分是异常磷酸化的微管相关 Tau 蛋白。正常情况下，Tau 蛋白与微管结合，维持细胞骨架的稳定，在 AD 脑内，Tau 蛋白异常磷酸化，与微管结合点减少，异常磷酸化的 Tau 蛋白自身结合，形成双股螺旋细丝，最终导致形成 NFTs。NFTs 在脑内的分布有一定的模式，以海马最多，其次是杏仁核和颞叶，晚期可扩展到额叶和颞顶联合皮层。其分布脑区和密度与痴呆的程度相关。神经原纤维缠结在神经元胞质中，可用嗜银染色清楚地显示，这些嗜银纤维最先出现在胞质的树突底部，为粗而弯曲的纤维，以后聚集成团或奇特的三角形和襻形，缠结特别多见于新皮质的锥体细胞，如额叶、颞叶以及海马和杏仁核，电镜检查发现缠结由成对的螺旋形细丝组成，每一神经元细丝宽为 100A(1A=0.1mm，下同)，而螺旋为每隔 800A 就有一个纽结。

(3) AD 的第 3 个病理特征是神经元内颗粒空泡变性，由胞质内成簇的空泡组成，这些空泡大至 5μm，内含 0.5 ～ 145μm 的颗粒，中央颗粒可用常规的苏木精和伊红法染色，在 AD 中，颗粒空泡变性高度选择性地见于海马的锥体细胞或颞叶内侧，60 岁以上无痴呆的老年人的海马中，颗粒空泡变性的频度及程度也有增加，但无痴呆者极少达到严重程度。

(4) 各种病理过程最终导致 AD 脑内神经元丢失，尤其以海马和基底前脑胆碱能神经元丢失严重，神经元缺失可达 47%。随病情进展，颞叶与额叶皮层也出现严重的神经元减少，初级感觉和运动皮层较少受累。AD 患者脑内神经元丧失，皮质紫褐质聚集和星形细胞增生，检查高尔基体发现受累神经元的树状突有进行性分解，水平的树状突分支首先受累，随后为顶部树状突和胞体的改变，核和核仁的体积，神经元内的 RNA 含量和蛋白质合成减少，神经元进行性丧失反映脑组织中神经节苷脂含量减少，白质内有轻度胶质增生，且白质内脑苷脂也相应减少。

(5) 淀粉样脑血管病常见于 AD 患者，发生率接近 90%，血管中的淀粉样物质与神经炎性斑和其他沉淀中的 AP 是相同的蛋白，病变血管主要位于软脑膜及脑皮质。AD 患者的淀粉样血管病不同于单纯淀粉样变性脑血管病，后者是一独立的疾病，不伴 AD 的病理改变。

AD 不是弥漫性病，从神经影像学研究发现，与临床早期症状有关的海马，颞顶联合皮质和前额皮质显示或局部血流减少，或局部代谢下降，或局部体积减小，早期表现慢性进行性失语者。尸检证明后部皮质萎缩，组织学研究发现有特殊分布的变化，颗粒空泡变性几乎无例外地发生在海马，神经原纤维缠结和老年斑也选择性地受累皮质，这些变化在颞顶枕联合区最严重，且主要受累颞叶边缘区和扣带回后部，扣带回前部。初级运动皮质、初级躯体感觉皮质和枕区大多不受累，在边缘系统皮质中，海马、内侧颞区和杏仁核受累，杏仁核也是选择性地受累，尤其皮质内侧核群特别受累，而腹外侧核不受累。AD 的病变不仅受累大脑皮质，也受累皮质下。在基底核中也描述有神经细胞丧失、颗粒空泡变性和有神经原纤维缠结的神经元，非皮质区可见到神经原纤维缠结、老年斑和颗粒空泡变性。

第二节 阿尔茨海默病诊断标准

阿尔茨海默病 (AD) 起病隐匿，记忆障碍是 AD 典型首发征象，主要是近记忆障碍，目前主要根据患者详细病史、临床症状、精神量表检查及相关基因突变检测等进行排他性诊断。为了确诊 AD，国内外制定多种诊断标准，尚无统一标准，目前常用的诊断标准包括以下几种。

一、DSM- Ⅳ关于 AD 的诊断标准

美国精神病协会《精神障碍诊断和统计手册》第 4 版 (DSM- Ⅳ)，此诊断标准是国内外应用普遍的标准之一，特别强调无谵妄的病程过程和器质性因素存在，同时存在智力低下影响了患者的日常生活、工作及人际关系等。本标准 AD 的诊断采用“二步法”，即首先评估是否存在痴呆，然后根据临床及辅助检查结果做出 AD 的诊断，其中日常活动是否受影响是必备条件。

诊断标准如下。

(1) 进展性多个认知功能缺失，包括以下两项：①记忆缺损 (学习新信息的能力缺损或不能回忆以前所学到的信息)；②至少下列认知障碍之一：失语 (语言障碍)、失用 (虽然运动功能没有问题，但不能执行动作)、失认 (虽然感觉功能没有问题，但不能认识或识别物体)、执行管理功能的障碍 (计划、组织、安排次序、抽象)。

(2) 以上认知功能障碍导致社交或职业工作能力明显减弱，不能胜任以往工作。

(3) 认知功能丧失为逐渐起病，并缓慢持续进展。

(4) 认知缺陷，并非由于下列原因导致：①其他能导致记忆与认知进行性缺陷的中枢神经系情况 (例如，心血管疾病、帕金森、亨廷顿病、硬膜下血肿、正常颅压性脑积水、脑肿瘤等)；②已知能导致痴呆的系统性情况 (例如，甲状腺功能减退、维生素 B_{12} 或叶酸缺乏、烟酸缺乏、低血钙、神经梅毒、HIV 感染)；③活性物质所致的痴呆。

(5) 这些缺陷并非由于谵妄所致。

(6) 不能由其他精神疾病 (如重性抑郁、精神分裂症) 解释。

二、NINCDS-ADRDA 诊断标准

(一) 诊断标准

(1) 痴呆：临床检查和认知量表测查确定有痴呆。

(2) 两个或两个以上认知功能缺损，且进行性恶化。

(3) 无意识障碍。

(4) 40～49 岁起病，多见于 65 岁以后。

(5) 排除其他引起进行性记忆和认知功能损害的系统性疾病和脑病疾病。

（二）支持标准

(1) 特殊性认知功能如语言（失语症）、运动技能（失用症）、知觉（失认症）的进行性损害。

(2) 日常生活功能损害或行为方式的改变。

(3) 家庭中有类似病史，特别是神经病理学或实验室证据者。

(4) 实验室检查腰椎压力正常；脑电图正常或无特殊性的改变如慢波增加；CT 或 MRI 证实有脑萎缩，且随诊检查有进行性加重。

（三）排除标准

(1) 突然起病或卒中样发作。

(2) 早期有局灶性神经系统体征，如偏瘫、感觉丧失、视野缺损、共济失调。

(3) 起病或疾病早期有癫痫发作或步态异常。

三、NIA-AA 阿尔茨海默病痴呆诊断标准

随着新的 AD 定义的修订，2011 年 4 月 19 日《阿尔茨海默病与痴呆》杂志在线发表了最新的阿尔茨海默病诊断标准。

很可能阿尔茨海默病痴呆的诊断标准（核心临床标准）：

(1) 很可能阿尔茨海默病痴呆应符合痴呆的诊断标准，并且具备以下特征：

1) 隐袭起病。症状在几个月或几年内渐进发展，而不是在几小时或几天内突然发生。

2) 并且经报告或观察有明确的认知功能恶化病史。

3) 并且病史和检查证实下列早期突出的认知损害之一。①遗忘症状：AD 型痴呆最常见表现，包括学习能力及最近所学知识的回忆能力受损，还应至少具备一项其他认知领域的功能损害。②非遗忘症状：语言障碍，最明显的是找词困难，也可能出现其他认知内容损害。视觉障碍：最明显的是空间认知障碍，包括物体失认、面孔失认、视觉图像组合失认和失读症，也可能出现其他认知内容损害。执行功能障碍：最明显的是推理、判断和问题解决能力受损，也可能出现其他认知内容损害。

4) 具有下列情形不应使用很可能阿尔茨海默病痴呆的诊断：①存在时间上与认知损害发生或加重相关的卒中史，或存在多发梗死或严重白质高信号；②路易体痴呆的突出特征；③行为变异型额颞叶痴呆的突出特征；④语义变异型原发性进行性失语或非流利型 / 语法缺失变异型原发性进行性失语特征；⑤伴有可影响认知的神经系统疾病、非神经系统疾病或药物。

(2) 使很可能阿尔茨海默病痴呆诊断确定性增加的情形。

1) 很可能 AD 型痴呆伴资料证明的衰退：符合核心临床标准中很可能 AD 所致痴呆诊断标准的人群伴病例记录的认知功能下降增加了具有进行性加重病理过程的可能性，并不增加存在 AD 病理生理学过程的可能性。很可能 AD 型痴呆伴资料证明的衰退定义为基于知情者提供的信息和证实神经心理学测试或标准精神状态检查证明的认知功能进行性衰退。

2) 很可能 AD 型痴呆：突变基因携带者符合很可能 AD 型痴呆的核心临床标准，存在 (APP，PS1 或 PS2) 遗传突变增加了 AD 病理所致临床表现的可能性。ApoE4 等位基因纳入此分类并不合适。

(3) 可能 AD 型痴呆的核心临床标准。

1) 非典型病程：符合 AD 型痴呆认知损害的特征，但发病突然，或缺少充分病史或客观认知测试结果肯定认知功能的进行性减退。

2) 存在可引起痴呆的其他病因。符合 AD 型痴呆的核心临床标准，但存在以下情形：证据显示有共存的脑血管疾病，与认知障碍发生或发展存在时间关联；或存在多发梗死或严重白质高信号；或存在路易体痴呆特征；或伴有可影响认知的神经系统疾病、非神经系统疾病或药物。

(4) 很可能 AD 型痴呆伴 AD 病理生理学。AD 的生物标志物分为两大类：一类是脑蛋白沉积相关的生物标志物，如脑脊液 Aβ42 水平降低和 PET 淀粉样蛋白影像学；另一类是下游神经变性和损伤相关的生物标志物，如脑脊液 Tau 蛋白水平 (包括总 Tau 和磷酸化 Tau 蛋白) 增高，PET 检查颞叶皮质 FDG 代谢下降和结构 MRI 显示内侧颞叶、基底和外侧颞叶、内侧顶叶皮层不成比例地萎缩。总 Tau 和磷酸化 Tau 被同等对待，尽管磷酸化 Tau 对 AD 型痴呆更具特异性，符合很可能 AD 型痴呆核心临床标准的人群中生物标志物阳性可以增加 AD 病理生理学改变所致临床综合征的可能性。

目前不提倡常规诊断中使用 AD 生物标志测试，主要基于以下原因：

1) 核心临床标准在大多数患者中具有很好的诊断准确性。

2) 还需要更多如何使用生物标志物的研究。

3) 不同临床机构生物标志测试缺乏标准化。

4) 社区机构生物标志物检查的可获得性存在很大的差异。

以下三种情况使用生物标志物增加 AD 病理生理学诊断的确定性是合适的：调查研究、临床试验和生物标志物检查可获得并能被医师合理地评估。生物标志物检查结果可分为三类：肯定阳性，肯定阴性和不确定。

(5) 可能 AD 型痴呆伴 AD 病理生理学：此分类是为符合非 AD 型痴呆临床标准而 AD 病理生理学生物标志物阳性或 AD 神经病理学标准的患者而设。如患者符合路易体痴呆或一个额颞叶变性亚型的临床诊断标准，但 AD 生物标志物阳性或尸检结果符合 AD 的病理学诊断标准。若要将表现为非 AD 型痴呆患者诊断为可能 AD 型痴呆必须两类生物标志物均阳性。当关于不同生物标志物组合患者的长期结局更明确时这一保守的定义方法可能会改变。可能 AD 型痴呆伴 AD 病理生理学的诊断不排除同时存在其他疾病病理生理学改变。

(6) 利用生物标志物进行 AD 诊断的考虑：生物标志物支持的 AD 型痴呆诊断必须先符合 AD 型痴呆的核心临床诊断标准。脑脊液依赖于定量分析，而影像学生物标志可以定量也可定性分析。许多病例生物标志结果表现为肯定的正常或异常，可以明确地提示存在或不存在 AD 的病理生理学改变。然而有些病例生物标志检查结果却很含糊。接受多个生物学测量的病例中很难防止这种情况，另外需要有分界值来区分阳性或阴性。虽然已经有了定量客观的影像学检查方法，仍缺少定量分析标准。标准临床实践中影像学诊断应该是定性的。因此，定量影像学生物标志物依赖于当地实验室标准。脑脊液生物标志物存在同样的问题，尽管比影像学生物标志物要好一些。应用生物标志物必须基于实验室的特定情况并遵循最佳临床实践原则，直到标准出现。首先是出现 Aβ 病理生理学改变，而后是下游神经元损伤的生物标志物异常。这一点提示 Aβ 用于诊断会更好，目前为止这一标准还未很好建立起来。使用多个生物标志物必然会出现不同组合出现的情况。例如，某病例的 Aβ 标志物阳性而神经元损伤标志物却阴性，或者 FDG-PET 结果阳性而 Tau 蛋白检测阴性。目前还没有办法解决这些问题，未来的研究会进一步优化生物标志的使用。

(7) 病理生理学证实的 AD 型痴呆：当患者符合 AD 型痴呆诊断的临床和认知标准，并且符合广泛接受的神经病理学标准中定义的 AD 病理学改变。

(8) 不太可能是 AD 型痴呆：

1) 不符合 AD 型痴呆的临床诊断标准。

2) 尽管符合很可能或可能 AD 型痴呆的临床诊断标准，但有充分的证据支持其他诊断，如 HIV 痴呆，亨廷顿病痴呆，或者其他少见的痴呆类型，或同时合并 AD。尽管符合可能 AD 型痴呆的临床诊断标准，但 Aβ 或神经元损伤标志物阴性。

第三节　脑电图诊断

Alzheimer 病的脑电图异常率为 87%，以弥漫性背景活动异常为主。病程早期临床症状较轻时脑电图正常，或仅表现为枕区 α 节律减慢 (8 ～ 9Hz)，调节不良，或有 α 泛化现象。以后后头部节律进一步减慢，弥漫性低 - 中波幅的 θ 活动占优势。随着认知损伤的加重，弥漫性不规则 δ 活动增多，可有广泛性慢波活动暴发，以额、颞区突出。一般病程超过 2.5 年才出现脑波频率的明显改变。局灶性异常不是本病的脑电图特征，但和正常老年人脑电图类似，也可见到局灶性颞区慢波活动，左侧颞区更多见。

Alzheimer 病癫痫样放电的出现率很低，少数患者肢体远端的多灶性肌阵挛抽动伴有脑电图的癫痫样活动，二者间的关系不完全一致，但经抽动锁定的逆向平均技术证实为皮质起源的局灶性负性肌阵挛。在严重病例可见三相波发放，常出现在弥漫性 δ 活动等重度异常背景下。三相波在前头部或后头部最明显，临床有严重痴呆症状。亦可有广泛性周期性波，类似克一雅病的症状，但常不如 CJD 的周期性复合波规律而持续。

中 - 晚期 Alzheimer 病脑电图大多数表现为中度 - 重度异常，与认知损伤程度之间有较好的相关性。如脑电图完全正常的痴呆患者一般可排除 Alzheimer 病。此点对鉴别 Alzheimer 痴呆和假性痴呆有一定帮助，后者清醒脑电图多为正常或轻度异常。

第四节　阿尔茨海默病治疗

AD 是老年人当中引起痴呆最常见的疾病。20 世纪中叶以来，随着世界人口老龄化的发展，AD 的防治已成为全球关注热点。当前治疗本病方法多样，主要包括药物疗法和非药物疗法。药物治疗的目的是改善 AD 患者的认知、精神行为和功能方面的症状。非药物疗法主要是心理 - 社会 - 环境治疗，此外针刺疗法也被广泛使用。所有疗法的目标最终都是为了改善 AD 患者症状，最大限度地保留 AD 患者的功能水平，延缓疾病进展，从而提高患者的生活质量，减少家庭的照料负担。

目前，药物治疗中只有乙酰胆碱酯酶抑制剂 (AChEl) 中的多奈哌齐、利斯的明和加兰他敏及谷氨酸 N- 甲基 - 天冬氨酸 (NMDA) 受体拮抗剂的美金刚被 2010 年由欧洲神经病学联盟 (EFNS) 发布的 AD 诊疗指南及 2007 年由美国精神病学会 (APA) 发布的 AD 指南一致推荐为 AD 的一线治疗药物，无论是从病理机制还是临床大量的研究均验证了疗效的有效性和安全性。AchEI 治疗轻度、中度 AD 患者的认知和非认知症状有效 (LevelA)，也有研究支持 AchEI 用于重度 AD 患者的治疗。美金刚治疗中、重度 AD 患者认知和非认知症状有效 (LevelA)，非认知症状 (激越、妄想) 的治疗疗效优于其他症状 (LevelB)，指南指出有的研究显示美金刚也可用于轻度 AD 患者的治疗。此外，EFNS 及 APA 指南还指出，联合 AchEI 和美金刚治疗比单独应用 AchEI 可让患者更有效获益，两者联合有相互增效的作用。其他可能缓解病情的方法有抗生素 (如非甾体抗生素)，抗氧化、清除自由基药物 (如维生素 E、维生素 C 等)，降压药物、降脂药物 (如他汀类药)、降糖药物 (如吡格列酮、二甲双胍等)、雌激素、脑代谢增强剂 (包括尼麦角林、吡拉西坦、茴拉西坦等) 等尚无结论统一、强有力的循证医学证据表明这些药物可以改善 AD 症状，其防范作用也有待于进一步证实。此外，如何降低阿尔茨海默病的重要病理特征 β 淀粉样蛋白和过度磷酸化的 Tau 蛋白在脑内的水平也是治疗 AD 的重要策略之一。但该类药物研究多处于早期阶段，时至今日尚无靶向作用于 Aβ 及 Tau 蛋白的药物成功上市。作为治疗 AD 的新技术干细胞移植和基因疗法，目前同样处于试验研究阶段，真正应用于临床，还有许多技术上、伦理等方面的困难需要克服，从基础研究到临床应用仍有一定的距离。

长期的临床实践证明，如果把中医辨证施治的整体治疗与西药的靶向治疗结合起来，不仅能改善 AD 患者的症状，而且能标本同治，更加有利于延缓疾病发展。近年来，大量的临床与实验研究证实中医中药在针对 AD 的调节神经递质及脑内蛋白质含量、抗神经炎症和氧化应激反应、改善脑能量代谢、减少神经元的丢失、抑制细胞凋亡等神经生物机制方面均有一定的作用。中医中药在治疗 AD 上显现出了多靶点、不良反应低的优势。但中医中药在 AD 的研究中也存在许多亟须改善的方面：如对 AD 的诊断缺乏明确的标准，实验动物研究未采用统一的 AD 病变的模型，临床研究缺乏遵循循证医学研究手段的大样本、多中心的研究资料等。

非药物疗法即主要是心理、社会、环境治疗。广义的心理、社会、环境治疗的具体任务包括与患者及其家人建立和保持适当的治疗关系；进行诊断性评估，及时制定个体化治疗方案；精神状况评估和监测，根据病情发展及时调整治疗策略；安全评估和干预；对患者和家属的疾病知识教育等。狭义的心理、社会、环境治疗是针对某个或某类具体的行为、情感或认知症状而实施的治疗，目的是尽可能地提高生存质量和保留功能水平。此类治疗主要着重于患者、照料者、环境在治疗中的相互作用，充分考虑患者的需要，为患者提供个性化的治疗及护理方法，这些均有利于减轻 AD 患者的认知、生活能力及精神行为症状，有助于提升患者的心理状态，同时为家属提供了许多行之有效的照料手段，从而有利于提高患者的生活质量。

在治疗时需注意：

(1) 应及早诊治并持续用药。阿尔茨海默病的整个病理过程长达几十年，本病前驱阶段脑细胞处于亚结构改变，如果及时治疗，可以阻止或延缓细胞结构进一步恶化。而在疾病晚期，病变的脑细胞处于不可逆的死亡状态，则失去治疗的机会。研究发现，持续使用抗痴呆药物有助于延长 AD 患者的寿命。53%AD 患者在 5 年随访期内死亡，其死亡风险与服药持续时间呈显著负相关，即服药时间越长死亡率越低。

此外，作为医师还应让患者明白，AD 和高血压、糖尿病等慢性病一样，需要终身服药治疗。不同的是，高血压、糖尿病等慢性病只需坚持合理用药，血压或血糖一般能控制在正常范围，而阿尔茨海默病患者即使坚持用药，其疗效也不能持久，需要及时调整剂量和用药。当出现：①不良反应超过潜在疗效；②没有疗效，或从发病起始阶段病情加重的速度明显加快；③患者曾有一些获益表现，但之后出现一个更快速的恶化，在两次连续的随访中均记录到此现象，并能证实此种下降并不是中间发生的疾病所导致的(如尿路感染)时应考虑停止用药。

(2) 阿尔茨海默病患者应定期到医院进行检查，如接受规范的神经心理学检测，整体变化影像评估等，以便医师随时掌握病情的变化，调整用药方案。

(3) 阿尔茨海默病病因复杂，目前虽然已知与 Aβ、Tau 蛋白、ApoE 等因素有关，但这些既是病因也是结果。另外，诸多研究表明，AD 的发病与高血压、糖尿病、代谢综合征、高同型半胱氨酸血症等危险因素有关。因此，防治此类疾病也是治疗阿尔茨海默病的重要一筹，有关疾病及危险因素的诊疗还望参考相关文献及书籍。

(4) 对于接受联合中医药治疗的患者，一般应至少 2 周一次辨证更方。因为中医证候是对疾病发生发展过程中各种病理因素综合作用于机体的整体反应，AD 患者可能由于疾病阶段不同，或受其他因素影响，证候也不同，所以应及时重新辨证并调整用药。

随着人类寿命的延长和社会老龄化问题的日益突出，AD 的治疗已成为当今社会的重大课题之一。由于目前对 AD 的病因及发病机制尚不十分明确，目前治疗只是延缓疾病进展，而尚无特效治疗手段或逆转疾病的药物上市。相信随着对 AD 病理机制的深入研究以及药物研发的飞速进步，今后可从更多环节、更多靶点和更多途径研究相关治疗药物，从而使 AD 的预防与治疗获得突破性进展。

第四章 癫 痫

第一节 概 述

癫痫是一种古老的疾病。有关癫痫的文字记载可以追溯到4000多年前的汉谟拉比法典。另一个详细描述癫痫的文献是巴比伦的医学教科书。中国是在公元前1700年开始记录有关癫痫的内容。

一、癫痫发作、癫痫、癫痫综合征的定义

（一）癫痫发作

由不同病因所引起的，脑部神经元高度同步化异常放电所导致的，反复、发作性、短暂性，通常也是刻板性的脑功能失调称为癫痫发作。由于起源神经元位置不同、传播过程不一致，这种脑功能失调所表现的症状和体征可以是感觉、运动、自主神经、意识、精神、记忆、认知、行为等异常或兼有之。

（二）癫痫表现

为反复癫痫发作的慢性脑部疾病称为癫痫。患者脑部存在着能导致癫痫反复发作的易感性，由于这种发作所引起的神经生化、认知、心理后果，以及一次以上非诱发性（或反射性）的癫痫发作是癫痫存在的三要素。

（三）癫痫综合征

在癫痫中由特殊的病因、特殊发病机制组成的特定癫痫现象称为癫痫综合征。

脑部神经元高度同步化异常放电是癫痫发作的根本原因。但并不是所有脑部神经元异常放电引起的发作都是癫痫发作，脑部神经元异常放电还可引起发作性神经痛等。国际抗癫痫联盟认为只有大脑、丘脑－皮质系统及中脑上部神经元的异常放电才会引起癫痫发作，这种异常放电的特征为神经元高度同步化活动。

二、流行病学

癫痫是临床上最常见的神经系统疾病之一。流行病学调查显示，活动性癫痫的平均患病率为7.2‰，全球有5000多万癫痫患者，我国患者近千万，每年新发患者40万～60万，由于癫痫猝死的存在，癫痫也是一种潜在的致死性疾病，在对165879例癫痫患者进行的调查中发现癫痫患者的病死率为普通人群的3倍。癫痫可发生在任何年龄，儿童、老年是两个发病的高峰时期。

第二节　癫痫的病因及发病机制

国际抗癫痫联盟癫痫新定义认为癫痫是一种慢性的脑部疾病，因而许多急性疾病在急性期出现的癫痫发作由于其能随着原发疾病的好转而消失，因而不再将其作为癫痫的病因。只有这种疾病引起了长期、反复的癫痫发作才将其视为癫痫的病因。癫痫都是有病因的，但限于对癫痫病因认识的局限性，有些病因人类已知，有些则在探索中。前者称为继发性癫痫，后者称为特发性癫痫。临床表现为继发性癫痫，但尚不能明确病因者则称为隐源性癫痫。

一、继发性癫痫的病因

（一）皮质发育障碍

皮质发育障碍引起癫痫发作最常见的原因是神经元异位症和局灶性皮质发育不良。前者是指神经元迁移过程中由于多种原因受阻，使神经元不能到达正常部位，因而不能形成正常功能所必需的突触联系，反而在局部形成异常神经网络导致癫痫的发生。受阻神经元的形态是正常的，而局灶性皮质发育不良的患者往往有皮质结构和细胞学的异常，这些异常的神经元可引起癫痫的反复发作。

（二）肿瘤

颅内肿瘤可直接引起癫痫发作，颅外肿瘤则可通过转移或副肿瘤综合征成为癫痫反复发作的原因。流行病学调查显示，癫痫患者中有4%系肿瘤所致。脑肿瘤患者中癫痫的发病率为35%，慢性耐药性癫痫行手术治疗的患者中，17%是肿瘤，尤其是一些低分化的肿瘤更易导致癫痫发作。

（三）头外伤

头伤后1周内出现的癫痫发作称为早发性癫痫，由于这种类型的癫痫发作在头伤恢复后很少再发，现已不将其归于癫痫范畴。头伤后的癫痫主要指头伤1周后出现的癫痫发作。流行病学调查显示头伤后癫痫的发病率为5%～7%。伴有脑挫裂伤、颅内血肿、颅骨骨折、头伤后遗忘大于24小时的重症颅脑损伤更易导致癫痫的发生。

脑部手术也可导致癫痫的发病。头颅钻孔、胶质瘤切除术、颅内出血开颅术及脑膜瘤切除术后都有出现癫痫的报道，而后交通动脉瘤开颅术后出现癫痫发作的风险高达20%。

婴幼儿头伤性癫痫常与产伤有关，而滞产、器械助产都是产伤的危险因素。

头伤后癫痫是一种恶性癫痫，一旦发生，病程往往持续10年以上。

（四）中枢神经系统感染

中枢神经系统感染是癫痫最常见病因之一。结核性脑膜炎、神经梅毒、病毒性脑炎都是继发性癫痫最为常见的病因，人类免疫缺陷病毒感染可通过感染性脑病、中枢内脱髓鞘、代谢障碍等机制引起癫痫发作。

（五）脑血管疾病

脑血管疾病引起的癫痫主要指脑血管病发病两周后出现的癫痫发作，这种类型的癫痫在脑血管病进入恢复期后出现反复发作的机会大于 80%，是癫痫常见病因之一。60 岁以上新诊断的癫痫患者中，约 45% 的病因与脑血管疾病有关。随着脑血管病患者存活期延长，脑卒中后癫痫的患病率也逐渐增加。主要发生在中青年的脑血管畸形也可通过血液异常分流引起的缺血缺氧、离子沉积、出血、胶质增生和含铁血色素沉积等因素诱发癫痫。出现多种类型癫痫发作时要警惕脑部静脉窦血栓形成的可能。

（六）寄生虫感染

长江上游主要为脑型肺吸虫，中下游以血吸虫为主，北方以猪囊虫寄生引起癫痫多见。寄生在中枢神经系统的囊虫以皮质运动区为多。囊虫变性坏死或钙化后则可出现癫痫发作。由于大范围开展预防工作，寄生虫引起的癫痫已经明显减少了。

（七）遗传代谢性疾病

许多神经遗传病可出现癫痫发作。脑内表皮样囊肿、婴儿蜡样质脂褐质沉积病、Ⅱ型唾液酸苷酶累积病、溶酶体贮积病、黑蒙性痴呆等都常引起癫痫发生。

（八）神经变性疾病

发生在中枢神经系统的多种变性疾病也可引起癫痫发作。5% 的多发性硬化患者病程中有癫痫发作，运动神经元病、阿尔茨海默病、帕金森病的晚期也常有癫痫发生。

（九）继发性脑病

1. 缺氧缺血性脑病 (HIE)

可发生于任何年龄，但以新生儿和成年人最为常见，其中约 6% 的患者可发生癫痫。

2. 尿毒症性脑病

约 1/3 患者在其急性期或严重慢性肾衰竭时有癫痫发作，多以全身性发作为主要表现，部分性发作也比较常见。

3. CO 中毒

国内的流行病学调查发现 CO 中毒患者中癫痫发生率为 11.4%，其中，25% 发生在急性期，75% 为迟发性脑病的表现。

4. 其他脑病

也有引起癫痫发作的相关报道。

（十）其他

8% ～ 20% 的系统性红斑性狼疮患者可出现癫痫发作；糖尿病也可引起癫痫，其中有相当部分癫痫发作是糖尿病患者早期唯一或突出的表现，因而对原因不明的癫痫，尤其是持续部分性癫痫持续状态，常规检查血糖是必要的，某些药物及免疫接种剂也有引起癫痫的报道。

二、特发性癫痫的病因

特发性癫痫应是病因不清楚的癫痫，一旦明确病因就应归于继发性癫痫中。但目前临床上倾向于将由基因突变和某些先天因素所致，有明显遗传倾向，需用分子生物学方法才能发现病因的癫痫和目前仍不清楚病因的癫痫都称为特发性癫痫。特发性癫痫另一个主要特征是到目前为止，人类仍然没有发现其脑部有足以引起癫痫发作的结构性损伤或生化异常。

成年人良性家族性肌阵挛性癫痫基因分析发现其突变基因位于 8 号染色体长臂；不同病灶的家族性部分性癫痫系常染色体显性遗传，基因连锁分析发现突变基因位于 2 号染色体长臂，也有报道候选基因在 22 号染色体 q11–q12 区域；家族性颞叶癫痫可能系常染色体显性遗传，外显率为 60%；伴听觉症状的家族性部分性癫痫，其候选基因位于 10 号染色体短臂。

良性家族性新生儿惊厥是第一个被成功进行克隆的原发性癫痫。其突变基因是 20 号染色体长臂 13.3 的 KCNQ2 和 KCNQ3 基因，在 8 号染色体长臂 24 处有异质基因表达；常染色体显性遗传夜间额叶癫痫的突变基因是 20 号染色体长臂上的 CHRNA4 基因；全面性癫痫伴热性发作重叠综合征系编码电压门控钠离子通道 β 亚单位基因突变所致。

三、癫痫的相关因素

癫痫的相关因素指与癫痫发生发展密切相关，单独存在时并不会引起癫痫发作，但在特定情况下会诱导或加剧癫痫的发生，临床中有时称为诱发因素，其与直接引起癫痫发作的反射性癫痫的病因不同。

（一）内分泌

很久以来人们就注意到癫痫发作与内分泌的关系，相当多的女性患者在月经期发作会加重，有些患者的癫痫发作仅发生在月经前后及月经期，称为月经性癫痫；女性怀孕以后，部分患者的癫痫发作会停止或明显减少，但也有患者发作次数增加（妊娠癫痫）。激素对癫痫发作的影响也受到关注，皮质醇、性激素都有引起癫痫发作的报道。

（二）睡眠

很多癫痫患者仅在睡眠中发病，剥夺睡眠也可加剧癫痫的发生，提示癫痫与睡眠关系密切。最近，人们开始注意到睡眠呼吸暂停不仅可引起癫痫发作的加剧，还可引起患者不明原因的突然死亡，为研究癫痫与睡眠的关系开辟了一个新的领域。

（三）遗传因素

同一病因仅在一部分患者中引起癫痫发作，而在另一部分人群则不出现癫痫，同一病因引起的癫痫用相同的药物治疗部分有效，部分没有效，对癫痫患者脑组织进行甲基化芯片扫描，发现癫痫患者的表观遗传特征与对照组明显不同，这些都提示遗传因素参与了癫痫的发生发展，但具体的遗传影响度还不太清楚。

（四）年龄

儿童良性枕叶癫痫，儿童良性中央回癫痫成年后都有自行缓解的趋势，大田原综合征主要发生在新生儿或小婴儿期，Lennox-Gastaut 综合征发病高峰为 3 ～ 5 岁，提示年龄在癫痫的发生发展中起着重要作用，是重要的癫痫相关因素。

四、癫痫的发病机制

癫痫发病机制仍不清楚，但一些重要发病环节已为人类所知。目前有几种主要学说受到研究者们的关注。

（一）离子通道学说

神经元高度同步化异常放电是产生癫痫的病变基础，而异常放电的原因系离子异常跨膜运动所致，后者的发生则与离子通道结构和功能异常有关，调控离子通道的神经递质或调质功能障碍又是引起离子通道功能异常的重要原因，离子通道蛋白和神经递质多数是以 DNA 为模板进行代谢的基因表型产物，因而，其异常往往与基因表达异常有关。

（二）异常网络学说

癫痫是一种慢性脑部疾病，国际抗癫痫联盟认为患者脑部存在着能导致癫痫反复发作的易感性是癫痫最为突出的病理生理特征。向实验鼠腹腔注射毛果芸香碱会引起动物的癫痫发作，停止注射后，实验动物的这种痫样发作仍将继续下去；电刺激动物杏仁核会出现癫痫发作，停止刺激后实验动物的发作也不会停下来，表明在外界不良因素影响下动物体内形成了一种特殊的、能导致癫痫反复发作，并自身维持的病理生理体系。

癫痫异常网络学说认为：疾病会引起神经元坏死，坏死后病灶内残存的神经元、新生神经元及增生的胶质细胞将成新的异常网络，当这种网络有利于癫痫形成并传播时就会导致癫痫的发生，而每一次癫痫发作，都有可能引起新的神经元坏死，坏死区域残存神经元、新生神经元及胶质细胞又会形成新的网络，加剧癫痫的发生，成为新癫痫发作的病因，形成导致癫痫反复发作的恶性循环。

（三）脑电图上痫性放电与临床发作

单个神经元异常放电并不足以引起临床上的癫痫发作。只有当这种神经元异常放电进入到局部神经网络中，受到网络内兴奋性神经元的增益、放大，并增加到一定程度，可通过脑电图记录到时，才表现为脑电图上的痫性放电。当电流增加到足以冲破脑的抑制功能，或脑内对其抑制作用减弱时，就会沿“电阻”最小径路扩布，引起临床上的癫痫发作。现有研究资料支持脑电图上的痫性放电是以兴奋性谷氨酸为代表的脑内兴奋功能增强的结果，临床上的癫痫发作除兴奋功能增强外，还与 GABA 为代表的脑内抑制功能绝对或相对减弱有关。

第三节　癫痫的诊断及鉴别诊断

癫痫诊断需遵循三步原则。

一、首先确定是不是癫痫

人类癫痫有两个特征，即脑电图上的痫样放电和癫痫的临床发作，而病史是诊断癫痫的主要依据，需要通过病史了解：①发作是否具有癫痫发作的共性；②发作表现是否具有不同发作类型的特征：如全身强直－阵挛性发作的特征是意识丧失、全身抽搐，如仅有全身抽搐而无意识丧失则需考虑假性发作或低钙性抽搐，不支持癫痫的诊断；失神发作的特征是突然发生、突然终止的意识丧失，一般不出现跌倒，如意识丧失时伴有跌倒，则昏厥的可能性比失神发作的可能性大；自动症的特征是伴有意识障碍的，看似有目的，实际无目的的异常行为，如发作后能复述发作的细节也不支持癫痫自动症的诊断。脑电图上的痫样放电是癫痫重要的诊断佐证，同时尚需除外其他非癫痫性发作性疾病。

（一）假性发作

假性发作是一种非癫痫性的发作性疾病，是由心理因素而非脑电紊乱引起的脑部功能异常。假性发作极易误诊为癫痫的原因是其临床表现与癫痫相似，癫痫患者发作时常出现的感觉、运动、情感症状在假性发作中都能见到，难以区分。

发作时脑电图上无相应的痫性放电和抗癫痫药治疗无效是与癫痫鉴别的关键，尤其是在下列情况下更要考虑假性发作的可能：

(1) 视频脑电图记录到在发作中有意识改变和双侧肢体运动或感觉表现，而脑电图无异常者。

(2) 发作没有阵发性和刻板性，运动表现为非典型癫痫样抽动、持续脑电图记录在不同生理条件下都无异常。但应注意，10% 假性发作的患者可同存有真正的癫痫，10% ～ 20% 癫痫患者中伴有假性发作。

（二）惊厥性昏厥

为弥漫性脑部短暂性缺血、缺氧所致。常有意识丧失、跌倒，出现肢体的强直或阵挛时称为惊厥性昏厥，需与癫痫全身强直阵挛性发作鉴别。

下列几点支持昏厥的诊断：

(1) 由焦虑、疼痛、见血、过分寒冷诱导的发作。

(2) 站立或坐位时出现的发作。

(3) 伴有面色苍白、大汗者。

除此之外还需注意：

①昏厥与癫痫强直－阵挛性发作的区别主要是前者系脑供血不足所引起的短暂性、弥漫性缺血，因而其“缺失”症状多于刺激症状，肢体的无力、肌张力低下较强直、阵挛多见。

②昏厥发生比癫痫慢，发作后的恢复比癫痫快，发作后的头痛、全身乏力、嗜睡比癫痫轻，意识模糊持续的时间比癫痫短，而癫痫发作常有明显的发作后状态。

③原发疾病的存在也有利于昏厥的诊断，如心源性昏厥患者有心律失常和心脏病的体征，脑源性昏厥有动脉硬化的佐证，原发性体位性低血压除昏厥外还有阳痿、括约肌障碍、锥体束征及坐卧位血压相差30mmHg，排尿和咳嗽性昏厥病前有明确的排尿和剧烈咳嗽史，低血糖引起的昏厥可查到低血糖的存在。

④昏厥患者的脑电图多数正常或仅有慢波，而癫痫患者脑电图可见到棘波、尖波、棘－慢或尖－慢波等。

（三）高血压性脑病

不同程度的意识障碍，剧烈头痛、恶心呕吐及惊厥是高血压性脑病三个主要的全脑症状，随血压降低而症状逐渐消失是与癫痫性惊厥鉴别的重要依据。

（四）热性惊厥

热性惊厥与癫痫关系密切，复杂热性惊厥以后出现癫痫发作的机会很大，尽管都表现为惊厥，但热性惊厥不是癫痫。无热惊厥才是癫痫的特征。

（五）过度换气综合征

过度换气综合征是一种主要由心理因素所致，不恰当过度呼吸诱发，临床上表现为各种发作性躯体症状，是引起许多奇怪发作最常见，且又未被患者或医师所认识到的主要疾病之一。对15～55岁人群进行调查发现，女性是男性的2～3倍，对儿童和青少年的流行病学调查发现其发病率约为成年患者的40%。这部分患者中许多有慢性焦虑症。

过度换气综合征引起的发作性精神症状、短暂的意识丧失和四肢抽动需分别与癫痫的自动症、失神发作及全身性发作鉴别。患者的症状能通过过度换气复制是鉴别的主要依据，发作间期或发作期脑电图无痫样放电，发作前后血气分析显示二氧化碳分压偏低也是重要的鉴别点。

（六）短暂性脑缺血发作(TIA)

TIA与癫痫的鉴别可从以下几个方面入手：

(1) TIA多见于老年人，常有动脉硬化、冠心病、高血压、糖尿病等病史，持续时间从数分钟到数小时不等，而癫痫可见于任何年龄，以青少年为多，前述的危险因素不突出，发作时间多为数分钟，极少超过5min。

(2) TIA的临床症状多为缺失而非刺激，因而感觉丧失或减退比感觉异常多，肢体的瘫痪比抽搐多。

(3) TIA 患者的肢体抽动从表面上看类似癫痫，但多数患者没有癫痫家族史，肢体的抽动不规则，也无头部和颈部的转动。

(4) TIA 的短暂性全面遗忘征是无先兆而突然发生的记忆障碍，多见于 60 岁以上的老年人，症状常持续 15min 到数小时，复发的可能性不到 15%，脑电图上无明显的痫性放电；癫痫性健忘发作持续时间更短、常有反复发作，脑电图上多有痫性放电。癫痫的诊断还需考虑脑电图检查的结果。

(七)其他

表现为惊厥的癫痫还需与低钙性抽搐、头伤后非痫性发作、子痫等鉴别；夜间的癫痫发作时与发作性睡眠障碍：包括梦游、夜惊、睡眠中周期性腿动、快速眼动睡眠紊乱等鉴别。

二、明确癫痫发作类型及是不是癫痫综合征

在肯定是癫痫后还应仔细区别癫痫发作的类型及明确是不是癫痫综合征。

癫痫发作类型是一种由独特病理生理机制和解剖基础所决定的发作性事件，是一个具有病因、治疗和预后含义的诊断。不同类型的癫痫需用不同方法进行治疗，发作类型诊断错误，可能导致药物治疗的失败。如将失神发作诊断成自动症选用卡马西平治疗就可能加重病情。癫痫综合征则是由一组特殊的体征和症状组成的特定癫痫现象，它所涉及的不仅是发作类型，还包含着其特殊的病因、病理、预后、转归，选药上也与其他癫痫不同，应仔细鉴别。

三、确定癫痫的病因

如是继发性癫痫，还需确定癫痫的病因。为探讨脑部疾病的性质可考虑进行头颅 CT、核磁共振、同位素脑扫描或脑血管造影等检查。由于磁共振较 CT 更敏感，因而高度怀疑是继发性癫痫的患者，尤其是有局灶性神经系统定位体征的难治性癫痫除非是急诊，否则都应该首先考虑进行核磁共振检查。

第四节　癫痫的治疗

一、癫痫治疗的目标

癫痫治疗的目标应该是完全控制癫痫发作，没有或只有轻微的药物副作用，且尽可能少地影响患者的生活质量。

二、病因治疗

有明确病因者应首先行病因治疗。如颅内肿瘤，须用手术方法切除新生物；寄生虫

感染者，则须用抗寄生虫的方法进行治疗。

三、药物治疗

无明确病因或虽有明确病因但不能根除病因者，需考虑药物治疗。

(一)癫痫发作间期的药物治疗

发作间期的药物治疗应遵循以下基本原则。

1. 正确选择用药的时间

由于癫痫患者有25%左右的自发性缓解，所以传统认为癫痫首次发作无须用药，第二次发作以后才开始用药。但自从国际抗癫痫联盟提出癫痫新定义以来，学者们主张癫痫诊断一旦明确，除一些良性的癫痫综合征以外，都应该立即开始治疗。发作次数稀少者，如半年以上发作1次者，可在告知抗癫痫药可能的副作用和不治疗可能后果情况下，根据患者及家属的意愿，酌情选择用或不用抗癫痫药。

2. 如何选药

临床上常将抗癫痫药按上市时间分为老和新的抗癫痫药。丙戊酸及以前上市的药物称为老的或传统的抗癫痫药，以后上市的则称为新的抗癫痫药。

近几年的临床实践发现在新老抗癫痫药间总的疗效并没有明显差异，但新抗癫痫药总体安全性要好一点。

抗癫痫药物的选择应依据癫痫发作类型、副作用大小、药物来源、价格、患者年龄、性别等多种因素来决定。其中最主要的依据是癫痫发作类型。一般情况下可参考表4-1选药，选药不当，不仅治疗无效，而且可能加重癫痫发作(表4-2)。癫痫综合征的选药可参考表4-3。由于抗癫痫药往往需要较长时间用药，因此所选择的药物需有稳定的来源。

表4-1　按发作类型选药

发作类型	传统抗癫痫药	新抗癫痫药
部分性发作和部分性继发全身性发作	卡马西平、丙戊酸、苯妥英钠、苯巴比妥	左乙拉西坦、拉莫三嗪、托吡酯、奥卡西平
全身强直-阵挛性发作	丙戊酸、卡马西平、苯妥英钠	托吡酯、拉莫三嗪、奥卡西平、加巴喷丁，左乙拉西坦
强直性发作	苯妥英钠、丙戊酸	托吡酯、拉莫三嗪、唑尼沙胺、左乙拉西坦
阵挛性发作	卡马西平、丙戊酸	左乙拉西坦、托吡酯、拉莫三嗪、奥卡西平
典型失神和非典型失神发作	乙琥胺、丙戊酸、氯硝西泮	拉莫三嗪
肌阵挛发作	丙戊酸、氯硝西泮	左乙拉西坦、托吡酯

表 4-2　已报道能增加痫性发作的抗癫痫药

抗癫痫药	增加的痫性发作类型
卡马西平、苯巴比妥、苯妥英钠、氨己烯酸、加巴喷丁	失神发作
卡马西平、氨己烯酸、加巴喷丁、拉莫三嗪	肌阵挛性发作
氨己烯酸	自动症
卡马西平	强直－失张力性发作

表 4-3　常见癫痫综合征的治疗

癫痫综合征治疗方法	
伴中央－颞部棘波的良性儿童癫痫	多数无须治疗，少数可用卡马西平、丙戊酸
伴有枕叶阵发性放电的儿童癫痫	无须治疗，少数患者可用卡马西平
原发性阅读性癫痫	避开诱因，必要时可用丙戊酸、氯硝西泮
持续性部分性癫痫	地西泮（安定）、咪达唑仑
良性新生儿家族性惊厥	无须治必要时可用苯巴比妥、丙戊酸
良性新生儿惊厥	同上
婴儿良性肌阵挛性癫痫	丙戊酸
儿童失神发作	乙琥胺、丙戊酸、氯硝西泮
觉醒时伴有全身强直－阵挛性发作的癫痫	苯巴比妥
婴儿痉挛征	ACTH、泼尼松
Lennox-Gastaut 综合征	托吡酯、丙戊酸、拉莫三嗪
肌阵挛－起立不能性癫痫	首选丙戊酸，无效改用拉莫三嗪
肌阵挛失神发作性癫痫	乙琥胺加丙戊酸、拉莫三嗪
早发性肌阵挛性脑病	药物治疗无效
伴有暴发抑制的早发性婴儿癫痫性脑病	苯巴比妥
婴儿重症肌阵挛性癫痫	丙戊酸、苯二氮䓬类
慢波睡眠中伴有连续性棘－慢复合波的癫痫	丙戊酸加苯二氮䓬类
获得性癫痫性失语	丙戊酸、乙琥胺、地西泮

3. 如何决定药物的剂量

从小剂量开始，逐渐增加，以达到既能有效控制发作，又没有明显副作用为止。如不能达此目的，宁可满足部分控制，也不要出现副作用。在有条件的单位可选用进行血药浓度监测的方法来指导用药，以减少用药过程中的盲目性。

4. 单用或联合用药

单一药物治疗是应遵守的基本原则，如治疗无效，可换用另一种单药，但换药期间应有 5 ～ 10 天的过渡期。下列情况可考虑进行合理的多药治疗。

(1) 有多种发作类型：如伴有失神发作的眼肌阵挛性发作、有多种发作类型的癫痫综合征等。

(2) 针对患者的特殊情况：如月经性癫痫的患者在月经前后可加用乙酰唑胺，以提高临床疗效。

(3) 对部分单药治疗无效的患者可考虑联合用药。

(4) 已经被临床实践证明需要联合用药的癫痫，如 Lennox-GastaiU 综合征等。

联合用药应注意：

①不能将药理作用相同的药物合用，如普米酮进入体内后可代谢成苯巴比妥，故不能将两药合用。

②尽量避开有相同副作用药物的合用；如苯妥英钠可通过坏死性脉管炎导致肝肾功能损伤，丙戊酸可引起特异性过敏性肝坏死，因而在对有肝功能损伤的患者联合用药时要注意这两种药物的副作用。

③不能将多种药物联合作广谱抗癫痫药使用。

④合并用药时要注意药物的相互作用，如一种药物的肝酶诱导作用可加速另一种药物的代谢，药物与蛋白的竞争性结合也会改变另一种药物起主要药理作用的血中游离浓度。

5. 如何服药

根据药物的性质可将日剂量分次服用。半衰期长者每日 1 ～ 2 次，如苯妥英钠、苯巴比妥等；半衰期短者每日服 3 次。由于多数抗癫痫药为碱性，因而饭后服药可减轻胃肠道反应。

6. 如何观察副作用

大多数抗癫痫药都有不同程度的副作用，因而除常规体检、用药前查肝肾功能、血尿常规外，用药后的首月还需复查血尿常规和肝肾功能，以后则需按药物的不同副作用不定期，有目的地检查相应器官的功能，至少持续半年。有条件的单位还可根据需要检查与药物代谢相关的基因，如白细胞相关抗原 1502B 等以提高临床用药的安全性。苯妥英钠用药后引起的恶心、呕吐、厌食、齿龈和毛发增生、体重减少，对治疗无明显影响也可以不处理；眼震、口吃、共济失调往往是中枢神经系统过量的表现，减量可好转。如出现严重的皮疹或肝肾功能、血液系统损伤，则须停药，更换其他药物进行治疗。

7. 何时终止治疗

除 25% 的自发性缓解外，余下患者的 50% 经正规治疗后可终生不再发病，因而多数患者无须长期服药。一般说来，全身强直－阵挛性发作、强直性发作、阵挛性发作完全控制 4 ～ 5 年后，失神发作停止半年后可考虑停药。但停药前应有一个缓慢减量的过程，尽管有争论，但一般情况下这个时期一般不应少于 1 年。有自动症的患者可能需要长期服药。

（二）耐药性癫痫的治疗

耐药性癫痫最为突出的特征就是对一线抗癫痫药耐药，因而用传统的治疗方法难以奏效，对这种癫痫的治疗应更多地选用多种药物的联合应用或使用新的抗癫痫药，如仍无效则要考虑外科手术治疗，部分患者也可考虑药物辅助治疗、物理疗法等，同时应积极处理癫痫患者可能出现的并发症和药物副作用。

1. 合理的多药治疗

抗癫痫药物应用的基本原则是单一治疗，主张只选用一种合适的药物用于癫痫患者，这种原则对大多数癫痫患者来讲是合适的，但由于耐药性癫痫是对常用抗癫痫药耐药的顽固性癫痫，单一药物治疗很难达到预期目的。另外，耐药性癫痫往往有多种不同的病因和发作类型，单一药物治疗可能对某些发作类型有效，而对另一种类型的发作则有加重作用，因而合理的多药治疗对耐药性癫痫可能是适宜的。实践证明，合理的多药治疗可使 50% 以上耐药性癫痫患者的发作明显地减少。

多药联合治疗并不是随意地将多种药物合用，而应该遵循一定原则，参见治疗原则中联合用药原则。具体选用见表 4-4，最近上市的左乙拉西坦由于其作用于突触囊泡，影响递质的释放，与其他抗癫痫药不同，因而可能更适合联合应用。

表 4-4　常用抗癫痫药物的联合应用

发作类型	老药	新药	新药
部分性发作	CBZ/PHT+VPA	CBZ/PHT+GVG	GVG+LTG
或全面性发作	CBZ/PHT+PB	CBZ/PHT+GBP	GVG+GBP
	CBZ/PHT+PRM	CBZ/VPA+FBM	GBP+LTG
失神发作	ESM+VPA		
或少年肌阵挛性发作	VPA+PRM		

CBZ= 卡马西平；PHT= 苯妥英钠；VPA= 丙戊酸；PRM= 扑米酮；PB= 苯巴比妥；GVG= 氨己烯酸；GBP= 加巴喷丁；FBM= 非尔氨酯；LTG= 拉莫三嗪；ESM= 乙琥胺

2. 新抗癫痫药

新抗癫痫药上市几乎都是针对耐药性癫痫的，也是治疗耐药性癫痫的主要药物。

(1) 托吡酯 (TPM)：托吡酯是一种新的抗癫痫药。19% 年在国外上市，1999 年开始在中国使用。与其他抗癫痫药物的结构迥然不同，它是一种单糖磺基衍生物。最近几年的研究发现托吡酯可使 60% 左右耐药性癫痫患者的发作频率减少 50% 以上。

托吡酯有片剂和散剂，用药原则仍需遵循抗癫痫药物使用的基本准则，缓慢加量，达到既能有效控制癫痫发作，又没有明显副作用为止。成年人初始量为 25mg/d，儿童 0.5mg/(kg·d)，每晚一次口服，连续 1 周，以后可逐渐增加剂量，至发作停止或达到目标剂量 [成年人 100 ～ 200mg/d，儿童 4 ～ 8mg/(kg·d)]。

(2) 加巴喷丁：加巴喷丁 (GBP) 是人工合成能自由通过血脑屏障的拟 GABA 药。主要用于耐药性癫痫的添加治疗，对自动症及部分继发全面性发作特别有效，可使 25% 的耐药性癫痫患者发作减少 50%，对于强直阵挛性发作亦有效。但对失神发作无效，甚至可加重发作，对光敏性、肌阵挛性发作亦无效。

成年人始量为 300mg/d，5 ～ 10 日增至 600 ～ 1800mg/d，分 3 次口服，儿童可按 10mg/(kg·d) 应用，肾功能低下者宜减量。推荐日剂量为 600 ～ 1800mg，增加至 2400mg 也能很好耐受，最大剂量不宜超过 4800mg。

(3) 奥卡西平：在对上千例耐药性癫痫患者进行的多中心临床研究中发现奥卡西平可使 40% 患者发作频率减少，对部分性和全身强直 - 阵挛性发作更有效。

成年人奥卡西平的首次剂量一般为 0.15g，每日 2 次，以后逐渐增加剂量至 0.6 ～ 1.2g /d，分两次服用，必要时剂量还可增加。

(4) 拉莫三嗪：国外对 4500 例耐药性癫痫患者进行的拉莫三嗪添加试验中发现其可使 66% 的患者发作频率减少 50% 以上，并有相当部分患者的发作消失，表明拉莫三嗪对耐药性癫痫有明显的抑制作用。可用于耐药性部分性发作、全身强直 - 阵挛性发作，对 Lennox-Gastaut 综合征也有效，但对肌阵挛性发作无效，部分重症患者尚可出现发作加剧。

(5) 左乙拉西坦：双盲、随机、安慰剂对照研究发现左乙拉西坦可使难治性癫痫患者发作次数明显下降，可以作为添加剂用于难治性局灶性发作、强直 - 阵挛性发作和 Lennox-Gastaut 综合征。

成年人始剂量为 500mg，日 2 次，儿童为 15mg/(kg·d)，分次服用，增量以每周 500 ～ 1000mg/d。合并用药的维持量为 1000 ～ 2000mg/d，每天两次。

（三）发作期的治疗

1. 单次发作

癫痫发作有自限性，多数患者无须特殊处理。强直 - 阵挛性发作时可扶助患者卧倒，防止跌伤或伤人。衣领、腰带解开，以利呼吸通畅。抽搐发生时，在关节部位垫上软物可防止发作时的擦伤；不可强压患者的肢体，以免引起骨折和脱臼。发作停止后，可将患者头部转向一侧，让分泌物流出，防止窒息。多次发作者，可考虑肌注苯巴比妥，0.2g，每日两次。对自动症患者，在保证安全前提下，不要强行约束患者，以防伤人和自伤。

2. 癫痫持续状态的治疗

见本章第五节。

第五节 癫痫持续状态

癫痫持续状态 (SE) 是神经科临床最为常见的急危重症。持续的癫痫发作不仅可引起细胞代谢紊乱、葡萄糖和氧耗竭、离子跨膜运动障碍，以致不能维持细胞正常生理功能导致脑部神经元的变性、坏死，而且可因合并感染、电解质紊乱、酸碱平衡失调、呼吸循环衰竭和肝肾功能障碍加速患者的死亡。幸存者也常常留下严重的神经功能障碍，导致耐药性癫痫的发生。所以能否尽快、更好地结束癫痫持续状态，正确处理癫痫持续状态的并发症是降低癫痫患者病死率和致残率的重要途径，直接关系到患者的健康和生存质量。

一、定义

传统定义认为癫痫持续状态指“癫痫全身性发作在两次发作间期意识不清楚，单次发作持续 30min 或在短时间内频繁发作”。2001 年，国际抗癫痫联盟提出了新的癫痫持续状态定义：“超过大多数这种发作类型患者的发作持续时间后，发作仍然没有停止的临床征象，或反复的癫痫发作，在发作间期中枢神经系统的功能没有恢复到正常基线。”在没有办法确定“大多数患者发作持续时间”的情况下，倾向性的看法是“一次发作超过 5min 就是癫痫持续状态”。

二、分类

根据临床和脑电图表现，传统上将癫痫持续状态分为惊厥和非惊厥性两大类，有明显运动症状的称为惊厥性癫痫持续状态，表现为发作性精神行为异常、感觉异常、自主神经功能紊乱及意识障碍者称为非惊厥性癫痫持续状态。2001 年，国际抗癫痫联盟将癫痫持续状态作为一种新的发作类型，提出了自己的分类。

三、临床表现

（一）强直阵挛性癫痫持续状态

当反复出现癫痫强直－阵挛性发作，在发作间歇期意识不恢复，或一次发作持续 5min 以上，且脑电图上有持续性痫样放电时就称为强直－阵挛性癫痫持续状态。由 Calmeil 首次提出，Roger 等 (1974) 在第十届马赛癫痫学术讨论会上介绍了 100 例患者的研究得以总结推广。它是所有癫痫持续状态中最严重的类型，病死率高。

（二）全身阵挛性癫痫持续状态

全身阵挛性癫痫持续状态占儿童癫痫持续状态的 50% ～ 80%。常合并发热。临床表现为反复、发作性的双侧肌阵挛，可以不对称，有时也可为非节律性。脑电图表现为双侧同步的棘波，可以出现暴发性尖波或节律恢复后出现棘－慢综合波。

（三）全身强直性癫痫持续状态

可见于儿童或成年人，Lennox-Gastaut 综合征的儿童最常见。癫痫发作表现为短暂性、频繁的肢体强直，常伴有眼球凝视，面肌、颈肌、咽喉肌的强直和下肢的外展，发作间期生理功能一般不会回到基线水平。脑电图显示为去同步化，但更典型的为低电压快活动，频率为 20 ～ 30Hz，逐渐减慢为 10 ～ 20Hz，振幅增加，也可见到多棘－慢综合波。尽管对多种地西泮类抗癫痫药物耐药，但总体预后仍较好。

（四）肌阵挛性癫痫持续状态

肌阵挛性癫痫持续状态较为少见，多发生在症状性癫痫患者中。Junmoas 等人回顾了 23 例成年人肌阵挛性癫痫持续状态，其中 15 例为缺氧性脑病，4 例为代谢性脑病，2 例为中枢神经系统变性疾病，2 例为药物诱发。在儿童，以肌阵挛为主要表现的癫痫持续状态主要见于癫痫综合征和非进行性癫痫性脑病。

（五）连续部分性癫痫持续状态

连续部分性癫痫持续状态 (EPC) 也称为 Kojewnikow 部分性癫痫持续状态或 Kojewnikow 综合征，由 Kojewnikow 在 1895 首次报道，2001 年，国际抗癫痫联盟将其归入部分性癫痫持续状态的一种亚型。

典型的临床表现为反复的、规律或不规律的、局限于身体某一部分的肌阵挛，可持续数小时、数天，甚至数年。远端肢体和上肢更易受累，体育锻炼、感觉刺激或运动都可增加肌阵挛的幅度或频率。患者可合并轻偏瘫或其他皮质源性运动障碍如震颤、共济失调等。还可有其他类型的癫痫发作，如继发性全面性癫痫发作或精神运动性发作。此外还有手足徐动症、腹壁肌肉阵挛和单侧面肌痉挛作为连续部分性癫痫持续状态表现的报道。

（六）持续先兆

持续先兆是国际抗癫痫联盟 2001 年提出的新的癫痫持续状态类型，先兆来自希腊语，本义是微风，由 Galen 在 1821 年首次提出。国际抗癫痫联盟在新的癫痫词汇表中把先兆定义为“患者主观感觉到的发作现象，可能先于所观察到的发作出现，如果单独出现就是感觉性发作”，这种感觉性发作持续出现就是持续先兆，是部分性癫痫持续状态的一种亚型。

国际抗癫痫联盟提出的持续先兆主要是指没有明显运动成分的癫痫持续状态。从临床上看，可分为 4 种亚型：

(1) 躯体感觉，如波及躯干、头部及四肢的感觉异常等。

(2) 特殊感觉，如视觉、听觉、嗅觉、平衡觉及味觉异常。

(3) 自主神经症状明显的持续先兆。

(4) 表现为精神症状的持续先兆。

持续性先兆的诊断需要满足两个基本条件：

①有表现为躯体感觉、特殊感觉、自主神经症状及精神异常的持续性先兆的临床表现。

②脑电图上可出现痫样放电。

持续性先兆一般不会引起明显的神经功能损伤，但有些可引起脑功能障碍，需合理地进行处理。88% 的持续性先兆能被地西泮、咪达唑仑及劳拉西泮所控制，因而这些药物可作为治疗的首选。

（七）边缘叶癫痫持续状态

边缘叶癫痫持续状态是国际抗癫痫联盟于 2001 年提出的部分性癫痫持续状态的一种亚型，内含旧分类中复杂部分性癫痫持续状态和非惊厥性癫痫持续状态的部分内容。

边缘叶癫痫持续状态是指起自边缘系统，由临床表现和脑电图确定的癫痫发作。其多数来自或由持续先兆演变而成，两者在临床表现上有明显重叠，发作类型的划分是按照它们最后表现的症状：边缘叶癫痫持续状态的诊断依据主要有：

(1) 有反复的类似复杂部分性发作的精神异常、行为异常及意识障碍，两次发作间意识没有完全恢复。

(2) 发作期脑电图有反复的痫样放电。

(3) 静脉注射抗癫痫药多数有效。

（八）偏侧惊厥－偏瘫－癫痫综合征

偏侧惊厥－偏瘫－癫痫综合征也称为 HHE 综合征 (HHE)，意指偏侧惊厥，紧跟着有与惊厥同侧、持续时间不等的单侧偏瘫和通常起源于颞叶的局灶性癫痫共同组成的一种综合征。是一种没有得到广泛认同的癫痫持续状态。

一般发生在 4 岁以下，患儿出生时多数正常，发病时常有感染性疾病相关的高热。

主要表现为阵挛性发作，头眼转向一侧，偶有肢体的强烈抽搐。“单侧阵挛发作”的特征是：

(1) 持续时间长，如果不治疗会持续很长时间 (有时会超过 24 小时)。

(2) 脑电图可见到在阵挛对侧半球有高振幅、节律性 2 ～ 3 次 / 秒的慢波，阵挛侧枕部有阵发性 10 次 / 秒的新节律，发作终止后有短暂的电抑制，继而患侧半球出现弥漫性高波幅 δ 波，而健侧半球则逐渐恢复正常背景活动。

(3) 意识损伤不确定。

(4) 发作起始多样化 (头眼向一侧转动，单侧抽搐或者双侧抽搐演变成单侧抽搐)。

(5) 在长时间发作中存在或可能出现严重的自主神经症状 (唾液分泌过多等) 和发绀。

偏侧惊厥终止后出现惊厥一侧的运动障碍，程度不等，可为持续而严重的偏瘫，也可为逐渐减轻的轻偏瘫，运动障碍与惊厥持续时间与原发病有关。

（九）失神性癫痫持续状态

失神性癫痫持续状态少见，以意识障碍为突出表现。

四、治疗

（一）治疗目标

癫痫持续状态的治疗需要解决几个主要问题：

(1) 保持生命体征和内环境的稳定。

(2) 终止呈持续状态的癫痫发作，包括癫痫的临床发作和脑电图上的痫样放电，减少发作对脑部神经元的损害。

(3) 寻找并尽可能根除病因及诱因。

(4) 处理并发症。

（二）保持生命体征和内环境的稳定

癫痫持续状态的治疗首先要保持生命体征和内环境的稳定，为后续治疗提供机会和打下基础。

（三）终止发作

目前主张将癫痫持续状态分成非难治性、难治性及特别难治性癫痫持续状态三类来进行治疗，其常用的药物见表 4-5。

表 4-5 临床上常用于癫痫持续状态的药物

地西泮	丙戊酸	咪达唑仑
劳拉西泮	氯硝西泮	异丙酚
苯巴比妥	利多卡因	氯胺酮
苯妥英钠	磷苯妥英	左乙拉西坦
磷苯妥英	戊巴比妥	其他：硫喷妥钠、托吡酯等

（四）病因和处理并发症

癫痫持续状态的发生往往有明确病因或诱因，国内流行病学调查发现抗癫痫药物的突然停用或过量、中枢神经系统的感染都是引起癫痫持续状态常见病因，急查药物血浓度和进行相关检查可以帮助明确诊断：癫痫持续状态常引起明显的脑水肿，选择合适的脱水剂也是必要的。长时间的癫痫发作还可引起脑细胞坏死，需要进行合理的脑保护治疗，低温、抗兴奋性氨基酸的药物，如托吡酯、拉莫三嗪等都被临床选用癫痫持续状态中由于肌肉持续性收缩和呼吸停止，脑部糖代谢由有氧代谢转变成无氧酵解，引起乳酸堆积，导致酸中毒症状的产生，随着癫痫发作的停止，癫痫患者的酸中毒可自行缓解，所以，除重症患者需用碳酸氢钠外，不宜过早使用碱液。

第六节 康复治疗

一、临床处理原则

目前，癫痫治疗仍以药物治疗为主。

（一）药物治疗

1. 药物治疗的一般原则

(1) 确定是否用药：一般来说，半年内发作两次以上者，一经诊断明确，就应用药；首次发作或间隔半年以上发作一次者，可在告知抗癫痫药物可能的不良反应和不经治疗的可能后果的情况下，根据患者和家属的意愿，酌情选择用或不用抗癫痫药；进行性脑部疾病或脑电图显示有痫性放电者需用药治疗。

(2) 正确选择药物：根据癫痫发作类型、癫痫及癫痫综合征类型选择用药，此外要综合考虑患者的年龄、全身状况、耐受性及经济情况。

(3) 严密观察不良反应：剂量相关性不良反应最常见，通常发生于用药初始或加量时。严重特异反应如卡马西平、拉莫三嗪所致皮疹，丙戊酸、卡马西平导致肝损伤、血小板减少等，需考虑减药、停药或换药。

(4) 尽可能单药治疗：这是使用 AEDs 的基本原则。如难治性癫痫患者使用多种单药治疗方案无效和患者有多种发作类型等可考虑联合用药。

(5) 增减药物、停药及换药原则：

①增减药物：增药可适当地快，减药一定要慢，必须逐一增减。

② AEDs 必须坚持长期服用，不宜随意减量或停药。

③换药：如果一种一线药物已达到最大可耐受剂量仍然不能控制发作，可加用另一种一线或二线药物，至发作控制或达到最大可耐受剂量后逐渐减掉原有的药物，转换为单药，换药期间应有 5 ～ 7 天的过渡期。

④停药：一般来说，全面性强直 - 阵挛性发作、强直性发作、阵挛性发作完全控制 4 ～ 5 年后，失神发作停止半年后可考虑停药，但停药前应有缓慢减量的过程，一般不少于 1 ～ 1.5 年无发作者方可停药，部分患者应终身服药。

(6) 治疗中应取得患者和家属的配合，让他们了解病情、所用药物疗效及可能产生的副作用等。家人将所服用药物的名称、剂量、服后反应和每次癫痫发作的情况、日期和发作持续时间记录在记簿中，复诊时供医师参考，以帮助评估疗效。

2. 常用的抗癫痫药

(1) 传统 AEDs

①卡马西平 (CBZ)：是部分性发作的首选药物，对复杂部分性发作疗效优于其他 AEDS，对继发性 GTCS 亦有较好的疗效，但可加重失神和肌阵挛发作。由于对肝酶的自身诱导作用，开始用药时应渐增加至治疗剂量，常规治疗剂量 10 ～ 20mg/(kg·d)。

②丙戊酸 (VPA)：一种广谱 AEDs，是全面性发作，尤其 GTCS 合并典型失神发作的首选药，也用于部分性发作。常规剂量成年人 600 ～ 1800mg/d，儿童 10 ～ 40mg/(kg·d)。

③苯妥英钠 (PHT)：对 GTCS 和部分性发作有效，可加重失神和肌阵挛发作。成年人剂量 200mg/d。小儿不易发现毒副反应，婴幼儿和儿童不宜服用。

④苯巴比妥 (PB)：常作为小儿癫痫的首选药物，较广谱，起效快，对 GTCS 疗效好，也用于单纯及复杂部分性发作，对发热惊厥有预防作用。常规剂量成年人 60 ～ 90mg/d，小儿 2 ～ 5mg/(kg·d)。

(2) 新型 AEDs

①托吡酯 (TPM)：对难治性部分性发作、继发 GTCS、Lennox-Gastaut 综合征和婴儿阵挛等均有一定疗效。常规剂量，成年人 75 ～ 200mg/d，儿童 3 ～ 6mg/(kg·d)；应从小剂量开始，在 3 ～ 4 周内逐渐增至治疗剂量。

②加巴喷丁 (GBP)：可作为部分性发作和 GTCS 的辅助治疗剂量 100mg，3 次 / 天，维持剂量 900 ～ 1800mg/d，分 3 次服。

③拉莫三嗪 (LTG)：对部分性发作、GTCS、Lennox-Gastaut 综合征、失神发作和肌阵挛发作有效。成年人起始剂量 25mg，2 次 / 天，之后缓慢加量，维持剂量 150 ～ 300mg/d；儿童起始剂量 2mg/(kg·d)，维持剂量 5 ～ 15mg/(kg·d)。经 4 ～ 8 周逐渐增加至治疗剂量。加量过快时易出现皮疹。

④非尔氨酯 (FBM)：对部分性发作和 Lennox-Gastaut 综合征有效，可用作单药治疗。起始剂量 400mg/d，维持剂量 1800 ～ 3600mg/d。

⑤奥卡西平：适应证与卡马西平相似。单药治疗剂量 600 ～ 1200mg/d，儿童每日 10 ～ 30mg/kg。

(二) 手术治疗

患者经过长时间正规单药治疗，或先后用两种 AEDs 达到最大耐受剂量，以及经过一次正规的联合治疗仍不见效，可考虑手术治疗。

手术适应证：主要是起源于一侧颞叶的难治性复杂部分性发作；如致痫灶靠近大脑皮质，手术可以切除且不会遗留严重神经功能缺陷，疗效较好；病因明确如肿瘤、动脉瘤和血管畸形等，如在可切除区域也可考虑手术切除。常用的方法有前颞叶切除术、颞叶以外的脑皮质切除术、癫痫病灶切除术、胼胝体切开术、多处软脑膜下横切术和大脑半球切除术等。

（三）癫痫大发作急救措施

(1) 发现有发作先兆时迅速让患者平卧。在发作的全过程不要强行给患者喂水或及时服药，需要有人陪同患者，并做好观察及记录。

(2) 保持冷静，把患者身体侧放，移开危险物品（如台、椅、剪刀），解开衣领、袖口、腰带，让呼吸道保持通畅，检查是否有呕吐物堵塞喉部。

(3) 当抽搐停止后，应将患者头、身置于侧卧位以利呼吸，并使分泌物自然流出。一旦开始发作，不要在上、下牙齿间强行垫任何东西，否则会咬碎牙齿。

(4) 对于已经接受药物治疗的患者，如偶然癫痫发作，并无须送往医院治疗。如出现超过 5 ～ 10min 全身仍然僵硬和（或）大发作之后患者还没有醒，且还可能继续出现癫痫发作情形，则必须将患者送往医院接受进一步治疗。

二、康复治疗指征

癫痫患者常伴有各种不同的功能障碍，应针对不同情况进行相应的康复训练。康复治疗人员应在患者癫痫发作控制平稳后，为其制订康复训练计划，及早进行康复治疗。

三、康复治疗原则和方法

（一）康复治疗原则

癫痫的康复涉及医疗、心理、教育、职业、社会等诸多方面原则是除对症处理外，应尽早进行个体化、综合性的康复训练，提高患者的生活质量。

（二）运动疗法

适量的体育训练能改善心肺功能和大脑调节能力，增强体质，增强自信心，缓解抑郁情绪。

康复治疗人员在康复训练过程中应了解患者接受抗癫痫药物治疗的情况，在癫痫发作控制平稳后，进行康复训练，依据评估的结果制订康复训练计划。康复训练场所要求宽敞安静、光线柔和，可按患者年龄和功能状况将基本相同者分成小组进行训练，使他们有一种归属感。在执行康复训练计划时，积极鼓励患者的每一点进步，增强其康复的信心。运动方式以有氧运动为主。运动量的安排要适宜，防止参加剧烈和大运动量的体育项目，防止强行完成训练计划。患儿在训练时发生哭闹者应寻找原因（没有休息好、不舒服、疼痛、饥饿、大小便等），及时予以处理。在训练时偶然遇到癫痫发作，首先应停止康复训练，按照上述不同的发作类型酌情予以处理，并让其休息，防止引起癫痫复发。

（三）认知功能训练

1. 影响癫痫患者认知功能的因素

癫痫患者常伴有智力减退、认知功能障碍，是其预后不良的重要因素。影响癫痫患者认知功能的因素多种多样，如癫痫病灶部位、发病的年龄和发作类型、抗癫痫药物的毒副作用、家庭社会因素、患者本人受教育程度等。

2. 认知功能训练

认知功能障碍康复应及早进行。训练应注重目的性、实用性及趣味性，可采用再训练法和补偿法。再训练法为患者针对存在的认知缺陷进行反复专项或综合康复训练，建立起行为的自动性。代偿法则防止使用已经缺损的认知功能，帮助患者使用其他方法加以补偿。

(1) 记忆障碍的康复：在记忆康复计划中，应考虑日常生活中认知功能障碍对心理教育疗效的需求、个性和情感反应的影响，以及对记忆问题的个人感受。

记忆障碍的康复方法分为恢复记忆法、重新组织法和行为补偿策略法。

①恢复记忆法：包括练习学习数字串、背诵、通过分组分类来记忆等练习来强化记忆功能。

②重新组织法：是用于弥补记忆丢失的策略。它基本上以更完整的技能代替了丢失的技能，从而成为增强记忆和弥补丢失技能可选择的途径，常用的方法包括固定系统和想象途径。

③行为补偿策略：通常是最有效地提高记忆的方法，可分为个人环境提示、邻近环境提示和远的环境提示。个人环境提示指患者的穿着或携带的东西作为提示物来提示重要的事件或任务。

④环境提示：应用外部记忆手段或环境的变化来促进记忆信息；远的环境提示：家乡和城镇设计等使记忆有问题的患者困难最小化，如商场中标识牌或地面标注的指向各部门的箭头。

(2) 注意力障碍的康复：注意障碍的康复包括唤起注意力训练、自我管理策略和环境改进、外部辅助获取及组织信息、心理支持等。可采取下列方法。

①信息处理训练。a. 兴趣法：发现患者感兴趣的东西和用熟悉的活动刺激注意，训练中注意观察有无精神疲劳；b. 示范法：治疗师示范想要患者做的活动，并用言语提示，以多种感觉方式展示要做的活动，有助于让患者了解需集中注意的信息；c. 奖赏法：用词语称赞或其他强化刺激，增加所希望的注意行为出现的频率和持续时间，当希望的注意反应出现后，立即予以奖励；d. 代币法：也是一种奖赏方式。治疗中应用代币法，每当患者能注意治疗时就给予代币，每次治疗中患者得到的代币数要达到给定值才能换取患者喜爱的实物，当注意改善后，工作人员逐步提高上述的给定值。e. 电话交谈：在电话中交谈比面对面谈话更易集中注意力，因为电话提供的刺激更有限。应鼓励家人、朋友给患者打电话聊天，特别是患者感兴趣的话题。

②以技术为基础的训练。a. 猜测作业：取两个透明玻璃杯和一粒弹球，在患者注视下治疗师将一个杯子扣在弹球上，让患者指出哪个杯子中有弹球，反复进行数次。成功后可通过逐步改用不透明的杯子、用个或更多的杯子、用两粒或更多不同颜色的弹球等方式以增加训练难度。b. 删除作业：在一张纸中部写几个大写的汉语拼音字母（也可依据患者文化程度选用数字或图形），让患者删除由治疗师指定的字母。成功后改变字母顺序

和要删除的字母，反复进行多次。并可通过逐步缩小字母的大小、增加字母的行数、增加小写字母或插入新字母等方式以增加训练的难度。c. 时间作业：给患者一个秒表，让他按命令启动，并于 10 秒内停止。如此反复进行练习。随后可以逐步延长秒表走动时间以增加训练难度，进而还可在与患者交谈以分散其注意力的情况下进行训练，以进一步提高难度。d. 顺序作业：让患者按顺序写出 0 ～ 10 的数字，如有困难，可排列 10 张数字卡。成功后，加大数字系列，反复进行。e. 电脑辅助法：使用专门编制的软件，通过丰富多彩的画面、声音提示、特制的鼠标和键盘操作，强烈吸引患者的注意。

③综合性训练。是借助日常生活活动的一种综合训练方法，要处理或代偿的策略，取决于患者在正常生活中的特殊挑战。

(3) 执行能力的训练：执行功能是人类的推理、解决和处理问题的能力，是人类的智力性功能的最高水平。执行功能障碍的康复常用目标管理训练 (GMT)，包括定向、对任务终止的留意状态、目标的定制及详细的说明、步骤学习、按步骤检查是否完成任务等。GMT 对任务的计划、问题的解决、目标的定制及自我控制能力均有提高作用。

在训练中应注意：重复训练以改进行为；任务分等级由易到难，让患者逐渐进步；充分利用仍保存的技能或功能补偿已经损伤的功能；改变患者的生活环境、社会或工作角色，或个人的资源；使每天的活动成为常规；指导患者调整自己的节奏，以保证有充足的额外时间以减少匆忙；训练时间不要超过患者能够承受的限度。

（四）心理治疗

心理治疗是癫痫康复的重要治疗方法。首先应对患者进行全面的心理评定，再针对性地开展心理治疗。目前常用的心理治疗方法有：支持性心理治疗、催眠术、松弛训练、生物反馈疗法、森田疗法等。松弛训练对倾向于焦虑的患者可以显著减少惊厥的发生频率。也可短期针对性使用药物治疗，如抗抑郁药物、抗焦虑药物等。

（五）提高家庭康复及社会支持，提高患者生活质量

家庭康复是癫痫治疗中重要的一环。患者的亲友应充分了解癫痫的基本知识、患者的病情、诱发因素、发作特征，注意观察病情，掌握癫痫发作时和发作后合适的急救措施；并督促患者按时服药；帮助患者建立良好的生活制度；关心、帮助爱护患者，针对思想顾虑及时疏导，就社交活动、工作等更广阔的社会问题与患者进行充分讨论。

社会支持在癫痫康复中具有重要作用通过立法保护患者的学习、受教育、婚姻、生育、就业等合法权益，增加患者的各项福利和医疗保险。加强癫痫科普教育，纠正社会上某些人群对癫痫患者的歧视和错误看法。

1. 学习、受教育问题

癫痫儿童与正常儿童应享有同等受教育权利。鉴于癫痫儿童服用 AEDS 的可能副作用或频繁小发作影响课堂秩序或平时成绩低下及自卑感等，故有些国家设立癫痫特殊学校，便于此类儿童学习、受教育。

2. 婚姻、生育问题

癫痫患者不能结婚、生孩子的说法不能一概而论，原发性癫痫遗传给后代的概率只有 3% 或稍多些，症状性癫痫还要少得多当然对癫痫有家族遗传史或继发性遗传性疾病的就应该避孕或者请教医师以决定是否要实行避孕。

3. 就业问题

对癫痫患者不能从事的工作应予以立法，对明显不合适癫痫患者的工作更需要给予建议，如飞行、商业潜水、操作危险机器、高空作业和驾驶公共交通工具和商业驾驶。在驾驶问题上，各国立法不一样，如在英国癫痫患者至少 1 年没有发作或至少 3 年内限制在睡眠时发作后才会被允许驾车。

（六）职业康复

职业康复服务的内容主要包括：

1. 诊断性评估

评估其残疾状况，确定职业需要技能的目前状况。

2. 辅导

确定目标，做出选择，确定职业需要培训的技能并提供支持。

3. 培训

基本和特殊职业技能、记忆和注意的代偿技巧、工作搜寻策略、面试技巧、工作指导和合法权利。

4. 工作安排

在竞争性的工作岗位、在家或支持性的社区就业或有保护的工场。

5. 协助

与相关的专业机构进行协助。

第五章　重症肌无力

第一节　重症肌无力免疫发病机制

在MG中由于针对突触后膜的自身免疫反应，导致NMJ结构与功能异常，主要包括：① AChRs数目减少所致的突触后膜长度变短；②由于终端扩张所致的突触褶皱深度减少；③由于突触褶皱缩短所致的突触间隙增宽；④阻碍ACh与突触后膜受体结合的功能封闭作用。这些异常均导致动作电位安全系数降低，终板电位幅度进行性下降，最终导致MG患者肌无力症状。

一、MG中抗体和补体的作用机制

（一）抗体在MG中的作用

1. 抗AChR自身抗体在MG中的作用

目前研究认为，重症肌无力是由一种自身抗体介导的、细胞免疫依赖、补体参与的、受累神经肌肉接头的自身免疫性疾病。研究表明，自身抗体在重症肌无力发病机制中发挥重要作用：①约80%～90%的全身型重症肌无力(gMG)患者体内有AChR自身抗体；②在母亲患MG的新生儿MG患者中检测到抗AChR自身抗体，并且该抗体滴度随患者症状恢复而降低；③血浆置换能降低AChR抗体水平，改善肌无力症状；④研究发现，将MG患者体内AChR抗体或EAMG动物的AChR抗体被动转移至小鼠体内，可以诱发肌无力症状；⑤向不同的动物接种纯化的AChR同样能够复制出MG动物模型；⑥有学者发现，MG时NMJ突触后膜上AChR显著缺乏，通过免疫荧光法发现，在突触后膜有AChR与AChR抗体及补体的免疫复合物沉积。

AChR抗体是一种多克隆抗体，主要成分为IgG，10%为IgM。骨骼肌烟碱型AChR是重症肌无力的主要免疫抗原，是由5个亚基围绕一个中心通道排列组成的跨膜糖蛋白：2α亚基和β、γ(或ε)和δ，其中α亚基是ACh结合位点的重要结构分子，而抗AChR抗体的主要靶点，即主要免疫原区(MIR)位于α亚基上，是不同于ACh结合位点的胞外区域。

应用加利福尼亚电鳗提取AChR(tAChR)和完全福氏佐剂(CFA)免疫C57BL/6(B6)小鼠，能够制备出实验性自身免疫性重症肌无力(EAMG)小鼠，该模型已被应用于MG的实验研究。

研究发现，抗AChR抗体至少通过以下3种机制影响神经肌肉传递：①与NMJ的补体结合并使之活化；②通过抗体交联(称为抗原调节)加速AChR分子降解；③功能性

AChR 阻滞。

抗原的调节作用是指一个抗体交联两个抗原分子，并触发细胞信号，加速细胞内吞作用，进而促进交联分子的降解。在体内和体外的研究发现，MG 患者的 IgG 均能引起肌肉 AChR 抗原调节作用。如果 AChR 的合成不能有效代偿受体的降解，那么 NMJ 中可用的 AChR 分子将明显减少，从而出现肌无力症状，此为 MG 胆碱酯酶抑制剂诊断性试验的理论基础。当然，也不是所有抗 AChR 抗体都具有抗原调节作用，其原因为 IgG 抗体有两个抗原结合部位，而 AChR 表面表位的空间构象可能限制抗体与第二个 AChR 分子的交联。

虽然自身抗体与 ACh 结合位点结合所引起的功能性 AChR 阻断不是 MG 的常见发病机制，但其在临床上可能很重要。研究发现，自身抗体与 ACh 结合，虽然不引起 NMJ 炎症或坏死，但仍可使啮齿类动物出现严重的重症肌无力症状。大多数 MG 患者体内都存在少量能识别 ACh 结合位点的封闭抗体，尽管这些抗体滴度非常低，但其仍可能阻断 ACh 受体，促发急性肌无力危象。

此外有研究发现，不同 MG 患者的血清 AChR 抗体滴度与其临床症状并不相关，这提示抗体所致重症肌无力的能力并不相同。肌无力程度可能与抗体功能活性 (如加速 AChR 降解或阻断 ACh 与其受体结合，以及其与补体结合的能力等) 以及不同患者间 (或同一患者不同肌肉)NMJ 存在变异有关。

2. 其他肌肉抗原抗体在 MG 中的作用

有研究发现，约 20% 的 MG 患者血清中检测不到 AChR 抗体，称之为血清阴性 MG(SNMG)。一些血清阴性 MG 患者可能合成少量高致病性抗体，在血清中快速消失，并与 NMJ 快速结合。另外，一些血清阴性 MG 患者可能产生针对其他肌肉抗原的抗体，干扰神经肌肉传递。研究发现，肌肉特异性酪氨酸激酶 (MuSK) 是血清阴性 MG 患者的主要自身抗原。MuSK 是一种跨膜糖蛋白，在发育中和成熟肌肉中均有表达，但在成熟的肌细胞中，MuSK 只表达在 NMJ 突触后膜。MuSK 是人集聚蛋白的部分受体。MuSK 对于 AChR 的聚集很重要。Agrin 是运动神经元释放的集聚蛋白。Agrin 与低密度脂蛋白受体相关蛋白 4(Lrp4) 结合，激活 MuSK，触发胞内信号途径，从而引起 Dok-7 募集及非受体酪氨酸激酶和 GTP 酶活化，导致 AChR 聚集到突触后膜。此外，MuSK 与乙酰胆碱酯酶 (AChE) 的胶原蛋白 (胶原 Q) 结合，锚定 AChE，并引起其在突触间隙积累。

有研究发现，30% ～ 40% 的血清阴性 MG 患者体内有抗 MuSK 抗体。抗 MuSK 抗体阳性 MG 患者体内不会产生抗 AChR 抗体，但只有一组日本患者的调查研究例外。一些抗 MuSK 抗体阳性的 MG 患者 NMJ 中并无 AChR 丢失，可能原因为该抗 MuSK 抗体主要为 IgG4，不能与补体结合。此外，抗 MuSK 抗体不引起 AChR 大量丢失、补体沉积或者 NMJ 形态破坏；相反，在 MuSK-MG 动物模型中，AChR 和 MuSK 的数目及突触面积均减少，AChERNA 表达下调，且纵隔、胸锁乳突肌、咬肌的这种改变要比肋间肌和胫骨前肌明显。

近来发现，AChE在NMJ处多以非对称形式存在，其由胶原蛋白Q亚基将AChE4个亚基连接起来，并与肌细胞膜MuSK结合，引起AChE聚集。另外，有研究发现，将MuSK-IgG被动转移至小鼠，小鼠NMJ处Col-Q和AChE含量显著减少，而MuSK和AChR则轻度下降，提示MuSK抗体的作用靶点为阻断MuSK-ColQ相互作用，而不是grin-Lrp4-MuSK复合物，这也就解释了为什么大多数MuSK-MG患者用AChE抑制剂无效，并且易于出现胆碱能不良反应的原因。此外，一些研究发现，含有抗MuSK抗体的MG患者血清能够抑制细胞增殖，抑制AChR亚单位、缔合蛋白以及其他一些肌蛋白合成。目前，虽然学者们已证实了抗MuSK抗体在动物模型中的致病作用，但其在人类中的致病机制尚不明确。

此外，某些血清呈阴性MG患者体内既不含有抗AChR抗体，也不含有抗MuSK抗体，其发病机制可能通过一种血浆因子激活肌肉中的第二信使，进而导致AChR磷酸化并失活。MG患者也可能合成抗非肌肉特异性蛋白抗体，如抗肌球蛋白抗体和抗快速肌钙蛋白抗体，这些抗体可能与AChR发生交叉反应，合并胸腺瘤的MG患者体内多含有抗titin和抗ryanodine受体抗体。

ACh受体缔合蛋白(Rapsyn)位于突触后膜胞质表面，它在体内以等摩尔数与神经肌肉接头nAChR存在，参与共同定位。Rapsyn能引起AChR及MuSK聚集。在Agrin或MuSK缺乏的小鼠中，虽然AChR和其他突触蛋白能够沿肌纤维均匀表达，但它们不能形成NMJ，这些小鼠常在出生时死于严重的肌无力。另外，JoAChimPiguet等用单分子示踪的方法发现在缺乏Rapsyn的肌原细胞中，可移动的nAChR比例显著增加，在表达Rapsyn的肌原细胞中，不移动的nAChR的数目明显减少。由此可见，Rapsyn在诱导AChR在终板膜聚集的过程中发挥重要作用。

(二)补体在MG和EAMG中的作用

MG患者和EAMG动物模型的NMJ含有补体C3活化片段、可溶性补体C9和膜攻击复合物(MAC)。许多证据都提示NMJ补体活化可能是引起AChR丢失的首要原因，从而引起神经肌肉传递失败：①动物清除补体后不发生EAMG症状；②小鼠注射阻断补体C6的抗体(抗C6抗体)或补体C6抑制剂(可溶性CR1)不发生EAMG症状；③与野生型小鼠(补体功能正常)相比，补体基因缺陷小鼠不能诱导EAMG症状或易感性降低；④IL-12小鼠合成Th1细胞及补体结合抗体很弱，在AChR免疫后小鼠很少出现EAMG症状，但抗AChR抗体合成很多，该抗体与NMJ突触结合，但是无补体，提示不能结合补体抵抗AChR抗体不能诱导EAMG症状。

体内存在许多内在补体调节因子，如衰变加速因子(DAF或CD55)、膜辅酶蛋白(MCP或CD46)、膜反应性溶解抑制物(MIRL或CD59)，这些内在补体调节因子能保护细胞表面而不被自身补体激活，从而抑制自身免疫反应。研究发现，把EAMG中抗AChR抗体被动转运至Daf小鼠，其NMJ处突触后膜C3b沉积增加，AChR水平显著减少，NMJ破坏显著，肌无力症状也比野生型小鼠严重，提示补体在EAMG发病机制中发挥重要作用，而补体抑制剂可能有治疗作用。

二、MG 中免疫细胞及细胞因子的作用

(一) CD_4^+T 细胞在 MG 中的作用

MG 是抗体介导的自身免疫性疾病，自身抗体攻击 NMJ 的烟碱型乙酰胆碱受体 (AChR)，从而引起肌无力症状。研究发现，MG 患者的血液和胸腺内存在 AChR 特异性 CD_4^+T 细胞，在胸腺切除或用抗 CD4 抗体治疗后其症状会有所改善，而体外 AChR 诱导的 T 细胞应答减少。动物实验表明，把 MG 患者胸腺组织或血单核细胞 (BMCs) 移植到重症联合免疫缺陷 (SCID) 小鼠后 (该小鼠无功能性 B 细胞和 T 细胞，能耐受异种移植)，SCID 小鼠能产生抗人 AChR 抗体，但其只存在 AChR 特异性 CD_4^+T 细胞存在时才会产生 MG 症状；此外，有研究发现，CD_4^+T 细胞基因缺陷小鼠不能被诱导出。这些研究都提示 AChR 特异性 CD_4^+T 细胞在 MG 发病机制中发挥着重要作用。

MG 患者血清中的抗 AChR 抗体大多数是高亲和力 IgGs，其能结合补体，但是其只有当 AChR 特异性 CD_4^+ 辅助性 T 细胞分泌细胞因子激活 B 细胞后，体内才能合成致病性抗 AChR 抗体。AChR 经抗原呈递细胞 (ABC) 处理后，通过 MHC Ⅱ与 CD_4^+Th 细胞结合，CD_4^+Th 细胞活化，分泌细胞因子促进 B 细胞增殖，促发 Ig 基因体细胞突变及 IgG 类型转换，并分泌致病性抗 AChR 抗体。通常 B 细胞可分泌低亲和力的抗 AChR 抗体，如多发性骨髓瘤患者中有大约 10% 的可与 AChR 结合的单克隆 IgG。但多发性骨髓瘤患者却极少合并 MG，这可能与其分泌的抗 AChR 抗体为低亲和力抗体有关。

有体外研究发现，全身型 MG(gMG) 患者的 CD_4^+T 细胞对所有 AChR 亚基都有应答，并且其抗原决定簇会随病情的进展而扩展。一些 ACKR 序列能被大多数 gMG 患者的 CD_4^+T 细胞所识别。当把能特异性识别这些“共同”AChR 表位的 CD_4^+T 细胞移植到 SCID 小鼠后，B 细胞能够产生抗 AChR 抗体，使小鼠出现 MG 症状。但是，眼肌型 MG(oMG) 患者的 CD_4^+T 细胞对 AChR 及其抗原表位的应答反应比较弱，并且随时间推移而不稳定。即便病程已经持续数年，oMG 患者的 CD_4^+T 细胞很少能识别所有 AChR 亚基。目前仍不清楚 oMG 患者的 CD_4^+T 细胞是只识别胚胎期 γ 亚基还是成年人亚基，或两者都有。

另外有研究发现，健康人外周血中也含有肌肉 AChR 特异性 CD_4^+T 细胞，但却并不引起肌无力，这可能与免疫耐受机制有关；而在自身免疫性疾病中，机体免疫耐受机制常被破坏。

AChR 反应性 CD_4^+T 细胞在 MG 和 EAMG 发病中的致病作用间接地证明了 MHC Ⅱ分子在 MG 中的重要作用。抗原呈递细胞 (ABC) 识别并结合 AChR 抗原，加工处理后与 MHC Ⅱ分子结合并表达于细胞表面，呈递给 T 细胞，此为激活 T 细胞的第一信号。ABC 与 T 细胞表面协同刺激分子相互作用，提供第二信号，即协同刺激信号，使 T 细胞活化成 AChR 特异性 CD_4^+T 细胞。研究表明，小鼠 EAMG 易感性与 MHC Ⅱ分子表达的等位基因相关；一些学者发现，编码 I-Ab 分子 β 亚基的基因突变会使易感性高的 C57BL/6 小

鼠转变为耐 EAMG 的 BM12 小鼠。MG 与其他自身免疫性疾病一样，某些 MHC(HLA) 等位基因的表达频率比普通人群高。MG 患者体内常发现的 HLA 基因表达产物，包括：B8 和 A1 Ⅰ类分子、DR3/DW3 Ⅱ类分子和某些 DQ 等位基因的表达产物。有学者应用表达 DR 或 DQ 等位基因的转基因小鼠进行研究发现，DQ8 和 DR3 分子的表达与 EAMG 易感性相关，DQ6 分子则与耐受性相关。

（二）CD_4^+T 细胞亚型及其细胞因子在 MG 和 EAMG 中的作用

根据分泌细胞因子不同，CD_4^+T 细胞可以分为不同亚型，Th1 细胞主要分泌 IL-12、IL-2、IFNγ、TNF-α 等；Th2 细胞主要分泌 IL-4、IL-10 和 IL-13；Th17 细胞主要分泌 IL-17 等。不同亚型的 Th 细胞具有不同甚至相反的作用。Th2 细胞分泌的细胞因子 IL-4 可以刺激 Th3 细胞分化并分泌 TGF-β，抑制免疫应答。在小鼠中 Th1 和 Th2 细胞因子都可能诱导抗体合成，但这些免疫球蛋白的类型却大不相同。比如，Th1 细胞诱导合成的 IgG 亚型能结合并激活补体，而 Th2 细胞诱导合成的 IgG 亚型结合补体的能力却很弱甚至完全不与补体结合。Th17 细胞在促进免疫应答中发挥重要作用，研究发现，EAMG 后期 CD_4^+Th 细胞亚群的平衡改变，Th1 和 Th17 细胞增多，而 Th2 和 Treg 细胞减少。ABC 分泌的 IL-18 通过直接或间接作用于 NK 细胞促进 Th1 细胞分化。CD1d 限制性 NKT 细胞能激活调节性 T 细胞，抑制自身免疫反应。

1. Th1 细胞及其细胞因子

MG 患者外周血中存在大量识别 AChR 不同表位的 Th1 细胞，其能够刺激 AChR 抗体的产生。将同一位 MG 患者的 Th1 细胞、B 细胞和巨噬细胞共同移植到 SCID 鼠体内能够诱导产生致病性 AChR 抗体。此外研究表明，Th1 细胞能诱导与补体结合的致病性抗 AChR 抗体表达，这在 EAMG 诱导中发挥着重要作用。

Th1 细胞分泌的促炎症因子，如 IL-12、IL-2 和 IFN-γ 等，同样在细胞介导的免疫反应中发挥重要作用。有研究发现，AChR 免疫的 B6 小鼠，注射 IL-12 能加重 EAMG 症状，可能与 IL-12 能够促进 AChR 抗体产生有关。另外，雌激素能刺激 AChR 特异性 Th1 细胞合成 IL-12，加重 EAMG，这提示雌激素通过 Th1 介导参与了 MG 的致病机制，这也可能解释了自身免疫性疾病的性别差异现象。此外，研究表明，Th1 促炎性细胞因子能诱导肌肉中 MHC Ⅱ分子表达，易化肌肉 AChR 呈递，促进活化的 AChR 特异性 CD_4^+T 细胞进一步扩增。

另外，有研究发现，抗 TNF-α 抗体可抑制 EAMG 进展，可溶性重组人 TNF 受体可以竞争抑制小鼠 TNF-α 与体内受体结合，明显改善 EAMG 症状。TNF-α 或 TNF 受体基因缺陷小鼠存在 EAMG 抵抗，而 IL-12 可诱导这些小鼠出现 EAMG 症状，这提示 Th1 细胞的分化在 EAMG 中发挥重要作用。

另一主要的 Th1 细胞因子 IFN-γ 在 EAMG 发病机制中的作用尚有争议。在 MG 患者和 EAMG 小鼠的肌肉、胸腺和淋巴结内，IFN-γ 诱导的趋化因子及其受体均增多，并且此趋化因子含量的降低与肌无力症状减轻程度密切相关。此外，有些研究发现，IFN-γ 基因敲除小鼠和野生型小鼠同样易感 EAMG，但有学者却发现，IFN-γ 和 IFN-γ 受体基因敲除小鼠表现为 EAMG 抵抗。

2. Th2 细胞及其细胞因子

Th2 细胞在 EAMG 发病机制中的作用复杂。Th2 细胞主要分泌 IL-4、IL-5、IL-6、IL-10 和 IL-13 等抑炎因子，是体液免疫应答的重要诱导因子。其中部分细胞因子 (IL-4) 具有保护作用，而一些细胞因子 (IL-5、IL-6、IL-10) 却能加重 MG 的症状。

有研究表明，IL-4 能抑制抗体介导的 AChR 自身免疫反应。用 AChR 免疫后，IL-4 基因敲除 (KO) 小鼠发生 EAMG 比 WT 小鼠早且病程更长 (IL-4KO 小鼠 6 个月以上，WT 小鼠病程 2 ～ 3 个月)，IL-4KO 小鼠体内比 WT 小鼠更容易产生抗 AChR 抗体且抗体存在时间长，IL-4KO 小鼠 EAMG 症状比 WT 小鼠更严重。进一步研究发现，信号转导与转录活化因子 6(STAT6) 是 IL-4 介导的 Th2 细胞分化的重要细胞内因子，STAT6 缺陷小鼠的 EAMG 易感性增加，且血清中抗 AChR 抗体水平显著增高。这都表明 IL-4 能抑制 AChR 免疫应答，从而抑制 EAMG 进展。

研究显示，IL-5KO 小鼠和 IL-10KO 小鼠 EAMG 发病率较低，且 EAMG，症状轻，肌肉 AChR 丢失较少。用 AChR 免疫 IL-10KO 小鼠，AChR 特异性增殖反应明显增加，MHC Ⅱ分子表达减少，产生抗体的 B 细胞减少，而 CD_5+CD_{19}+B 细胞增加。尽管 EAMG 抵抗增加，在 AChR 免疫后 IL-5KO 小鼠表现为完整的二次抗体和淋巴细胞增殖应答，而其 EAMG 抵抗可能与 AChR 的淋巴细胞应答减少、肌肉中 C3 水平降低有关。此外研究发现，IL-6 缺陷小鼠对 EAMG 抵抗。上述均表明 IL-5、IL-6、IL-10 等细胞因子能加重 MG 的症状。

3. Th17 细胞

目前有学者发现，$CD4^+$Th 细胞亚型 —Th17 细胞及其细胞因子 IL-17 在 MG 自身免疫和促进炎症反应中起重要作用。研究发现，用 tAChR 免疫 IL-12/IL-23P40 亚基和 IFN-γ 双基因敲除 B_6 小鼠，能诱导 EAMG 症状，其 AChR 抗体、CD_4^+T 细胞免疫应答与野生型 (WT) 小鼠相似，从这两种小鼠分离的 TAChR 特异性 CD_4^+T 细胞在体外用 TAChR 刺激后分泌相似水平的 IL-17 提示，除 Th1 细胞外，Th17 细胞在 MG1 免疫应答中有重要作用。还有研究发现，EAMG 次级淋巴器官中的自身反应性 Th17 细胞受 CD11b(+) 细胞 (分泌 IL-6) 调节，其通过 CC 族趋化因子发挥作用。IL-17 缺陷小鼠不能诱导 EAMG 症状，提示 AChR 反应性 Th17 细胞辅助 B 细胞产生抗 AChR 抗体，产生神经肌肉接头传递障碍，从而产生肌无力症状。

4. 调节性 T 细胞

调节性 T 细胞 (Tregs) 为表达 CD25 和转录因子 Foxp3 的 CD_4^+T 细胞，称为 CD_4+CD_{25}+$Foxp_3$+Tregs，其在维持外周耐受机制中发挥重要作用。CD_4+CD_{25}+Treg 细胞能够下调 Th1 细胞因子，上调免疫抑制性细胞因子 IL-10 和 TGF-β。

有研究表明，MG 患者 $CD_4+CD_{25}+Treg$ 细胞水平较健康对照组明显降低，且在 MG 患者接受免疫抑制剂或胸腺手术治疗后，其数量增多，另有学者把 IL-2/ 抗 IL-2 单克隆抗体 (mAb) 复合物注入 EAMG 小鼠扩增 $CD_4+CD_{25}+Treg$ 细胞，结果发现其能明显抑制自身反应性 AChR 特异性 T 细胞和 B 细胞应答，改善肌无力症状。

另外，EAMG 小鼠中 $CD_4+CD_{25}+T$ 细胞的功能发生了改变。研究发现，尽管在 EAMG 鼠和健康鼠的脾和淋巴结中 $CD_4+CD_{25}+$ 和 $CD_4+CD_{25}high$ 细胞出现频率相似，但是体外实验已证实从正常小鼠脾中分离的 $CD_4+CD_{25}+T$ 细胞能抑制抗原诱导的 AChR 特异性 T 细胞增殖，而从 EAMG 鼠脾中分离的 $CD_4+CD_{25}+T$ 细胞却不能抑制 AChR 特异性 T 细胞增殖。此外，有学者发现，从 EAMG 鼠中分离的 $CD_4+CD_{25}+T$ 细胞表面 $Foxp_3+$ 表达减少，而 CTLA-4 表达增多，其提示 EAMG 小鼠免疫耐受被破坏。

已有研究发现，从 naive 小鼠分离的 $CD_4+CD_{25}+Treg$ 细胞能保护小鼠不产生 EAMG 症状，并抑制疾病进展，当 AChR 免疫动物预防性注射从正常小鼠体内分离出的 $CD_4+CD_{25}+T$ 细胞时，其能减轻 EAMG 症状，但如果在发病 4 周后注射 $CD_4+CD_{25}+T$ 细胞，却不能改善肌无力症状，这表明 $CD_4+CD_{25}+T$ 细胞能抑制 EAMG 早期发病，其可能与 T 细胞系 (抗原识别、表位扩散和 T 细胞增殖) 有关，但如果抗体介导的补体已攻击 NMJAChR 时，注射 $CD_4+CD_{25}+T$ 细胞则不能改善 EAMG 症状。

(三) NK 和 NKT 细胞在 MG 和 EAMG 中的作用

CD1-d 限制性 NKT 细胞可能参与自身免疫耐受的维持过程。在 EAMG 和 MG 中，NKT 细胞和 Tregs 可能协同调节对 AChR 的免疫应答。通过人工合成的糖脂协同剂来激活 AChR 免疫接种的小鼠的 NKT 细胞，可以阻止 EAMG 病情的进展；这些治疗疗效很可能也与糖脂分子能够刺激诱导 Tregs 数目增多及其调节功能增强有关。

NK 细胞也会影响 EAMG 和 MG 病情的进展。在小鼠中，NK 细胞是 EAMG 发生发展所必需的。NK 细胞分泌的 IFN-7 能够增强 Th1 细胞的敏感性，并在 EAMG 中发挥“允许”作用。对 NK 细胞和 Th1 细胞，IL-18 是一种重要的生长和分化因子，而当其与 IL-12 协同作用时，这种效应尤甚。有学者发现，IL-I8 缺陷小鼠不能诱导出 EAMG，用药物阻断 IL-18 能够缓解 EAMG 的症状。研究发现，MG 患者血清 IL-18 水平升高，而且 gMG 患者高于 oMG 患者，随着临床症状改善，IL-18 水平降低。这些均提示 IL-18 在 MG 和 EAMG 发病机制中有重要作用。

(四) 树突状细胞在 MG 和 EAMG 中的作用

树突状细胞 (DC) 是机体功能最强的专职抗原呈递细胞 (ABC)，它能高效摄取、加工处理和呈递抗原。未成熟 DC 具有较强的迁移能力，成熟 DC 能有效激活初始 T 细胞。树突状细胞处于启动、调控并维持免疫应答的中心环节。

有研究发现，从健康大鼠中提取 DC，在体外应用 IFN-γ 和 TGF-β 处理后，皮下注入 EAMG 鼠中，能有效抑制 EAMG 病情进展，而从 EAMG 鼠提取的 DC 应用 IL-10 处理后，腹腔注入 EAMG 鼠体内同样能改善 EAMG 症状。

核转录因子 κB 是 DC 分化过程中重要的转录因子。EAMGB6 小鼠静脉注射 κB 基因沉默 DC，肌无力症状减轻，这可能与体内 T 细胞由 Th1/Th17 为主向 Th2 和调节性 T 细胞转变有关。

另外，有学者发现在 EAMG 诱导前注射粒细胞集落刺激因子 (GM-CSF)，EAMG 发病率降低；而在 EAMG 诱导后注射，其能够缓解 EAMG 症状，这主要与抗 AChRIgG 减少及淋巴细胞对 AChR 应答被抑制有关。这提示通过细胞因子调节 DC，并将该 DC 注入小鼠体内，机体能对 AChR 产生免疫耐受，这可能是治疗 MG 的有效方法。但是最近研究发现，小鼠皮下注射经 IL-10 调节的 DC，EAMG 症状却没有改善，如何给予处理过的 DC 及其具体剂量仍需进一步研究。

三、胸腺在 MG 中的作用

调查显示，约 70% 的 MG 患者有胸腺异常，其中 50% ～ 60% 的 MG 患者胸腺肥大，胸腺滤泡增生，10% ～ 15% 合并胸腺瘤。胸腺切除后 70% 的患者临床症状有所改善。MG 患者胸腺中含有针对 AChR 自身免疫所需的所有条件，AChR 特异性抗体的来源。研究发现，用 MG 患者胸腺组织移植到免疫缺陷小鼠肾被膜下 1 ～ 2 周后，在小鼠血清中可检测到抗人 AChR 抗体，提示 MG 患者胸腺组织能诱导和维持自身抗体产生。由此，有学者推测诱发免疫反应的起始部位在胸腺。

胸腺是诱导 T 细胞分化和成熟的场所，T 细胞在胸腺发育过程中形成对自身抗原的耐受性以免机体发生自身免疫反应。若胸腺结构和功能异常，T 细胞受体 (TCR) 基因重排不能消除或抑制对自身抗原的 T 细胞克隆，对自身抗原的免疫耐受出现障碍，则出现自身免疫反应。

胸腺对 AChR 免疫耐受的破坏是激活和维持 MG 自身免疫反应的重要因素。胸腺中 AChR 结构的变异可能会导致 AChR 自身耐受和免疫调节的破坏，从而启动 MG 的异常免疫应答，最终导致 NMJ 免疫病理变化。MG 患者胸腺富含 AChR 特异性 CD_4^+Th 细胞，其激活周围淋巴器官、骨髓及胸腺中的浆细胞，使其产生 AChRIgG 抗体。但胸腺不是 AChR 抗体的唯一来源，胸腺全部切除后 MG 患者仍长期存在 AChR 抗体，其可能通过 AChR 特异性 Th 细胞刺激外周淋巴细胞产生 AChR 抗体。

正常及增生的胸腺中均含有肌样细胞，该细胞类似横纹肌并载有 AChR。近来有研究表明，胸腺上皮细胞、胸腺细胞、肌样细胞及胸腺基质细胞均存在 AChRmRNA 表达，胸腺组织中可见骨骼肌 AChR 或 α 亚单位 mRNA 表达，推测在特定遗传素质个体中，由于某种病毒感染后，肌样细胞 AChR 构型改变，其分子结构与 NMJ 突触后膜上 AChR 结构相似，刺激产生 AChR 抗体。胸腺淋巴增生 B 细胞产生的 AChR 抗体进入体循环，到达 NMJ 突触后膜与 AChR 产生抗原抗体反应。

综上所述，抗体、抗原特异性 T 细胞、免疫细胞及细胞因子、胸腺等在重症肌无力发病机制中有重要作用，但研究数据多在特定的 EAMG 模型中所得，其各因素间相互作用尚不十分明确，而且其在人体内的具体作用机制亦不明确，需要进一步研究。

第二节　重症肌无力的病理生理

重症肌无力 (MG) 病变的部位，一度认为在 NMJ 突触前膜，不少的学者在 NMJ 突触前膜进行了仔细的研究，究竟病变在前膜还是后膜一直争论不休，直到 20 世纪 90 年代，通过动物实验和电镜等技术的验证，证据越来越多地支持病变主要受累 NMJ 突触后膜上乙酰胆碱受体 (AChR) 的学说。因此，前膜病变导致的神经肌肉接头疾病不属于重症肌无力的范畴。凡是各种原因使 NMJ 突触后膜上乙酰胆碱受体 (AChR) 功能发生障碍，均可能出现类似 MG 的表现，统称为重症肌无力样综合征，包括新生儿重症肌无力、先天性肌无力综合征、先天性重板乙酰胆碱酯酶缺乏、慢通道先天性肌无力综合征、先天性乙酰胆碱酯酶受体缺乏，以及药物引起的重症无力等，均不在本章讨论。

(一) 神经肌肉接头及运动神经

1. 神经肌肉接头

运动神经元及其支配的肌纤维构成运动单位，一个运动神经元轴突分出数十至数百个分支与支配的肌纤维形成突触，突触由突触前膜 (神经末梢)、突触间隙和突触后膜 (肌膜) 组成。当动作电位沿神经纤维传至轴突末梢时，引起突触前膜钙通道开放，Ca^{2+} 从细胞外液进入轴突末梢，促使轴浆中含有乙酰胆碱 (ACh) 的突触小泡向前膜移动。当突触小泡到达前膜后，突触小泡膜与前膜融合，进而破裂，将 ACh 释放到突触间隙并扩散到后膜，与后膜上的 AChR 结合，引起后膜上的钠、钾通道开放，使 Na^+ 内流 (主要)、K^+ 外流，结果使后膜处的膜电位幅度减小，即产生去极化，这一电位变化称为终板电位。当终板电位达到一定幅度 (肌细胞的阈电位) 时，就引发肌细胞膜产生动作电位，从而使骨骼肌产生一系列兴奋收缩过程。

神经肌肉接头处兴奋传递的基本模式是电 - 化学 - 电传递，其特点包括：①单向传递：即兴奋只能由前膜传向后膜而不能反向传导，是因 ACh 只存在于前膜内的囊泡中；②时间延迟：由于这一过程中有化学传递环节，因此与兴奋在神经纤维上传导相比，耗时较长；③易受环境变化影响：NMJ 处对化学物质、温度等环境因素敏感性较高，易于疲劳；④一对一传递：即正常状态下神经每兴奋一次，均可引起一次肌细胞兴奋。

2. 运动神经

骨骼肌纤维受脊髓前角大运动神经元支配，每个前角细胞发出独立的有髓运动神经纤维或者轴索。由于郎飞结的存在，动作电位沿着轴索从一个郎飞结跳跃式传导至下一个郎飞结，轴索的这一结构使跳跃式传导更有效，表现在两方面：①轴索的节间区被施万细胞产生的磷脂绝缘层覆盖，磷脂可通过增加有效地跨膜电位和减少轴突及胞外电容减少节间区的传导损失；②郎飞结含有很多钠通道，这些钠通道可去极化而产生动作电位。脊椎动物的郎飞结约有 2000 个钠通道 /μm^2，这些高密度的钠通道有助于产生动作电位。此外，郎飞结还有少许钾通道，向外的 K^+ 电流与去极化的 Na^+ 电流方向是相反的，参与动作电位的产生及传导。

(1) 运动神经末梢：每个运动神经末梢都分成 20 ～ 100 个更小的纤维。成熟的哺乳动物的肌肉中每个运动神经末梢通过运动终板支配一个小的肌纤维。单个运动神经轴突支配的肌纤维称为运动单位运动神经末梢是长达 100μm 的无髓鞘结构，无髓鞘的运动神经末梢存在钾通道、钠通道。因此，终端神经末梢的动作电位的波幅及潜伏期被钾、钠通道所决定。乙酰胆碱 (ACh) 储存在神经末梢的囊泡内，这些储存 ACh 的囊泡均衡分布在突触褶皱顶部的间隙里，此为释放点，也称激活区。在此 ACh 通过囊泡与突触前膜融合完成释放，此过程需要 Ca^{2+} 流的参与。钙通道主要是 P/Q 型，但有文献报道 N 型钙通道也很可能存在于哺乳动物运动神经末梢。钙通道组成两条平行线，每条线里有近似 5 个通道，线间距离约 20nm，每个钙通道之间相距 60nm。

钙通道在信号传输中的作用是激活区高浓度钙通道，使神经末梢区 Ca^{2+} 浓度很快达到 100 ～ 1000μm，从而导致囊泡与突触前膜开始融合。正常的神经末梢动作电位并未激活所有的钙通道，因为动作电位的持续时间＜ 1 毫秒，而钙通道激活的时间需要 1.3 毫秒以上。用四乙胺 (TEA) 或 3，4- 二氨基吡啶 (3，4-DAB) 阻滞钾通道来增加动作电位的持续时间，将增加 Ca^{2+} 内流，从而增加 ACh 的释放。在 Lambert-Eaton 综合征，P/Q 型钙通道结合抗体的产生阻止了 Ca^{2+} 内流，神经肌肉信号传导会因为神经末梢释放的囊泡减少而出现传导阻滞。用 3，4-DAB 治疗 Lambert-Eaton 综合征可以调节神经肌肉传导功能，因其能延长钙通道激活时间，增加 Ca^{2+} 内流，弥补钙通道的缺失。因神经末梢与囊泡膜表面有电荷相似的极性，突触囊泡与突触前膜的静电可能是相互排斥的。Ca^{2+} 因与膜表面结合，中和了负性的表面电荷，从而解除对膜融合的抑制，同时可以打开 Ca^{2+} 激活的阳离子通道，使阳离子大量内流，减少突触囊泡和神经末梢膜上负性的表面电荷。除此之外，Ca^{2+} 内流可引起蛋白磷酸化，导致大分子的构象改变，从而导致囊泡从细胞骨架分离，有效地完成膜的融合。

(2) 突触前膜：突触囊泡与突触前膜的融合是一个复杂的过程，包括囊泡和神经末梢突触前膜上多种蛋白的构象变化。突触囊泡内容物释放等一系列精确过程至今尚不清楚。然而，近 10 年随着一些分子机制的阐明，突触囊泡释放机制也逐渐明朗。囊泡在融合前需首先定位，是囊泡靠近神经末梢质膜的过程。在定位发生前，突触融合蛋白 -1 与 munc18-1 结合，突触泡蛋白与突触小泡蛋白、突触囊泡蛋白结合，这些蛋白的相互作用抑制定位复合体的形成。在定位开始发生时，munc18-1 从突触融合蛋白 -1 中分离，突触囊泡蛋白从突触小泡蛋白中分离，促使突触核心复合体形成。在这 3 个蛋白中，其中 2 个来自胞质膜 (突触融合蛋白 -1 和突触囊泡相关蛋白 25 或 SNAP25)，1 个来自突触囊泡膜(突触小泡蛋白)，它们组成了定位复合体。这3个蛋白是SNARE蛋白，以70-残基SNARE为特征。N-乙基马来酰亚胺敏感因子和α-可溶性-NSF连接蛋白与定位复合体结合成融合复合体。NSF是一个三磷酸腺苷，交联多个核心复合体形成一个网络，三磷酸腺苷的水解作用在Ca^{2+}内流前发生，导致囊泡和突触前膜的融合失效。突触囊泡膜上的突触结合蛋白很可能是Ca^{2+}的传感器。

突触结合蛋白如何触发快速的囊泡释放机制仍不清楚。突触结合蛋白的胞质中存在与Ca^{2+}及蛋白激酶的磷脂结合区有高度同源性区域。突触结合蛋白很可能通过与磷脂结合区的结合而与细胞膜和突触融合蛋白连接。Ca^{2+}与突触结合蛋白结合后，突触结合蛋白与细胞膜上的脂质相互作用发生改变，从而导致突触融合蛋白构象改变，使膜完全融合。Ca^{2+}也可结合至膜表面，负性表面电荷集中，从而促进膜的融合。

囊泡的内容物分泌到突触间隙后，囊泡膜的再利用有3个途径：①经由网格蛋白依赖机制把膜成分完全融合于质膜；②囊泡再摄取后，网格蛋白包被的囊泡去包被并移行到神经末梢内部；③突触囊泡膜与胞内体融合，产生新的囊泡。新囊泡通过主动转运积聚ACh及其他物质，经由扩散或细胞骨架的迁移移行到激活区。一些突触囊泡相关蛋白是肉毒杆菌水解作用的作用靶点。神经末梢丰富的线粒体作用也十分显著，其缓冲胞内的Ca^{2+}，为突触释放、神经递质合成、离子和ACh的传输提供能量。在动作电位重复产生的过程中，胞内的Ca^{2+}先是快速增加，然后是缓慢增加；在刺激持续过程中，阻碍线粒体的Ca^{2+}摄取，导致胞内Ca^{2+}迅速增加。

(3)突触间隙：神经末梢至突触后膜的空间约有50nm^3，此空间即为突触间隙。ACh通过突触间隙激活AChR。每个突触囊泡融合释放约1万个ACh分子到突触间隙中，同时ATP也被释放并调节突触后递质释放的敏感度。一个动作电位传输至神经末梢刺激50～300个囊泡的融合，因突触间隙距离短，ACh扩散常数相对高，使之扩散十分迅速。

突触间隙的乙酰胆碱酯酶(AChE)作用是，突触后膜基膜上的AChE加快突触间隙ACh降解。AChE的失活可延长ACh在突触后膜的作用时间，并减少ACh所致终板电流的衰减。AChE浓度在突触后膜中几乎达到3000个分子/μm^2，要比乙酰胆碱受体(AChR)浓度低5～8倍。在次级突触褶皱中，由于AChE浓度足够高，以致进入突触间隙的ACh大多被水解。因此，次级突触褶皱扮演洗涤槽的角色，终止ACh的作用并阻止AChR多次被激活。在MG患者及实验性自身免疫性重症肌无力(EAMG)大鼠的神经肌肉接头中存在异常的胆碱能递质，已证明此递质能诱导增强转录和转换选择性剪切AChE相关的前mRNA，结果产生了极稀少的AChE突变体(AChE-R)。以前认为AChE是一个多聚体，通过富含脯氨酸的PRiMA结合于突触后膜，而AChE-R是个缺少羟基的半胱氨酸的可溶性单体，这一结构是必不可少的，AChE-R与ACh的水解及突触的形态生成相关。在急性应激或AChE暴露的情况下，显露出来的AChE-R会减弱最初的超强兴奋。然而，AChE持续累积也是不利的，因其会延长胆碱能损害，增加黏附和AChE的活力，且与肌肉病变有关。在EAMG大鼠中，持续4周每天口服特定的剂量反义核苷酸序列，这些核苷酸序列可选择性降低血液和肌肉中 AChE-R，并不影响 AChE，可延长生存期、改善肌力和临床症状，进一步证明了 AChE-R 与病理学的关联性，提出了信使 RNA 靶点治疗长期胆碱能功能紊乱的可行性。

在神经肌肉接头的突触间隙的胞外基质中，集中了庞大的蛋白系统，调节突触后蛋白的合成和 ACh 浓度。终板基膜富含胶原蛋白Ⅳ (α2-，α4- 和 α5 链)，也有一些层粘连蛋白 (层粘连蛋白 4、9 和 11)，它们都连接在终板膜的 or 肌营养不良蛋白聚糖上。层粘连蛋白 4 也与整合素连接。层粘连蛋白家族在突触间隙形成一个网络，并聚集其他胞外基质蛋白，诸如积聚蛋白、基底膜聚糖和巢蛋白。含有胶原蛋白的胆碱酯酶与基底膜聚糖结合，而后者再与 α- 肌营养不良蛋白聚糖结合。除了结合层粘连蛋白和基底膜聚糖，α- 肌营养不良蛋白聚糖也结合积聚蛋白、整合素、肌管相关特异性成分 (MASC)/MUSK 复合物。积聚蛋白、MASC/MUSK 与 ACh 的形成及维持有关。缔合蛋白是一个特异性与 AChR 结合的分子。神经肌肉接头处 ACh 亚基可将高效率的合成部分归功于 AChR 产生诱导作用的活动 (ARIA)，它是一个由神经末梢释放的分子。ARIA 激活突触后膜的受体蛋白酪氨酸激酶。受体通过亚突触调节 ACh 亚基的表达。

乙酰胆碱结合蛋白的作用表现在，3 ～ 5 个施万细胞形成一个与神经末梢并列的帽子结构，并且延伸到突触间隙；施万细胞在 NMJ 形成及功能上发挥重要作用，包括突触递质的调节、神经末梢生长及延续，轴突萌芽及神经再生。最近研究把无脊椎动物的胆碱能神经元、树突的特异性亚基和施万细胞共培养，证明神经胶质细胞改变胆碱能神经元的作用，激活兴奋突触后电位。至此，一个有与半胱氨酸家族相似序列的配体门控通道的 210 亚基的蛋白，即乙酰胆碱结合蛋白得到定义。在适当的条件下，乙酰胆碱结合蛋白能抑制胆碱能突触的传递。在突触前递质释放的条件下，乙酰胆碱结合蛋白可削弱或终止持续的乙酰胆碱反应或提高基质的乙酰胆碱结合蛋白浓度，ACh 反应也可减少。这一过程可能发生于 ACh 活化突触后 AChE-R 和 AChE-R 定位的突触胶质细胞，增加乙酰胆碱结合蛋白释放和增加突触间隙浓度并减弱 ACh 与突触后受体结合的能力。

(4) 突触后膜：突触后膜区因膜折叠成次级突触间隙或者形成大量的褶皱而大大增加了接触面积。AChR 积聚于次级突触间隙的表面，并通过缔合蛋白牢牢地结合于肌营养不良蛋白相关蛋白复合体。RAPsyn 具有把 AChR 聚集于终板表面的作用。敲除了 rapsyn 的转基因大鼠不能积聚 AChR、调理素及抗肌营养不良蛋白相关蛋白复合体。乙酰胆碱受体复合体与细胞骨架关系十分密切，因其与肌营养不良蛋白聚糖及肌蛋白质复合体交联。两者又通过 utrophin 结合至肌动蛋白而与细胞骨架连接。

utrophin 和肌营养不良蛋白均与 β1- 互养蛋白和 β2- 互养蛋白相连，后者又与一氧化氮合酶 (nitricoxidesyn-thase) 连接。NO 合酶产生 NO 自由基而参与很多细胞活动的信号传导。神经肌肉接头存在 NO 合酶表明，NO 可以扩散并影响神经和肌肉靶蛋白。钠通道集中于次级突触间隙，与 AChR 均牢牢地结合于终板膜；钠通道的定位依赖于与锚蛋白，诸如肌蛋白质复合体、抗肌营养不良相关蛋白复合体和 utrophin 蛋白等结合。

(二)突触后膜的钠通道及乙酰胆碱通道

在运动终板上 AChR 的密度约为 15000 ～ 20000/μm²；而在远离终板区 AChR 浓度约减少了，至肌纤维末端附近 AChR 密度又轻度增加。陈旧的 AChR 会内化并降解而使受体不断更新，受体不会被重复利用，新的受体不断代替旧的受体。在骨骼肌发育的早期阶段，AChR 的半衰期是很短的，只有 13 ～ 24 个小时；在成熟的终板，就变成 8 ～ 11 天，与 AChR-Ab 结合后，因加快受体的内化，导致其半衰期显著缩短。

AChR 牢固结合于细胞骨架。钠通道也在终板区集中，高浓度的钠通道保证了神经肌肉传导的安全性。钠通道的密度因纤维类型不同而各异，在终板膜快纤维有通道 500 ～ 550 个 /μm²，而慢纤维有 100 ～ 150 个 /μm²。在 MG 患者中，AChR-Ab 攻击基底膜，导致患者终板上的钠通道和 AChR 通道均减少，不利于神经肌肉传导。单个的运动神经动作电位导致的终板膜去极化程度取决于释放乙酰胆碱(量子释放)的囊泡数量和对 AChR 反向电位的调节。干扰 ACh 释放的疾病，如 Lambert-Eaton 综合征可减少量子释放，减少突触后膜对 ACh 的灵敏度(如 MG)，也可减少量子释放的程度，从而影响动作电位的产生而引起肌无力的临床症状。

第三节　全身型重症肌无力的临床表现

重症肌无力的年发病率约为 30/10 万，年龄 0 ～ 19 岁的儿童及青少年的年发病率为 1.0 ～ 5.0/10 万。重症肌无力可见于任何年龄，女性略多于男性，男女之比约为 1 ∶ 1.5。重症肌无力总体上有两个发病高峰年龄，第一个高峰为 20 ～ 30 岁，以女性为多；第二个高峰为 50 ～ 60 岁，以男性伴发胸腺瘤居多；10 岁以下儿童发病约占本病的 10%，但在亚洲儿童中重症肌无力的患者较多，中国 15 岁以下儿童重症肌无力约占 50%，以眼肌型重症肌无力为主。

(一)重症肌无力的临床表现

(1) 重症肌无力通常呈慢性或亚急性起病，主要特征为受累骨骼肌易疲劳性和肌无力，肌无力常表现为晨轻暮重的特点，活动后症状加重，休息后减轻，或在服用胆碱酯酶抑制剂后肌无力暂时缓解；感冒、过劳、月经、妊娠、疫苗接种、手术、高热及精神刺激等也常可使病情加重。全身型重症肌无力常是由眼肌型患者的面肌、咀嚼肌、咽喉肌、颈肌等相继受累进展而来。

(2) 眼外肌无力为本病最常见的首发症状，约占 70% ～ 80%；表现为眼睑下垂、睁眼无力、斜视及复视等，重则眼球固定不动，可伴闭眼无力；眼内肌一般不受影响，瞳孔光反射多为正常。一侧眼睑下垂而无其他眼外肌麻痹通常是重症肌无力的表现，儿童患者的眼睑下垂可以左右交替或自行缓解，多数儿童可仅有眼睑下垂或眼球运动障碍，持续数年或数十年而出现眼球固定，可不受累其他肌群。成年患者自眼外肌受累后约 40% 的病例在数月至数年内逐步受累延髓支配肌或躯干肌，并可转化为全身型肌无力。眼肌型重症肌无力患者在白种人的重症肌无力中约占 17%，在亚洲重症肌无力患者多见，可高达 58%，眼肌型在儿童重症肌无力中较常见。如果发病 2 年后仍仅为眼肌受累，90% 的可能为眼肌型。约 50% 的眼肌型重症肌无力患者抗 AChR-Ab 阳性，而抗 MuSK 抗体阳性罕见。

(3) 面肌、咀嚼肌、咽喉肌、颈肌亦易受累，作为首发症状者约占 5% ～ 15%，表现为闭眼不全、表情淡漠、苦笑面容、鼓腮或吹气不能、咀嚼无力、吞咽困难、饮水呛咳等，严重时可见下颌下垂，常以手托腮部，伸舌困难，发音不清，重者不能伸舌、软腭不能上提、咽反射消失、头前倾。在进展性病例中，全身均可出现无力，包括膈肌、腹壁肌、肋间肌，甚至膀胱和直肠外括约肌等。影响躯干及四肢肌的重症肌无力患者也以近端肌受累较重，上肢梳头困难，不能举手过头，可有行走困难，骑自行车刚开始时能上车，但骑片刻后下车困难而跌倒于地，或走一段路后上台阶或上公共汽车困难。

(4) 重症肌无力的病程变化较大，有些患者从某个肌群无力很快进展至其他肌群，而另一些患者肌无力可固定在某一肌群。少数患者在某一时期无明显原因可自行缓解，但缓解期多不超过 2 个月，缓解期多发生在疾病早期如果患者缓解 1 年以上，其再发后通常表现为进展性，重症肌无力多因肌无力危象死亡，多发生在患病后 1 年内，而进展性患者多发生在发病后 4 ～ 7 年。此后患者的病情趋于稳定，严重复发的概率降低。晚期患者主要因呼吸道感染而导致死亡。由于胸腺切除及呼吸机的广泛应用，患病 1 年的重症肌无力患者的死亡率从先前的 30% 降至 5% 以下经治疗大多数患者可以生活自理。胸腺切除可能显著改善患者的病程。

(5) 据报道抗 AChR-Ab 阳性的重症肌无力患者临床病情较重，以全身性肌无力较多见，发生肌无力危象者也较多，但对溴吡斯的明治疗反应较好。另有报道 AChR 细胞外末端 α 亚单位的主要免疫原区 (MIR) 抗体与重症肌无力患者的临床类型和疾病严重程度有关。采用改良的竞争免疫沉淀法测定 MIR 抗体，发现 47.8% 的眼肌型和 91.7% 的全身型重症肌无力患者 MIR 抗体阳性，全身型重症肌无力患者 MIR 抗体滴度 (47.9%±19.2%) 显著高于眼肌型 (16.4%±18.4%)。以 MIR 抗体和常规 AChR-Ab 进行回归分析，显示 MIR 抗体滴度与：全身型重症肌无力严重性、球部症候和伴发胸腺瘤呈正相关，而与眼肌型无相关性。

兰尼碱受体 (Ryr) 抗体在合并胸腺瘤的重症肌无力患者中阳性率约为 50%，Ryr 为钙释放通道，参与骨骼肌兴奋 - 收缩耦联。有报道 Ryr 抗体阳性的重症肌无力患者症状显著重于 Ryr 抗体阴性者，随访 5 年有 5 例 Ryr 抗体阳性重症肌无力患者死亡，而 Ryr 抗体阴性重症肌无力患者无一例死亡。

有学者曾研究重症肌无力患者的味觉障碍，发现 371 例 MG 患者中有 16 例 (4.3%)

存在味觉障碍，大部分味觉障碍者排除了其他病因，考虑为重症肌无力所致，并均有胸腺瘤和抗 AChR-Ab 阳性。胸腺瘤多趋向于进展病程，4 例味觉障碍的重症肌无力患者 Osserman 分型为Ⅳ a 型，5 例患者在重症肌无力发病数月前出现味觉障碍，甜味缺失较咸、酸和苦味缺失常见。

(6) 重症肌无力患者的临床特征见表 5-1。

表 5-1　重症肌无力患者的临床特征

临床特征	症状和体征
眼外肌	眼睑下垂，通常不对称，持续上视易疲劳
	复视，以内直肌麻痹最常见
球部肌	构音障碍，可见舌肌、颊肌和腭肌无力，出现鼻音
	吞咽困难，患者常过度清喉，反复发生肺炎
	构音不清，声音嘶哑
	咀嚼无力，咀嚼肌易疲劳，闭颌张颌时明显
面肌	眼睑闭合无力，用力闭眼仍可见眼裂
	下面部肌无力，可见鼓腮不能、流涎肢体肌
	通常为近端肌，对称性
	上肢肌受累较下肢肌常见
	仅局部肌受累罕见
中轴肌	屈颈无力
	伸颈无力，表现头下垂呼吸肌
	劳力性呼吸困难
	端坐呼吸、呼吸急促
	呼吸衰竭肌无力分布
	眼肌 17%

（二）全身型重症肌无力的临床表现

1. 全身型 MG

可分为早发型和晚发型。早发型为 40 岁以前发病者，以女性较常见，通常抗 AChR-Ab 阳性，伴胸腺增生。此外，其他自身免疫性抗体可为阳性，可合并其他自身免疫性疾病，以自身免疫性甲状腺疾病最常见。早发型重症肌无力抗非 AChR 肌肉组分的抗体不常见。晚发型为 40 岁以后发病，以男性多见，通常胸腺正常或胸腺萎缩，但病理检查较少，因晚发型进行胸腺切除者较少，除非伴发胸腺瘤。晚发型重症肌无力患者可为眼肌型或全身型，通常比早发型患者病情重且很少自然缓解。除了抗 AChR-Ab，其他抗骨骼肌蛋白抗体，如抗肌联蛋白 titin 抗体和抗 Ryr 受体抗体，特别是抗 Ryr 受体抗体常与较严重的全身型、口咽肌无力型及易发生肌无力危象的重症肌无力有关。

2. 合并胸腺瘤

见于 10% ～ 15% 的重症肌无力患者，多发生在成年人，50 岁为发病高峰，临床表现一般较无胸腺瘤的早发型重症肌无力患者重，常表现为进展性全身型或口咽肌无力型，但肌无力长期预后与晚发型无胸腺瘤的重症肌无力相似。伴发胸腺瘤的重症肌无力患者抗 AChR-Ab 和抗 titin 抗体多为阳性，某些副肿瘤抗体也可为阳性。

欧洲约 15% 的全身型重症肌无力患者抗 AChR-Ab 阴性，其中 40% 显示抗 MuSK 抗体阳性，有不典型重症肌无力表现的肌无力发生较多，如选择性面部、球部、颈部和呼吸肌无力，以及明显肌萎缩等，眼肌受累相对较少，肌无力危象通常较抗 AChR-Ab 阳性者常见；肌无力可发生在重症肌无力罕见的部位，如椎旁肌和食管肌。抗 MuSK 阳性的重症肌无力患者发病多较早，女性多见，胸腺组织学多为正常；缺乏 AChR-Ab 和 MuSK 抗体的重症肌无力患者 (抗体阴性的 MG) 的临床表现多样，可表现为纯眼肌型、轻度全身型及重度全身型等；血清阴性的 MG 发生率可能相当低，因受到目前检测方法的限制，相当部分微量的抗 AChR-Ab 难以检出。这些患者与抗 AChR-Ab 阳性患者在临床表现、药物治疗反应等方面难以鉴别。

3. 全身型重症肌无力患者常表现不同部位肌无力

(1) 球部肌无力：是指源于脑桥和延髓的运动神经元，如第Ⅴ、Ⅶ、Ⅸ、Ⅹ、Ⅺ、Ⅻ对脑神经支配肌的肌无力。重症肌无力患者的球部症状以鼻音、发音困难及发音不清晰最常见。情感因素也可诱发口吃；最初为孤立和波动性症状，可在安静后消失，可伴吞咽和咀嚼困难。如果构音障碍是由软腭功能不全引起，可引起饮水呛咳，液体可经鼻反流，可由钡餐试验证实。吞咽困难的患者常喜冷食，因吞咽肌在冷刺激下能相对改善神经肌肉的传递。咀嚼困难可在餐末发生，也可在嚼口香糖或花生时首先感到咀嚼无力；肌无力严重者可能引起下颌下垂和张口，患者不得不用手托住下颌才能闭嘴；咀嚼无力的患者常可见颈肌无力，长期吞咽困难可引起体重减轻，有球部症状者就诊时可以近几个月体重显著减轻为主诉。

1) 颈肌力弱常引起头部平衡困难，特别是在患者屈颈工作时易于诱发，患者常感觉颈后部、枕部僵硬和疼痛，偶有麻木感，常易与颈椎病混淆，应进行伸颈试验以鉴别；胸锁乳突肌无力和颈肌无力可由常规试验检出，如患者仰卧位抬头看自己脚趾 60 秒。球肌麻痹定量评价较困难，可用 B 超评价吞咽肌功能；钡餐评价吞咽功能是金标准，但有误吸的风险。

2) 面肌无力可突然发生，若以面肌无力为首发症状，易与 Bell 麻痹混淆，但通常隐袭起病，面部发僵、麻木，甚至感觉异常，但不会出现实质性感觉丧失。面部表情类似苦笑面容，常使患者回避社会交往。面肌无力是 MG 患者最常见的球部体征，易被发现，但轻重不一，静息时面部可无明显变化，查体时易被忽视，但笑时可显示正常功能丧失。

经典特征是重症肌无力面容，患者因眼轮匝肌无力而闭目不全，可见眼裂露出白色的巩膜或者睫毛征阳性；同时口轮匝肌无力表现为直线微笑样。由于面上半部无力，笑时可出现眼睑下垂，但静止时可无眼睑下垂。

①口轮匝肌力弱可导致不能吹口哨或接吻，不能打喷嚏，用汤勺喝汤或读某些音素困难，如英文字母p、f、s等，在神经系统查体时易被忽视；有的患者感觉舌发厚、不灵活，不能在口腔里搅拌食物，食用肉时耗时较长，进食时说话困难；面肌无力患者鼓腮困难，用手指压腮漏气。闭目可用一手指轻易将眼睑张开，或眼睑不能完全闭合。面肌无力可不对称，但不如眼肌症候明显。

②眼轮匝肌无力可见闭眼困难，如洗头时不能闭眼导致水流入眼中，睡眠时不能完全闭眼，俗称“看家眼”，导致眼干，醒后易发脾气。由于这些症状不严重，常呈波动性，不是患者就诊的常见原因。

3) 最敏感的发音肌肉试验：为大声连续讲话，简易试验可让患者数数或大声朗读，患者可有构音不清或鼻音，轻症者仅声音不响亮，无构音不清，部分患者可表现为声音嘶哑，但气流量正常；轻度软腭无力可由捏鼻后气流峰值改善证实。偶有表现双侧声带麻痹的重症肌无力患者，后来出现复视。对怀疑重症肌无力的患者应进行疲劳试验，但疲劳试验需患者很好地配合，以鉴别是真正的肌无力还是非器质性疲劳。

4) 吞咽困难：可由唇、舌和咽部肌无力引起，患者进食时有时用手托下颌对抗重力，转头可使部分吞咽困难有所改善，因可使增宽的咽喉部变窄。进食液体从鼻腔反流是腭肌无力的表现，吞咽后呛咳也是吞咽功能障碍的症状，研究显示早期球肌无力患者不能快速吞咽20mL水。严重吞咽障碍的患者可出现流涎、气哽和通气不足等。舌肌无力患者不能伸出舌和伸舌至上唇系带，可检查患者能否将舌顶住一侧颊肌并抵抗阻力。咀嚼肌无力可检查患者咬肌，常规检查可让患者咬压舌板或嘱患者反复有力张闭口直到听到咂嘴音(咀嚼肌无力征)，张闭口试验通常是30秒内做100次。

5) 发音困难：由声带肌无力引起，可以伴发吞咽和构音困难或眼睑下垂，也可以是首发或主要症状。患者表现为第一句话或者第一个单词可以发声，声音逐渐减弱直至消失，通过纤维喉镜直视下新斯的明试验和嗓音学分析可以确诊。

6) 耳鸣和听力障碍：较少单独发生，多与眼睑下垂、吞咽困难伴发，眼睑下垂等症状加重时，耳鸣与听力障碍同时加重，反之亦然，推测与镫骨肌受累无力有关。新斯的明注射后听力增加，耳鸣消失，近年来类似症状的临床报道增多。

(2) 肢体肌、躯干肌和呼吸肌

1) 重症肌无力患者肢体肌无力较常见，15%～20%的重症肌无力患者的首发症状是上肢、手或下肢无力，约1/3的30岁以下患者首发症状为肢体无力，特别是下肢无力；可能因年轻患者这些肌群负荷较多，如运动锻炼；患者不能维持上肢位置或不能反复抬举上肢，如洗晾衣服、钉钉子或洗头等动作；偶有患者1个或数个手指伸指无力，以4、5指多见，常常引起诊断困难，甚至误诊为周围神经嵌压综合征。有以呼吸困难为首发和主要症状，眼睑下垂较轻而下肢无力常引起猝倒，有的患者从楼梯摔下后就诊而被诊断为重症肌无力。如果患者首发表现为肢体或躯干无力，大多有易疲劳感和肢体沉重感，患者觉得这种疲劳感和沉重感与劳累后的正常疲劳感不同，但休息后可好转。临床可由疲劳试验证实。

2) 一些患者背部和肢带肌疼痛，通常在休息后或治疗后消失；也有误诊为椎间盘脱出、关节炎或者风湿病，可能与这些肌群的无力和疲劳产生过多乳酸有关。慢性疼痛并非重症肌无力的特征，极少数重症肌无力患者可能有与胆碱酯酶抑制剂和环孢素无关的痛性痉挛，应用苯妥英钠、卡马西平等治疗有效。

3) 重症肌无力患者以呼吸肌及其他躯干肌无力首发者较少见，但发病较严重，常需重症监护、机械通气，在患儿可较快进展为全身型，常伴感染或麻醉时箭毒作用，有报道一些患者有短暂的意识改变，伴吸气性喘鸣，提示病情较重，有生命危险。通气障碍常需急诊住院。

(3) 有平滑肌受累的报道，表现极似肠梗阻，手术剖腹探查未找到病灶，新斯的明注射后可正常排出大便，患者还伴有味觉丧失、复视和呼吸困难。

(4) 有全身型 MG 合并帕金森病 (PD) 的报道，该例是在 MG 基础上并发原发性 PD，表现为当增加胆碱酯酶抑制剂剂量时，加重 PD；另一方面，加量左旋多巴致 MG 加重，使得治疗非常棘手。至今全世界共有 12 例 MG 与 PD 共病的报道，其中 PD 合并 MG10 例，MG 合并 PD2 例，并有 3 例使用溴吡斯的明加重 PD 病情及 1 例苯海索诱发 MG 的报道。

(5) 重症肌无力全身型伴有特发性甲状旁腺功能减退，有 2 例伴有非常相似手足搐搦的症状的 MG 患者，最后均诊断为甲状旁腺功能减退 (IHP) 伴 MG，治疗效果良好。两个患者均有反复吞咽困难、言语费力或有呼吸困难、四肢乏力，新斯的明试验 (+)、单纤维肌电图 (+)、肌电图重复电刺激 (+)。均有突发四肢抽搐伴呼之不应，诊断为“癫痫”。在当地医院查血钙低，予补钙处理效果不佳。脑电图提示在过度换气后出现少量尖－慢复合波。予卡马西平、丙戊酸钠、溴吡斯的明等治疗后症状缓解。其中一例伴双手鸡爪样抽搐、智力下降、反应迟缓、理解力下降、双眼视力下降，在眼科中心诊断为“白内障”，行左眼晶体置换术。家族中其外祖母及舅公亦在年轻时就出现“白内障”。影像学检查双侧尾状核、豆状核、丘脑及小脑齿状核钙化。心电图提示 Q ～ T 间期延长，甲状旁腺素为 0pg/mL。予 α-D3、钙尔奇 D 补钙后血钙回升，未再出现手足抽搐，肌酶逐渐下降至正常。进行胸腺切除术，术后病理为胸腺增生。术后追踪复诊 1 年，维持服用溴吡斯的明、钙尔奇、丙戊酸钠等药物，临床症状完全缓解，血钙维持在 1.9mmol/L 以上，一直无抽搐发作。

(6) 下列程序可测量肌力和耗竭能力：患者在休息状态下测定相应肌群肌力，可用手提测量计放置在固定位置测定，正常人中等强度劳动后通常不影响肌力。

中等强度劳力标准是：①上肢、手与手指水平前伸，保持 3min 无震颤；应给予患者一些鼓励；无力可引起抖动或上肢逐渐下移，如力弱轻微，3min 后应再次测定；该试验敏感性高，但特异性不高，其他神经肌肉疾病患者也不能维持上肢前伸 1min，但试验前后肌力无变化。②可用握力计测定反复收缩前后的握力。③下肢可测定反复下蹲站起，老年患者可从标准椅子上反复从坐位至站起 20 次，不能用手扶助。④用足尖和足跟走路至少 30 步。⑤卧位伸直抬腿 45° 至少 1min。⑥肺活量和气流峰值测定应给予正常量 5 次，如果有嘴唇和软腭力弱，则难以完成；大部分全身型重症肌无力患者虽无呼吸困难，但肺活量及其他呼吸参数降低，甚至约 40% 的眼肌型患者肺活量也降低。对大部分患者，肺活量和气流峰值测定是随访的有效工具，简便易行。

以上试验可定量分析，部分可在家中检测评估，以明确患者症状的日常和周期性波动。根据患者的陈述，其他试验也可选择，以获得休息和劳力后肌力变化，评估对治疗的反应。

7) 肌萎缩：极少数全身型重症肌无力患者可有轻度肌萎缩，腱反射多正常，平滑肌和心肌一般不受累。部分患者受累肌可有轻度疼痛，但疼痛并非本病的重要主诉，但是在疾病的过程中疼痛表现在无力的肌肉。然而，重症肌无力患者虽可有肌萎缩，但对重症肌无力的肌萎缩存有争论，有学者认为应将其归类为表现为肌病、神经病或眼肌麻痹的重症肌无力综合征，重症肌无力患者也可能伴肌病、神经病或神经肌病。Osserman 报道伴肌萎缩的重症肌无力患者占 5%，但伴肌萎缩的重症肌无力患者活检病例，病理组织学变化与多发性肌炎或肌营养不良无法区别。从临床角度看，局部肌萎缩患者可占 6% ～ 10%，如果将持久性眼肌麻痹也包括在内，其比例会更高。舌肌萎缩较常见，肢体萎缩主要为肩部肌、前臂肌 (伸指肌) 和足伸肌，球部肌萎缩也较常见，部分为 MuSK 抗体阳性的重症肌无力患者。

第四节　重症肌无力诊断与鉴别诊断

重症肌无力的诊断既简单又困难，简单的是眼睑下垂显而易见，困难的是如果没有眼睑下垂，所有的肌无力表现都因为波动性而变得隐匿，容易被人忽视，尤其以眼部以外的肌肉无力为首发症状时，常因难以判断而导致误诊。同样眼睑下垂和肌无力也可以是其他疾病的表现。因此，诊断与鉴别诊断十分重要。

一、诊断

根据部分或全身骨骼肌易疲劳，波动性肌无力，活动后加重、休息后减轻和晨轻暮重等特点，体检无其他神经系统体征，低频重复电刺激波幅递减、微小终板电位降低及单纤维肌电图显示颤抖增宽或阻滞，胆碱酯酶抑制剂治疗有效和对箭毒类药物超敏感等药理学特点，或伴有和不伴有血清乙酰胆碱受体抗体 (AChR-Ab) 增高等可确诊。

疾病早期具有诊断意义的体征包括眼睑下垂、复视、说话费力、吞咽困难和轻度肢体肌无力等。骨骼肌持续活动后容易出现疲劳，如凝视天花板可加重眼睑下垂，凝视或阅读 2 ～ 3min 后出现复视，稍休息后可恢复。诊断困难病例可采用疲劳试验、腾喜龙或新斯的明试验、血清 AChR-Ab 测定、单纤维肌电图和神经重复电刺激检查等来帮助确诊。在这些诊断标准中，新斯的明试验阳性是最重要的。

二、鉴别诊断

（一）与眼畸形 MG 鉴别

1. 眼睑痉挛和 Meige 综合征

Meige 综合征是由法国神经病学家 HenryMeige 首先描述的一组锥体外系疾病。主要表现为双眼睑痉挛、口下颌肌张力障碍、面部肌肉不自主运动。此病中老年女性多见，多以双眼睑痉挛为首发症状，眼睑下垂和眼睑无力也很多见。部分由单眼起病，渐及双眼。其余首发症状有眨眼频率增加和其他部位的张力障碍（主要在颅颈部）。眼睑痉挛在睡眠、讲话、唱歌、打呵欠、张口时改善，可在强光下、疲劳、精神紧张、行走、注视、阅读和看电视时诱发或加重。严重的患者主诉为双眼无法睁开，但没有眼球活动障碍，新斯的明试验可鉴别。

2. 动眼神经麻痹

动眼神经为第Ⅲ对脑神经，由运动核群和副交感核群组成运动核群支配眼外肌，副交感核群支配瞳孔括约肌和睫状肌。因此当动眼神经麻痹时其临床症状主要分为两组：眼外肌麻痹以及瞳孔的变化。临床上表现为上睑下垂、外斜视、复视、瞳孔散大、对光反射及调节反射消失。在诸多症状之中，以上睑下垂、复视为多见。眼肌型 MG 亦常常有该种表现，因此常需将两种疾病相鉴别。动眼神经从中脑中线两侧的神经核发出后，运动核群的纤维向腹侧放射，经过红核，由大脑间窝穿出，在大脑后动脉和小脑上动脉之间穿过后，与后交通动脉平行，向前经过蝶鞍两侧海绵窦的上部达眶上裂入眼眶，支配眼外肌。副交感核群发出的纤维伴随运动纤维走行，常走行在运动纤维的周围，在眶上裂处离开运动支进入睫状神经节，节后纤维支配瞳孔括约肌和睫状肌，因其走行较远，邻近结构较复杂，所以动眼神经本身及邻近结构病变均可导致动眼神经麻痹，出现上述症状。临床上较多见的几种病因包括：颅内动脉瘤、糖尿病性动眼神经麻痹、痛性眼肌麻痹以及脑干病变等，但是不同原因引起的动眼神经麻痹特点不一，如颅内动脉瘤多为单侧动眼神经麻痹起病，有发作突然、反复发作，及头痛（尤以内眦部疼痛多见），且早期出现瞳孔散大等特点。虽眼肌型 MG 也可单侧眼外肌受损先出现，但一般亚急性或慢性起病，无瞳孔受累表现，以上特点可资鉴别。糖尿病性动眼神经麻痹，多是由于长期的高血糖致微血管病变，神经缺血、缺氧、代谢紊乱，最终致包括动眼神经在内的较多周围神经损害。因此，糖尿病性动眼神经麻痹常伴有其他周围神经损害的表现，如肢端麻木、展神经同时受累等可能。但是由于糖尿病引起动眼神经麻痹常不受累眼内肌（这是因为糖尿病性动眼神经麻痹主要受累神经的中央部分脱髓鞘，不受累动眼神经的外周纤维，而支配瞳孔的神经纤维走行于神经上方周边部，故不出现瞳孔改变），故瞳孔大多相对保留而无受累，此点更增加了与眼肌型MG鉴别的难度，但前者可借助无晨轻暮重、病态性易疲劳的特点以及胆碱酯酶抑制剂治疗无效等予以鉴别。

3. 痛性眼肌麻痹

又称Tolosa-Hunt综合征，是一种非特异性肉芽肿病变，可受累海绵窦、眶上裂或眶尖部。临床多表现为急性或亚急性起病，以单侧眼肌麻痹和三叉神经第一支分布区感觉减退为主要表现，伴一侧球后或眼眶剧烈疼痛，有时也可出现瞳孔和视神经受累，该病症状一般持续数天或数周，有自发缓解的倾向。但该病变面部感觉多同时受累，且病变可以以不同神经支配来解释，故可据之与眼肌型MG相鉴别。

4. 眼咽型肌营养不良(OPMD)

多以双上睑下垂为首发表现，主要表现为眼外肌瘫痪和吞咽困难，部分患者出现四肢近端无力。病情缓慢进展，数年后出现其他眼外肌麻痹。但复视并不多见，四肢近端肌肉无力，但一般发生在病程的晚期。是一种成年发病的常染色体显性或隐性遗传性骨骼肌疾病，位于14q11.2-q13的多聚腺苷酸结合蛋白(PABPN1)基因第1外显子出现GCG异常扩增或GCA插入而发病。在实验室检查以及特殊检查方面，该病患者血清肌酸激酶测定可有轻度升高。病理改变特点是肌核内出现栅栏样细丝包涵体伴随肌纤维内镶边空泡形成，发现PABPN1基因异常和核内栅栏样包涵体是诊断OPMD的金标准。肌电图的特点是肌源性损害，神经源性骨骼肌损害也偶有报道。我国也有该病基因研究，是否也存在肌核内包涵体以及神经源性骨骼肌损害有待确定。肌电图出现短时限、低波幅电位，多相电位增加，大力收缩时呈干扰相，但也有部分患者肌电图正常。该疾病总体病程呈良性过程，进展缓慢，一般不影响寿命。眼肌型MG虽亦多以眼睑下垂为首发表现，但多伴有复视，易疲劳性，且一般血清肌酸激酶无变化，肌电图以及重频试验有特征性变化，新斯的明试验阳性可与之区别。

5. 脑干病变

脑干的范围比较广泛，包括中脑、脑桥和延髓。脑干是大多数脑神经的发源地，脑干体积不大，但聚集的神经核团以及脑神经较多，故脑干病变多有脑神经受累的表现，尤其是动眼神经核团聚集的中脑，任何原因引起的该处病变多少都会有一定的眼征表现。脑干病变以脑干肿瘤、出血和梗死为多见，亦可出现脑干脑炎、多发性硬化、脑囊虫等可能，脑干肿瘤如影响动眼神经即可以出现类似眼肌型MG的上睑下垂、复视等情况，但除此以外多有慢性进行性头痛等颅高压甚至意识水平的改变，而眼肌型MG一般无上述表现；至于脑干的血管性病变，除受累的脑神经表现外，一般会伴有锥体束、共济运动、意识水平等方面的受累，临床查体时多有病理征，这些特点可与眼肌型MG相鉴别；脑干脑炎是指发生于脑干的炎症，目前病因和发病机制多不明确，可能为病毒感染或炎性脱髓鞘，临床上常有明确的前驱感染病史，急性或亚急性起病，主要表现为多脑神经损害、共济失调、锥体束征和意识障碍。该病多为良性单相病程，无波动性进展，一般无反复发作；在多发性硬化，有时影响脑干部的内侧纵束而表现出复视等症状，需与眼肌型 MG 相鉴别，但该疾病多伴有肢体麻木无力和视力下降等表现，且病情缓解 - 复发反复出现，影像学 (头颅 MRI) 有特征性表现，典型表现为头颅 MRI 上 T1WI 为低或等信号，T2WI 为高信号的脑室周围白质内的与大脑长轴和侧脑室呈垂直排列的卵圆形或条状病灶，可伴有胼胝体和脑萎缩，而脑干内病灶则无特异性。可依据特征性的影像学表现及临床特点鉴别。

6. 先天性眼睑下垂和老年性睑下垂

从病史和年龄就能很好鉴别。患者症状无晨轻暮重，新斯的明试验阴性。

7. 霍纳综合征

霍纳综合征是颈交感干受损的表现。患者表现为病灶侧眼裂变小，而非眼睑下垂 (霍纳综合征眼裂小，眼睑并没有覆盖角膜，而重症肌无力眼睑下垂有覆盖角膜)，瞳孔缩小，眼球凹陷，还伴有一侧面部无汗，面色红润而干燥，鼻黏膜充血及鼻道阻塞，眼内压降低等症状，患者中枢神经系统有病损 (如脑干，C_8 ～ T_2 脊髓等)，而症状并没有波动。

(二) 与面肌无力鉴别

1. 各种周围性面瘫

指各种原因，如感染、神经系统疾病、先天性疾病、肿瘤、外伤以及系统性疾病等引起的，表现为单侧或者双侧完全性或不完全性面部表情肌弛缓性瘫痪，静态时额纹、眼裂、鼻唇沟、口角不对称，动态时颦额、皱眉、闭目、耸鼻、龇牙、噘嘴等面部表情表达障碍，有时会出现耳后和面部的麻木、疼痛，以及同侧泪液和唾液分泌减少、舌前 2/3 味觉减退、听觉过敏等，其中以贝尔面瘫为最多见，该种周围性面瘫多为单侧性，与面肌无力型 MG 的双侧性面瘫以及渐进性受累延髓肌无力，如吞咽困难、饮水呛咳及四肢近端肌肉无力尚可鉴别。

但是一些感染性、自身免疫性 (如结节病) 以及外伤性疾病也可引起双侧周围性面瘫，此时与单纯仅受累面肌的面肌型 MG 临床鉴别时会存在一定的难度，但前几种疾病临床相对少见，且亦有其特征性的其他临床表现，一般无波动性、病态性疲劳等特点，临床可借此帮助鉴别。

2. 吉兰 - 巴雷综合征

吉兰 - 巴雷综合征 (GBS) 是一类免疫介导的急性炎性周围神经病，包括多种亚型，其中以急性炎症性脱髓鞘性多发性神经根神经病 (AIDP) 为最多见；据报道，约有 27% ～ 50% 的吉兰 - 巴雷综合征患者伴有面神经麻痹，其中约有 50% 的患者为双侧面神经麻痹，若此时以双侧面神经麻痹为首发表现，并且没有四肢肌力下降，其临床表现相对不典型，与面肌无力型 MG 的症状非常相似，容易误诊，但前者多急性、亚急性起病，一般有前驱感染病史，且病程相对呈自限性，多于 2 周左右达高峰，4 周左右有自发缓解的趋势，最关键的是，患者多有特征性的脑脊液改变以及电生理变化，而面肌无力型 MG 一般无自发缓解现象，实验室检查及电生理学检查亦不支持。

（三）与延髓肌无力的鉴别

延髓麻痹是常见的咽喉肌及舌肌麻痹综合征，多见于由于舌咽、舌下和迷走神经以及核的下运动神经元病变，如进行性延髓麻痹、吉兰－巴雷综合征等所致的真性延髓麻痹，以及由于双侧皮质脑干束损害所致的假性延髓性麻痹，当然也可见于由延髓神经支配的肌肉病变所致的称为肌源性的延髓麻痹，上述3种延髓麻痹有其共同的临床表现，如声音嘶哑、饮水呛咳、吞咽困难及构音障碍等，临床上延髓肌无力的MG按上述分类属于肌源性延髓麻痹，而以延髓肌无力为首发症状者占MG总数的5%～15%，其除上述共有的延髓麻痹表现外，一般常伴有表情肌和咀嚼肌无力症状，表现为兔眼、表情淡漠、苦笑面容、鼓腮和吹气无力等，并且病情进行性加重，晚期可出现咽反射消失，但一般无感觉障碍、无肌肉萎缩及锥体束损害表现；而真性延髓麻痹除共有的表现外，可伴咽部感觉缺失，咽反射消失或减弱，舌肌萎缩及震颤等表现；相对应的假性延髓性麻痹，一般指双侧皮质脑干束受累所带来的支配球部肌的上运动神经元的受累，除共有表现外，一般常伴掌颏反射亢进，强哭、强笑等双侧上运动神经元受累表现，同时咽部感觉及咽反射一般无受累，亦无舌肌萎缩和震颤等表现，临床上可根据上述特征以资鉴别。

（四）与四肢无力和呼吸肌无力的鉴别

1. 多发性肌炎

多发性肌炎 (PM) 是指各种原因引起的骨骼肌群的间质性炎性改变和以肌纤维变性为特征的综合征，主要临床表现为受累骨骼肌无力，继之产生肌肉萎缩。如病变局限于肌肉，则称为多发性肌炎，病变同时受累皮肤称为皮肌炎 (DM)。PM发病年龄多在30～60岁 (DM在儿童和成年人中均可发病)，以女性多见，病前多有感染或低热，主要表现为亚急性至慢性进展的对称性近端肌无力，在数周至数月内逐渐出现肩胛带和骨盆带及四肢近端无力，表现为蹲位站立和双臂上举困难，颈肌无力者表现为抬头困难，如呼吸肌受累，可有胸闷及呼吸困难；部分患者可因咽喉部肌无力而表现为吞咽困难和构音障碍；而皮炎可在肌炎前或与肌炎同时出现，肌无力表现与PM相似，但有其特征性的皮肤改变：面部呈蝶形分布于双侧颊部和鼻梁的紫色斑疹，在眶周、口角、颧部、颈部、前胸、肢体外侧、指节伸侧和指甲周围的红斑和水肿，尤以上睑部淡紫色红斑和水肿最为常见。DM因有特征性皮肤改变，故与四肢无力和呼吸肌无力的MG可很好鉴别，但PM在症状以及起病方式上同MG均非常相似，并且一般感觉障碍不明显，腱反射通常不降低，上述诸多表现均容易与MG相混淆，临床上需多加注意，所幸的是PM一般在肌无力的同时伴有肌肉关节部疼痛、酸痛和压痛、肌肉萎缩等表现，并且实验室检查以及特殊检查方面也可提供鉴别点，如PM急性期可有血白细胞增多、血沉加快，肌酸激酶、乳酸脱氢酶、谷草转氨酶、谷丙转氨酶等血清酶活性明显增高，24h尿肌酸增加等，肌电图可见自发性纤颤电位和正相尖波，即以肌源性损害为主，当然对鉴别最直接的证据是PM的肌肉活检结果，有其特征性改变。

2. 脊髓病变

引起四肢肌无力以及呼吸肌无力的脊髓病变，临床上多同时伴有相应的感觉系统受累以及自主神经功能受累表现，如根痛、感觉异常、感觉缺失 / 减退、大小便障碍等，且多有双侧病理征阳性表现，根据情况不同，可有不同的起病方式，如急性脊髓炎急性或亚急性起病，有前驱感染病史，而脊髓压迫可慢性或亚急性起病，无明显波动性、病态疲劳性肌无力的特点，影像学上有相应改变，而四肢肌无力和呼吸肌无力的 MG 无上述表现。

3. 周期性瘫痪

周期性瘫痪为一组发作性肌肉力弱疾病，大部分与血钾水平的改变有关，临床比较常见，根据血钾水平，一般分为低钾型、高钾型以及正常血钾型 (目前对于是否存在正常钾型周期性瘫痪仍存在争论)，其中以低钾型周期性瘫痪为多见，任何年龄均可发病，但以 20 ～ 40 岁青壮年期发病居多，男性多于女性；诱发因素为过度劳累、剧烈运动、饱餐、寒冷、感染、创伤、情绪激动、焦虑、月经，一般易于在饱餐后或剧烈活动后的休息中发病，一般在夜间入睡后或清醒时发现麻痹，无力常始于下肢，双侧对称，逐渐波及上肢。瘫痪以肢体为主，近端重于远端，下肢重于上肢，患者常诉有患肢的疼痛和麻木等异常感觉，但客观感觉无障碍，深、浅感觉均正常。部分患者合并自主神经功能障碍，如气短、心悸等。严重病例可受累呼吸肌或因严重的心律失常而死亡；该病多急性突发起病，可反复发作，一般无呼吸肌受累表现，无症状的波动性可鉴别。

4. 吉兰 – 巴雷综合征

临床上多见的仍是以四肢肌无力为首发或主要表现，肌无力为弛缓性瘫痪，多数患者肌无力从双下肢向上肢发展，数日内逐渐加重，少数患者病初呈非对称性；肌张力可正常或降低，腱反射降低或消失，而且经常在肌力仍保留较好的情况下腱反射已明显降低或消失，并且无病理反射；有典型的脑脊液蛋白 – 细胞分离改变；通常伴有呼吸肌受累的 GBS 患者临床症状严重，症状呈持续性，新斯的明试验阴性，需辅助通气，虽然与肌无力危象的 MG 比较相似，但 MG 患者的呼吸困难有波动性，新斯的明试验阳性。

5. 进行性肌营养不良

X 连锁隐性遗传疾病，基因定位于 Xp21，病理改变有肌纤维坏死和再生肌膜核内移。50% 男性发病，女性为致病基因携带者。患者 3 ～ 5 岁起病，走路慢，易跌倒；12 岁左右不能走路；20 ～ 30 岁死亡。表现特有的体征：鸭步、Gower 征、翼状肩胛、腓肠肌假性肥大，伴有心脏、智能障碍，易于诊断。新斯的明试验可以排除。

(五) 相关疾病的鉴别

1. 肌无力综合征 (Lambert-Eaton 综合征)

50 岁以上男性患者居多，约 2/3 伴发癌肿，特别是小细胞肺癌。患者以四肢无力为主，下肢症状较重，脑神经支配的肌肉通常不受累，无明显的晨轻暮重，当患者做短暂的肌肉收缩时肌力可增强，持续收缩后又呈病态的疲劳是其特征性表现。在做重复神经电刺激时可见低频刺激时波幅降低，而高频刺激时波幅增高，血清 AChR-Ab 不高，胆碱酯酶抑制剂无效可与 MG 鉴别。

2. 先天性肌无力综合征 (CMS)

先天性肌无力综合征是由于神经肌肉接头处的突触前、突触和突触后缺陷，导致神经肌肉传递障碍，而产生的一组临床表现相似的肌无力疾病。常发生于新生儿或 2 岁以前的幼儿，可发生于成年人。临床上极少见，发病率低于 1/50 万，且其临床表现与重症肌无力相似，易被误诊为重症肌无力。CMS 按其临床及遗传特征可分为 3 型：

(1) 家族性婴儿型重症肌无力 (FIMG)，FIMG 患者在新生儿表现为一过性波动性上睑下垂、哭声低、吸吮无力、喂食困难及可能发生的呼吸窘迫。婴儿早期可有不同程度的眼肌麻痹和眼睑下垂，伴有轻至中度的肌无力，呈阵发性加重，导致呼吸窘迫和呼吸暂停。在生命后期，患儿表现为眼肌麻痹、波动性上睑下垂，轻至中度的延髓麻痹和肢体肌无力。

(2) 家族性肢带肌无力。

(3) 重板乙酰胆碱酯酶缺乏症 (EAD)。

CMS 可分为常染色体显性遗传 (AD) 和常染色体隐性遗传 (AR) 两种遗传方式。EAD 患者多数在新生儿或婴儿起病，发病年龄为 0～2 岁。表现为中度至重度的全身性肌无力，可逐渐加重，瞳孔对光反射迟钝，哭声低，吮吸无力并逐渐加重；可有新生儿呼吸窘迫、运动发育迟缓，面肌、颈肌、四肢和躯干肌无力，活动后加重，易疲劳，可有眼外肌麻痹；患儿短时间站立后多出现腰背弯曲，随着年龄的增长可出现脊柱侧凸。AChR 抗体阴性。AChR 缺乏则多在出生时或婴儿早期发病，表现为全身性肌无力。

婴儿期及幼儿期出现肌肉易疲乏无力的患者均应考虑先天性肌无力综合征存在的可能。正常肌电图通常能够发现神经肌肉接头传导受损，尤其是对于那些已经发生病变的肌肉。低频重复神经电刺激 (2～3Hz) 引起复合肌肉动作电位波幅递减，对诊断神经肌肉接头信号传递功能障碍有帮助，但该方法的敏感性比单纤维肌电图差，复合肌肉动作电位波幅递减也可以见于其他疾病，而单纤维肌电图呈异常纤颤和阻滞常表明神经肌肉接头信号传递有缺陷。特征性的肌电图是单次刺激后出现重复的复合肌肉动作电位，在慢通道型先天性肌无力综合征患者中常见；但在 AChR 缺乏综合征患者和先天性多重关节轻度挛缩患者比 AChR 缺乏综合征患者更典型，并可出现其他少数基因变异。根据临床特征的不同，可以精确地推断出与之相关的目的基因和它的发病分子机制。因此，通过肌电图检查、临床表型分析以及肌肉活检，电子显微镜可以清楚地显示出突触超微结构，为明确疾病是突触前膜型还是突触后膜型提供了证据。碘或荧光素标记的神经毒素，如银环蛇毒素与乙酰胆碱酯酶结合后就可以显示出其分布情况及数量。同样，免疫组织化学可以用来研究终板处的乙酰胆碱酯酶情况。对治疗的反映情况可作为疾病诊断的佐证，获得重要的诊断依据。尽管如此，患儿的肌电图检查、肌肉活检与电子显微镜检查由于不能合作或病理诊断水平的制约，获得检查结果都是比较困难的。

对所有先天性肌无力综合征，注射腾喜龙后患者出现一个短暂的好转，也可能出现误诊，所以应该通过用检测 AChR 或 MuSK 抗体的方法来排除由自身免疫因素导致的重症肌无力。如果父母或家族中其他成员有发病情况，那么首先应该考虑是遗传因素造成，而不是免疫因素引起。重症肌无力在出生后 1 年以内发生是罕见的。尽管大多数先天性肌无力患者在婴儿期及幼儿期首次发病，并呈现出隐性遗传，其中一个显著的例外是慢通道肌无力综合征，可以分别在婴儿和成年人发病，且通常是常染色体显性遗传。另外，先天性肌无力综合征中的晚发型与 RAPSN 或 DOK7 的变异有关。

第五节　MG 的治疗

一、治疗原则

(1) 为患者设定目标治疗的方案，如眼肌型以药物治疗为主，药物疗效不佳时，选择胸腺手术治疗；全身型首选手术治疗；所有术后患者均要接受系统的治疗。

(2) 系统药物治疗首选胆碱酯酶抑制剂，增加 NMJ 处 ACh 释放及肌肉反应性。

(3) 胆碱酯酶抑制剂治疗缓解不充分者需开展免疫治疗，调节免疫紊乱，降低血清 AChR-Ab 水平，包括免疫抑制剂，如糖皮质激素或细胞毒性药物和抗胸腺淋巴细胞血清等，以及应用大剂量免疫球蛋白、血浆置换、胸导管淋巴引流、淋巴 (细胞) 置换、诱导抗个体基因型抗体等。

(4) 个体化治疗，如单纯眼肌型可用糖皮质激素门诊治疗，全身型首选住院治疗密切观察预防窒息和呼吸困难的发生。

(5) 防止使用 ACh 释放抑制剂，如肌松剂；禁用神经肌肉接头传导阻滞剂，如吗啡等。

(6) 危象患者应根据患者的情况合理选择上述治疗，同时包括抗感染、营养治疗和伴发的各种内科问题的处理。

二、MG 的对症治疗

胆碱酯酶抑制剂抑制胆碱酯酶活性，增加 NMJ 突触间隙乙酰胆碱 (ACh) 含量而改善症状，但不能影响疾病进展。胆碱酯酶抑制剂是 MG 治疗的一线药物，用于除 MuSK 抗体阳性的 MG(MMG) 以外的所有患者。

临床应用最广的是溴吡斯的明，一般起始剂量为 30 ～ 60mg，每 3 ～ 6h1 次，根据症状调整间隔时间。不良反应常有恶心、呕吐、腹泻、腹部绞痛、流涎、多汗、心动过缓、头痛、流泪、瞳孔缩小和肌肉痉挛等，胃肠不适是最常见的不良反应，均可用阿托品拮抗，还可影响凝血系统导致出血倾向。药物过量可导致肌无力加重伴肌束震颤，甚至出现胆碱能危象。肌肉抽搐可使患者特别困扰，控制焦虑有助于减轻症状。溴吡斯的明常不能改善延髓支配肌，如吞咽功能或呼吸肌功能，可能主要由于过多的黏稠唾液或呼吸道分泌物使病情加剧，因此，对延髓肌或呼吸肌受累的MG患者应减量或间断使用溴吡斯的明，此时减量常可改善吞咽困难和呼吸肌麻痹症状。

目前胆碱酯酶抑制剂的研究热点是寻找作用时间更长、对乙酰胆碱酯酶作用更具特异性的新型制剂。

三、免疫治疗

(一)短期免疫治疗

对于急性进展的MG、MG危象或术前准备等情况，常用大剂量免疫球蛋白静脉滴注和血浆置换进行短期高效的免疫治疗，尽快缓解症状，改善预后。

1. 大剂量免疫球蛋白静脉滴注(IVIG)

可能通过竞争自身抗体，干扰AChR-Ab与ACh结合及干扰T细胞抗原识别等机制。通常在5日内起效，持续时间数周至2个月。IVIG用于MG急性期或危象，作为减少长期口服免疫抑制剂用量的辅助治疗或尝试用于疗效不佳或不能耐受者，其作用已被普遍肯定。标准方案为400mg/(kg·d)，连续5天为1个疗程。其反应常见但较轻微，严重不良反应少见。早期可出现寒战、肌痛与胸痛，也可发生头痛、无菌性脑膜炎、高凝状态、肾脏损害等，IgA选择性缺乏者易出现过敏反应。使用前评估患者的状态，疗程中应密切监测肌酐及血尿素氮。

2. 血浆置换(PE)

通过正常人血浆或血浆代用品置换患者血浆，降低外周循环中AChR-Ab水平，并促使与NMJ结合的抗体解离。通常1周起效，持续作用1～3个月。PE用于急重症MG患者或手术准备的短期治疗已得到普遍认可。PE与IVIG的适用范围相似，大多数临床试验认为两者的疗效无显著差异，IVIG可能副反应更少些，花费也少些PE对某些IVIG抵抗的MG患者可能有效，对MMG患者的疗效优于IVIG，改善呼吸肌功能疗效更好。通常用法为每次50mL/kg或2L置换液，每周1～2次，连用3～8次。不良反应包括低血压、柠檬酸盐所致低钙性感觉异常、静脉穿刺感染和血栓等并发症，反复行PE还可能导致出血倾向。

近来利用免疫吸附树脂的免疫吸附血浆置换(IA)，用对AChR-Ab有特殊亲和力的配体制备的过滤柱，特异性地去除MG患者血浆中的AChR-Ab。IA与通常的PE法相比临床疗效无显著差别，但不良反应少且具有特异性清除抗体的优势，对AChR-Ab清除率高，IgA和IgM清除率低，可使MG症状得到稳定改善。

(二)长期免疫治疗

主要包括糖皮质激素及非激素免疫抑制剂，通过长期抑制免疫反应治疗MG，达到诱导和维持缓解的目的。尽管多为非特异性免疫治疗，但目前免疫抑制剂在大多数MG患者疗效较好。

1. 糖皮质激素（以下简称激素）

可抑制 AChR-Ab 的合成，增加突触后膜 AChR 的数量，并对免疫系统有广泛的抑制作用。激素是目前最常用、起效最快的一线药物，用于胆碱酯酶抑制剂不能完全改善的或中重型 MG 患者，病情迅速进展者，或胸腺切除围术期的免疫抑制治疗，还可延迟或阻止眼肌型 MG 向全身型进展。患者合并呼吸肌无力或延髓症状时需要免疫抑制剂治疗，通常首选糖皮质激素。患者需被告知预期的并发症，知晓和签署知情同意书。有些患者不同意接受激素治疗，将会减慢治疗速度。

临床可根据患者的病情选用不同的治疗，主要是两类方案。

(1) 大剂量冲击疗法＋小剂量维持：适于住院治疗的重型病例，先给予甲泼尼龙 (MP)1000mg，静脉滴注 / 连用 3 ～ 5 天；随后根据病情可改为甲泼尼龙 40 ～ 80mg，静脉滴注，连用 7 ～ 10 天；病情稳定后给予泼尼松 60 ～ 80mg，每晨顿服，当症状基本消失后缓慢减量至隔日顿服泼尼松 40mg，维持 1 年以上。部分患者在使用激素早期可出现短暂的症状加重，病情恶化出现于治疗的第 1 ～ 14d，为此可辅以 PE 或 IVIG 等短期治疗方案，最简单的方法是暂停激素。

(2) 小剂量隔日递增疗法：泼尼松 5 ～ 10mg，隔日起始，以每周 5 ～ 10mg 缓慢递增至隔日 60 ～ 80mg 或获得满意疗效，数月后再逐渐减量至维持剂量。此法可防止应用过激的暂时性恶化，但推迟了起效时间，故对非急重症患者推荐此法，且适用于门诊治疗。

MG 患者的标准化激素治疗是长期维持用药，大剂量甲泼尼龙冲击疗法在没有感染的时候可以加速恢复的速度，但有一过性加重的可能，尤其在全身型的患者使用冲击疗法获益尚无证据。大多数患者在 1 个月内开始出现症状持续改善，明显的改善通常发生在 6 个月内。然而，无论采用何种方法治疗，最终都要转换为隔日给药方式以尽量减少并发症。更有学者提倡开始即予 100mg 泼尼松隔日用药。或认为隔日治疗方案是糖皮质激素治疗首选的给药形式。但是隔日给药是将两天的药物总量一日服用，虽考虑到不良反应的问题，在疗效上反映出服药当日症状缓解，未服药日症状加重，患者缓解的速度比每日服药明显减慢，而药物的总量并没有减少，药物的不良反应也相应存在。所以，在治疗的早期不建议隔日疗法，症状完全缓解后药物逐渐减量的过程中应用隔日疗法更为合适。选择早上给药恰可符合清晨生理性皮质醇高峰。长期使用激素需警惕其不良反应，如常见的向心性肥胖和皮肤“妊娠纹”样改变、水钠潴留、钾丢失、高血压、糖耐量异常和骨质疏松等。用药过程中需监测血钾、血糖和血压等，可同时辅助用药降低不良反应发生率，有肝损害患者宜用泼尼松龙代替泼尼松。中山大学附属第一医院王海燕应用儿童生长发育研究的方法，对患儿的发病年龄、骨龄和激素用量以及是否进行过胸腺手术等进行横断面研究发现，儿童重症肌无力发病越早，对生长发育的影响越大，使用激素的累积量越大，对身高的影响越大，而手术本身对患儿的生长发育没有明显的影响。

2. 硫唑嘌呤 (AZA)

可抑制 CD_4^+T 细胞和白介素 -2(IL-2) 受体，从而抑制细胞和体液免疫，还抑制核酸合成以干扰淋巴细胞增殖来影响免疫系统，主要用于激素疗效不佳者，或与激素合用作为激素减量剂。国外报道，AZA 起效慢，4 ～ 12 个月后起效，最大疗效可能在 6 ～ 24 个月取得，若与 PE 合用，AZA 对 AChR-Ab 阳性 MG 患者疗效尤佳。但在中国人 4 周内可见明显疗效或无效 a 标准用量为 1 ～ 3mg/(kg·d)，分次使用。可先给予 1mg/(kg·d)，每隔 1 ～ 2 周逐渐增至有效剂量。AZA 通常耐受性好，不良反应有发热、流感样症状、轻度肝损害、骨髓抑制、增加肿瘤风险 (主要是淋巴瘤)，以及一定的致畸性，计划怀孕的女性和男性应停止使用。用药过程中需监测肝功能与血常规，如 WBC ＜ $3.5×10^9$/L，需减量直至恢复，若＜ $1.0×10^9$/L 或转氨酶水平上升 1 倍则需暂停使用。若治疗前或治疗早期即出现明显的白细胞减少，应检验红细胞内硫代嘌呤甲基转移酶活性。

3. 吗替麦考酚酯 (MM)

主要通过阻断嘌呤合成选择性抑制 T 细胞和 B 细胞增殖。目前推荐作为 MMG 的二线药物，用于硫唑嘌呤控制不佳或不良反应较大的 MG 患者。在美国 MM 已成为治疗 MG 的常用药物。研究表明，MM 可减少糖皮质激素的剂量，改善肌无力症状和降低 AChR-Ab 水平。单纯眼肌型 MG 患者的研究表明，MM 有效且可以耐受。由于起效时间通常在 6 个月之后，激素节省作用出现于 12 个月后，以及价格因素，国人较少选用。标准剂量为 750 ～ 1000mg，每日 2 次，常见不良反应仅为胃肠道不适与贫血，也可能有白细胞减少症及恶变风险增加等。

4. 环孢素

主要作用与硫唑嘌呤相似，阻断白介素 -2(IL-2) 与其受体结合，或干扰相关基因转录，抑制辅助 T 细胞功能。可作为二线药物用于硫唑嘌呤不耐受或无反应的 MG 患者，某些难治性病例亦可能有用。目前推荐起始剂量为 3 ～ 3.5mg/(kg·d)，分 2 次服用；如疗效不明显，2 周后可加量至 5mg/(kg·d)，分 2 次服用。维持剂量 1.5 ～ 2mg/(kg·d)。维持血清环孢素水平在 150 ～ 200ng/L。起效需 1 ～ 3 个月。主要副反应为肾损害与高血压，需长期监测肌酐。环孢素与很多药物之间有相互作用，所以使用时应查询药物的相关信息。

5. 他克莫司 (FK506)

他克莫司是治疗 MG 的有效药物，有较强的抑制活性 T 细胞增殖效应，可抑制骨骼肌细胞 Ryr 介导的钙离子释放，有潜在的促进骨骼肌收缩作用。多项研究发现 FK506 恢复肌力与节省激素的作用较好，且耐受性好，可用于肌无力症状控制不佳者，特别是抗 Ryr 抗体阳性 MG 患者，或作为环孢素的替代物减少其相关并发症。起始剂量为 0.1mg/(kg·d)，分 2 次口服，调整剂量使血浆浓度达到 7 ～ 8ng/mL。其不良反应较少，常见胃肠道不适与感觉异常，有一定的肾毒性和肝毒性，可诱发和加重高血压与糖尿病。

6. 其他

对于单独应用免疫抑制剂或与激素合用均不能控制或不能耐受的难治性 MG 患者，

可考虑环磷酰胺与利妥昔单抗。

(1) 环磷酰胺 (CTX)：主要抑制体液免疫，对 B 细胞有很强的抑制作用。用于难治性 MG 或危象患者，推荐剂量为 100mg/d，连续口服，直至总量达 10g。常见不良反应包括脱发、胃肠道不适、骨髓抑制、出血性膀胱炎、感染、恶变风险增加与潜在的致畸性等。有报道称大剂量环磷酰胺单独使用只有免疫清除性，而没有骨髓清除性，如此可使患者骨髓中的干细胞重新注入免疫系统，达到免疫重建的作用，可尝试于对其他治疗都有抵抗的 MG 患者。中山大学附属第一医院报道，小剂量环磷酰胺联合糖皮质激素治疗激素不敏感型（Ⅰ型或Ⅱ型）重症肌无力是有效且安全的。不同临床类型对环磷酰胺的敏感性不一样，Ⅰ型患者较敏感，达到痊愈所需要的总剂量一般在 4 ～ 8g；而二型患者达到痊愈所需要的总剂量一般在 8 ～ 12g。

(2) 利妥昔单抗：是鼠源性抗 B 细胞 CD20 的单克隆抗体，可通过多种机制清除体内 B 细胞，被推荐试用于难治性 MG。许多回顾分析或病例报道证实利妥昔单抗能改善复杂的难治性 MG 患者的症状，对 MG 患者疗效显著，能降低抗体及免疫细胞水平，减少其他免疫抑制剂用量，是一种很有希望的高效免疫抑制剂，但需要实验室监测 B 细胞，以及价格昂贵、治疗时间长，受到制约。使用剂量一般为 375mg/m^2，一周 4 ～ 6 次，通常在 2 ～ 4 个月起效。初步研究显示其不良反应发生率很低，常见发热、寒战、恶心，以及心律失常、肾毒性和致瘤性等。

3. 造血干细胞

干细胞移植治疗可能起到免疫摧毁和重建的作用，免疫重建过程中有可能排除自身反应性 T 细胞，或诱导产生对自身抗原如 AChR 等的免疫耐受。动物研究显，间充质干细胞 (MSC) 可抑制 AChR 特异性淋巴细胞增殖，反复将 hMSC 静脉输入 EAMG 小鼠体内可特异地降低 AChR-Ab 水平，明显改善症状。干细胞治疗的研究目前仍处在实验室阶段，还有很多的问题没有解决，尚不能在临床使用。

四、胸腺切除术

胸腺切除术可终止持续的抗原刺激、去除分泌 AChR-Ab 的 B 细胞或终止自身反应性 T 细胞产生，可用于治疗几乎所有的从青春期到 55 岁左右的原发性重症肌无力患者。MG 患者伴发胸腺瘤是胸腺切除的绝对指征，对不伴胸腺病变的 MG 患者，目前多倾向发病年龄小于 50 岁且 AChR-Ab 阳性的全身型 MG 患者宜选择胸腺切除，早发的 MG 患者早期行胸腺切除术可加快其缓解机会。AChR-Ab 阴性的 MG 患者不适于胸腺切除，而 AChR-Ab 与 MuSK-Ab 均阴性的早发 MG 患者也适于手术治疗，目前中国人报道的 MuSK-Ab 阳性率很低，因此大多数属于可以手术之列。Olanow 等报道 12 例非胸腺瘤迟发型肌无力患者，经胸腺切除术后 9 例完全缓解，其余 3 例病情也有好转。老年患者胸腺切除术后病情好转程度通常不像青年患者那样明显。

对抗胆碱酯酶药疗效欠佳，且需要继续增加药量的患者，如在发病后 1 ～ 2 年做胸腺切除术，非胸腺瘤患者的术后缓解率可达35%左右，另有50%的患者病情可不同程度好转。若患者在发病1～2年后做手术，病情缓解率将逐年下降。术后最初的几个月疗效果不明显，一般在术后第3年疗效达高峰。术后疗效好的患者，血清AChR-Ab减少甚至完全消失。幼年MG患者的手术疗效也很好，但考虑到胸腺在免疫系统发育中起重要作用，幼儿患者是否选择胸腺切除术还是推迟到青春期以后，要权衡利弊。比如，药物治疗疗效不好的患儿，上眼睑下垂遮住瞳孔，光线不能进入眼底刺激视神经的发育，所导致的弱势称为“剥夺性弱视”，治疗的最佳年龄是3～5岁，错过这个年龄恢复的机会很少。从这个角度来说，符合适应证的儿童手术是非常有必要的。其二，眼睛外观的改变导致患儿心理发育障碍，患儿的性格容易出现内向自卑，不合群、不自信等问题。第三，从幼儿到青春期近十年的时间，患儿由于病态性易疲劳，学习受影响，受教育程度降低，也会影响患儿的一生。此时应该选择手术。相反可以药物维持等待时间再手术。患儿手术最小年龄通常选择3岁，美国芝加哥大学医学院进行胸腺手术的年龄为4岁。胸腺对儿童可能影响生长发育，应谨慎进行。在手术的受益大于创伤时，手术应该成为首选。

胸腺切除有多种术式，不同的手术方法预后相似。胸腔镜下胸腺切除术有创伤小、术中出血少、术后疼痛轻等优点，也有切除不干净等缺点。切除胸腺瘤应扩大范围，尽可能去除颈部及纵隔内胸腺组织异位病灶，经胸骨手术入路更有利于完全摘除胸腺组织。MG胸腺瘤有复发可能，跟踪监测胸腺十分重要。胸腺瘤很少转移，但可局部播散或淋巴结浸润，若肿瘤未被彻底摘除，剩余部分应行病灶放疗或化疗。值得注意的是，胸腺切除可能会影响免疫系统功能，有继发其他自身免疫性疾病或机会致病菌感染的可能，如果患者术前非常虚弱，应先IVIG，然后再做手术，术前应准备呼吸机。

五、治疗方案的选择

（一）首选方案

胸腺切除术，若术后病情明显恶化，可辅以血浆置换、大剂量免疫球蛋白静脉滴注(IVIG)、糖皮质激素和胆碱酯酶抑制剂等治疗。

（二）次选方案

病情严重不能胸腺切除者可用血浆置换或IVIG，配合糖皮质激素，逐渐过渡到单用激素，病情好转且稳定2个月后行胸腺切除术，术后维持原剂量2个月，再缓慢减量2～4年直至停用。

（三）三选方案

不能或拒绝胸腺切除的MG患者，危重者首选血浆置换或IVIG，非危重者首选糖皮质激素治疗，在激素减量过程中可适量加用硫唑嘌呤等免疫抑制剂，减轻反跳现象。

（四）四选方案

不能或拒绝胸腺切除，又拒绝或不能耐受糖皮质激素治疗的MG患者，可选用硫唑嘌呤、吗替麦考酚酯、环孢素、他克莫司、环磷酰胺或利妥昔单抗等免疫抑制剂治疗。

六、改变生活方式

应重视对MG患者的健康宣教及心理疏导，有部分MG患者出于对疾病和经济负担的担忧伴发焦虑抑郁应及时鼓励或心理干预，以增加患者治疗的依从性。训练呼吸肌功能，减轻体重，轻度的体格锻炼对病情不重的MG患者有必要。MG患者使用其他药物时应相当注意，某些药物可能诱发病情加重或危象发生，需要根据病情的变化和药物的作用机制选择不用或慎用，如吗啡；氨基糖苷类、多黏菌素、土霉素等抗生素；青霉胺；γ-干扰素和奎宁、奎尼丁等，在绝大多数情况下禁用，肌松剂在备有呼吸机的气管插管时可以酌情使用。慎用某些β受体阻滞剂，如普萘洛尔和酒石酸；普鲁卡因、异丙嗪、钙拮抗剂、锂盐、含碘增强剂、洛伐他汀和镇静抗焦虑抗抑郁药等，在一些情况下可以使用，但在用药初仔细观察可能出现的不良反应，针对每个患者的不同反应需要及时调整治疗，有严重不良反应及时停用。

患者应该早睡并保证午休，眼肌型少用眼，多用耳，有助于眼肌的休息和减少疲劳，全身型患者禁止剧烈的体力劳动和体育运动。饮食宜食温补的食物，不少患者容易胃痛或反酸等，忌生冷包括冰冻饮料、啤酒和各种凉茶，以及进食冬瓜、苦瓜、绿豆等性寒食物，可在早餐前先饮姜茶以利于改善体质。

第六章　老年痴呆

第一节　老年痴呆的诊断与治疗

痴呆正成为全世界关注的重要问题，其患病率及发病率随年龄的增长呈指数上升。根据民政部 2009 年全国人口普查资料，至 2009 年底我国人口达 13.37 亿人，其中 65 岁以上约 1.13 亿人。我国 65 岁以上人群痴呆患病率 4.8%，痴呆人群达 500 万人以上。

痴呆是一种后天性、持续性智能障碍。患者在意识清醒情况下，出现记忆、思维、定向、理解、计算、学习能力、判断能力、语言和视空间能力减退，情感人格变化，并导致社会生活和日常生活能力障碍。可引起老年期痴呆的疾病包括变性性疾病、血管性疾病、感染、外伤、代谢性疾病、中毒和肿瘤等。其中阿尔茨海默病 (AD) 和血管性痴呆 (VaD) 是最重要的病因。发达国家中 AD 占所有痴呆患者 3/5 ～ 3/4，亚洲国家 VaD 也很常见，如果，加上非痴呆血管性认知障碍 (VCIND) 的患者，其比例会更高。

一、阿尔茨海默病

阿尔茨海默病 (AD) 是老年人中最常见的神经系统退行性病之一，也是老年期痴呆中最重要的类型。其临床特点是起病隐匿，逐渐出现记忆减退、认知功能障碍、行为异常和社交障碍。通常病情进行性加重，在 2 ～ 3 年丧失独立生活能力，10 ～ 20 年因并发症而死亡。少数患者有明显家族史，称为家族性 AD，大部分为非家族性或散发性。目前关于 AD 的病因学和发病机制并不十分清楚，客观的早期诊断 AD 的生物学标志及有效的治疗措施早已引起广泛关注。

(一) 流行病学

1. 患病率和发病率

近年来，由于对 AD 诊断标准和调查研究的方法逐渐趋于一致，使各个研究之间具有可比性。国外 65 岁以上人群 AD 患病率为 0.8% ～ 7.5%，我国“九五”期间研究表明，北方地区 AD 患病率为 6.9%，南方地区为 4.2%。AD 占老年期痴呆的比例北方为 49.6%，南方 71.9%，总体介于世界各国中等水平之间。

2. 危险因素

流行病学研究提示 AD 患者的危险因素极其复杂，有患者自身的生物学因素，也有各种环境和社会因素的影响。阳性家族史、年龄增长及女性、载脂蛋白基因型和雌激素水平降低，可使患 AD 的危险性增加，其他危险因素包括出生时母亲高龄、头颅外伤、吸烟、铝中毒和受教育程度低等，关于这些因素不同的研究存在一些争议。近年来研究表明脑血管病有关的血管危险因素可增加 AD 发病的危险性。很多尸解检查资料显示，60% ～ 90% 的 AD 患者存在不同程度的脑血管病病理证据，如淀粉样血管病、内皮细胞的变形和脑室周围白质病变等。有人提出脑缺血可能系 AD 的一个危险因素。体力劳动、服务业、蓝领人员，从事暴露于黏合剂、杀虫剂和化肥的职业者患 AD 的危险性增加，兴趣狭窄、缺乏生活情趣或体育活动、社会活动减少，大量饮酒、精神压抑史及重大生活事件等社会、心理环境因素可增加患 AD 的危险性。

（二）病因机制

1. 遗传因素在 AD 发病中的作用

目前研究表明 AD 是多基因遗传病，具有遗传异质性。目前发现与 AD 发病有肯定关系的基因包括：位于 21 号染色体上淀粉样肽基因 (APP)、14 号染色体上的早老素 1(PS-1) 和 1 号染色体上的早老素 2(PS-2)。基因突变是家族性 AD 的致病基因，且多为 55 岁前发病的家族性 AD 病例。位于 19 号染色体上的载脂蛋白 E(APOE) 基因具有多态性，有 APOE2、APOE3 和 APOE4 三种等位基因，携带 APOE4 纯合子者发生 AD 的危险性较高，携带 APOE4 杂合子者患 AD 危险性 45%，不携带 APOE4 者为 20%。位于 12 号染色体上的 α_2 巨球蛋白基因与 APOE4 基因，目前认为与家族性晚发型 AD 和散发 AD 有关。

2. β- 淀粉样肽 (Aβ) 在 AD 发病中的作用

β- 淀粉样肽 (Aβ) 来源于它的前体蛋白淀粉样肽前体 (APP)，生理条件下，多数 APP 由 α- 分泌酶裂解成可溶性 APP 肽，APP 肽再进一步被 γ- 分泌酶裂解为 Aβ。如果 APP 基因突变，APP 主要经 β- 分泌酶和 γ- 分泌酶裂解途径，则产生过多的 Aβ 在脑内聚集，形成老年斑 (SP)。

3. tau 蛋白质在 AD 发生中的作用

tau 蛋白在脑神经细胞内异常聚集形成神经原纤维缠结 (NFTs) 是 AD 另一重要的病理特征。正常生理条件下，tau 蛋白形成神经元的轴索蛋白，在细胞内与微管结合并起稳定微观装配作用，而且 tau 蛋白的磷酸化 / 去磷酸化维持平衡状态。定位于 17 号染色体的 tau 蛋白基因发生突变或其他因素导致的 tau 蛋白过度磷酸化，过度磷酸化 tau 蛋白则形成双螺旋丝 (PHF) 和 NFT 沉淀于脑中，使细胞骨架分解破坏导致神经元变性，促发 AD 的发生。

4. 过氧化在 AD 发病中的作用

过氧化可能不是 AD 发病的首发原因，但在 AD 发病中它发生于脑神经细胞和组织损伤之前。许多神经变性病与过氧化有关，如帕金森病、肌萎缩侧索硬化症和亨廷顿病等，而在 AD 患者脑中，生物分子过氧化损害涉及范围较广泛，包括脂质过氧化作用增强、蛋白质和脱氧核糖核酸 (DNA) 氧化作用增加。其氧化机制可能与反应氧类 (ROS) 产物、铁的氧化还原作用，激活环绕老年斑的胶质细胞、线粒体、代谢异常等有关。

5. 炎症在 AD 发病中的作用

AD 患者脑中 Aβ 通过激活胶质细胞引起炎症反应，从而导致神经元丧失和认知障碍。体外研究发现，激活的胶质细胞可通过炎症递质，如白细胞介素 (IL-1)、化学因子及神经毒性物质而引起神经毒性作用。尸检也证实，在 AD 患者脑中存在参与炎症过程的补体蛋白、细胞因子及蛋白酶。流行病学调查提示，风湿性多发性关节炎患者长期服用抗生素，与同龄老年人相比 AD 患病率明显下降，提示炎症反应可能参与 AD 发病。因此，近年来有学者应用非类固醇类抗生素、过氧化氢酶、雌激素、维生素 E 治疗 AD，但小规模临床试验并未取得满意疗效。

6. 神经递质障碍在 AD 发病中的作用

AD 患者脑内存在着广泛的神经递质障碍，其中主要包括胆碱能系统、单胺系统、氨基酸及神经肽类。尤其是胆碱能递质乙酰胆碱 (Ach) 的缺乏，被认为与 AD 的认知障碍呈直接关系。AD 患者大脑皮质特别是颞叶和海马中 M 胆碱能神经元变性和脱失，使得胆碱乙酰转移酶 (ChAT) 活性降低，Ach 合成障碍，从而导致神经元细胞间的传导障碍。这也是目前 AD 治疗获得有限疗效的基础。AD 患者大脑内 5- 羟色胺 (5-HT) 系统也严重受损，并累及脑内多巴胺投射系统，被认为与 AD 患者的抑郁情绪和攻击行为有关。

7. 金属和细胞内钙稳态等因素在 AD 发病中的作用

金属铁、铝、铜、锌等可改变 AD 患者的金属代谢、氧化还原作用及促进体外 Aβ 聚集。AD 患者脑内神经原纤维缠结和老年斑内处于氧化还原状态铁的含量明显增高。铝是一种三价阳离子，它可能增加 ROS 形成，同时可加强铁离子引起的氧化作用及参与由白细胞介素和炎症递质介导的炎症反应。尽管金属参与 AD 发病的确切机制尚不清楚，但基础研究提示，生活中我们应尽可能防止长期接触过量的金属以预防 AD 的发病。钙是脑神经元内重要的信号传导信使之一，它在神经元的发育、突触间传递、神经可塑性、各种代谢通道的调节中起重要作用。临床研究发现，AD 患者脑神经元内存在明显的钙稳态紊乱，并被 AD 的动物和细胞模型所验证。早老素基因突变可引起细胞内质网钙稳态紊乱而导致神经元的凋亡，钙的异常调节也可导致 APP 剪切过程。

8. 雌激素在 AD 发病中的作用

AD 患者女性多于男性，65 岁以上的女性患 AD 与相匹配男性相比高 2 ～ 3 倍。研究表明雌激素能增强胆碱能神经元的功能，减少 Aβ 的产生和抗氧化作用，雌激素还可保护脑血管、减少脑内小动脉平滑肌的损伤反应或减少血小板聚集，而且有保护脑缺血的作用。同龄老人女性患 AD 比率高于男性推测与雌激素水平降低有关。

（三）病理

AD 患者脑大体病理呈弥散性脑萎缩，重量较正常大脑轻 20% 以上，或＜ 1000g。脑回变窄，脑沟变宽，尤其以颞、顶、前额叶萎缩更明显，第三脑室和侧脑室异常扩大，海马萎缩明显，而且这种病理改变随病变程度而加重。

镜下病理包括老年斑、神经原纤维缠结、颗粒空泡变性、广泛神经元缺失及轴突和突触异常、星形胶质细胞反应、小胶质细胞反应和血管淀粉样变。尤以老年斑、神经原纤维缠结和神经元减少为其主要病理学特征。

1. 老年斑 (SP)

SP 的核心是 β 淀粉样蛋白，周围缠绕着无数的蛋白和细胞碎片，形成 50 ～ 200μm 直径的球形结构，HE.Bielschowsky 及嗜银染色下形似菊花。老年斑在大脑皮质广泛分布，通常是从海马和基底前脑开始，逐渐累及整个大脑皮质和皮质下灰质。老年斑形成的同时，伴随着广泛的进行性大脑突触的丧失，这与最早的临床表现即短时记忆障碍有关。

2. 神经原纤维缠结 (NFTs)

神经原纤维缠结 HE 染色、Bielschowsky 及刚果红染色均可显示，电镜下呈螺旋样细丝，主要成分是 P 淀粉样蛋白和过度磷酸化的 tau 蛋白。这种过度磷酸化的 tau 蛋白，使得它与细胞骨架分离，并形成双螺旋结构。虽然神经原纤维缠结也可见于正常老年人的颞叶和其他神经系统变性病，但在 AD 患者脑中数量最多，分布广，其数量及分布程度直接影响痴呆的严重程度。

3. 广泛神经元缺失

广泛神经元缺失为 AD 三大特征性病理改变之一，神经毡广泛，神经元缺失代之以星形胶质细胞和小胶质细胞增多。其他病理改变包括海马锥体细胞的颗粒空泡变性，轴索、突触异常断裂和血管淀粉样变等。

(四) 临床表现

AD 发病隐匿，主要表现为持续进行性加重的智力障碍而无缓解。疾病早期，患者症状较轻，典型的首发症状为记忆减退，开始以近记忆力受损为主，也可伴有远记忆力障碍，但与近记忆力损害相比程度较轻，表现为刚发生的事，刚说过的话不能记忆，忘记熟悉的人名，而对年代久远的事情记忆相对清楚。此期间患者社交礼仪通常保持良好，一般很善于隐藏自己的症状缺陷，也较易被自己或身边人忽略，仅仅认为是老年人爱忘事。随着病情的发展开始影响和妨碍患者的日常生活，如忘记电话号码或忘记关闭电源、煤气，经常找不到自己常用物品等，有些患者可能会因此怀疑周围人，以为找不到的物品是被别人偷走了。有时患者经常有重复性行为，如反复问同一个问题，反复干同一件事等。同时，患者语言功能逐渐受损，常表现语言贫乏、找词或找名字困难。

疾病中期，患者认知障碍随病情进展逐渐出现，表现为掌握新知识、熟练运用及社交能力下降，并随时间推移而加重。严重的出现定向力障碍，一般先出现时间定向力障碍再出现空间定向力障碍，表现为对陌生环境感到糊涂，逐渐出现迷路，甚至在自己非常熟悉的环境中 (如自己家中) 也不能准确到达想去的地点。患者生活上无法自理，需家人的日常监护。语言功能障碍也越来越明显，如言语不流畅，理解及复述能力差，日常生活如穿衣、进食出现程序性错误，即有不同程度的失用表现。情绪易激动，时常焦虑或有挫折感，易激惹，具有攻击性。有的患者尚有视幻觉、听幻觉和错觉。

在疾病晚期，患者在家中无目地徘徊，判断力、认知力完全丧失，幻觉更加常见。

上述症状混在一起，从而使患者行为变得复杂古怪，如无端指责家人，既往的老同事，甚至自己的亲属都不认识，有时对镜中的自己也认为是他人。自我约束能力和日常生活能力基本丧失，完全需要他人照料。这期间有些患者行为异常，随便吐口水、扔杂物，甚至随地小便。此时期临床检查可发现患者行动缓慢、姿势异常、肌张力增高等锥体和锥体外系神经体征，最终可呈强直性或屈曲性四肢瘫痪。

(五)辅助检查

1. 影像学检查

头颅CT检查是痴呆诊断中首先被广泛应用的现代影像学技术。AD患者随病情进展脑萎缩也逐渐加剧，如脑沟增宽、脑室扩大，特别是与海马区靠近侧脑室下角的扩大可能更为突出。这些改变尽管不是AD的特异性改变，但CT能够迅速、方便、直观地发现脑血管病、慢性硬膜下血肿、肿瘤等结构性病变。

头颅MRI具有极佳对比度，可以明确区分白质和灰质，空间分辨力强，可以显示较小的病灶和脑的结构(如海马、杏仁核等)，并可在水平位、冠状位和矢状位同时显示脑的结构。此外，MRI检查可通过测量海马体积提高AD的诊断，研究发现AD患者较正常人的海马有明显萎缩，提示海马萎缩可能是诊断AD的早期有价值的指标。病程后期患者额颞叶萎缩尤为明显。

正电子放射体层扫描(PET)和单光子发射计算机化断层显像(SPECT)利用放射性核素，可以测定脑局部的葡萄糖代谢、血流以及神经突触的功能状态。AD早期便可出现以后联合为中心，波及颞叶内侧面从颞叶到顶叶的广泛的脑功能低下。与正常老人相比，AD患者PET检查发现颞叶、顶叶葡萄糖代谢低下。应用SPECT测定脑的局部血流和局部氧代谢，发现AD患者的顶叶血流下降更为明显。SPECT检查一侧或双侧顶叶及(或)顶叶后半部血流明显降低为AD具有特异性的诊断标准，其特异性88%，敏感性达92.4%，结合CT、MRI等检查的临床意义更大。

2. 脑脊液检查

常规脑脊液检查无明显异常。脑脊液tau蛋白及β-淀粉样蛋白的测定近年来备受关注，对临床诊断的意义有待于进一步研究。

3. 脑电图

脑电图检查早期是正常的，随着病情的进展节律变小甚至丧失，随之可见弥散性的慢波，而且慢波程度与严重程度具有一定的相关性。在疾病晚期由于伴肌阵挛及抽搐，痉挛发作，在基本节律慢波化背景下，可以出现类似于周期性尖波的不规则周期尖波发作。

4. 诱发电位

诱发电位检查多以识别电位常用，但属非特异性的改变。有研究者发现AD患者的识别电位P300潜伏期与正常的人相比明显延长。不过这种改变在其他病因所致痴呆中也可出现，仅提示患者为“痴呆”，并非AD所特有。

5. 神经心理学检查

神经心理学检查对痴呆的诊断尤为重要。其实施必须由经过训练的人员进行，否则可能会因为检查者对测试程序的运用不当而得不到正常的结果，也可能由于检查者的语言不当，导致受试者理解不当而得不出正确的结论。目前国内外应用于临床的心理检查试验很多，国内用于临床较多的包括简易精神状态检查 (MMSE)、中科院心理研究所制订的临床记忆量表 (CMS) 或修订韦氏成年人智力量表 (WAIS—RC)，长谷川缺血指数量表 (HIS)，日常生活能力 (ADL) 及临床痴呆评定量表 (CDR)。

（六）诊断

AD 的临床诊断一般根据详尽的病史、临床症状、神经心理学及其他辅助检查等，诊断的准确率达 85% ~ 90%。当然，确诊的金标准为病理诊断。包括脑活检和尸检，脑活检一般不用于 AD 的诊断。临床上常用的诊断标准包括：《美国精神病学会精神障碍和统计手册 (第 4 版)》(DSM- Ⅳ)、美国神经病学语言障碍和卒中 - 老年性痴呆和相关疾病协会 (NINDS-ADRDA) 以及《中国精神疾病分类与诊断标准 (第 3 版)》(CCMD ＞ 3) 等。这里重点介绍简单实用的《中国精神疾病分类与诊断标准第 3 版)》(CCMD ＞ 3)。

1. CCMD-3 的诊断标准

(1) 符合器质性精神障碍的诊断标准。

(2) 全面性智力障碍。

(3) 无突然的卒中样发作，痴呆的早期无局灶性神经系统损害的体征。

(4) 无临床或特殊检查提示智力障碍是由其他躯体或脑的疾病所致。

(5) 下列特征支持诊断但并非必备条件。

1) 高级皮质功能受损，可有失语、失认或失用。

2) 淡漠、缺乏主动性活动，或易激惹和社交行为失控。

3) 晚期重症病例可能出现帕金森病症状和癫痫发作。

4) 有躯体、神经系统影像证据。

(6) 神经病理学检查有助于确诊。

严重标准：日常生活和社会功能明显受损。

病程标准：起病缓慢，病情发展虽可暂停，但难以逆转。

排除标准：排除脑血管病等其他脑器质性病变所致智力障碍、抑郁症等精神障碍所致的假性痴呆、精神发育迟滞或老年人良性健忘症。

2. 分型

(1) 老年前期型：符合 AD 诊断标准，＜ 65 岁。

(2) 老年型：符合 AD 诊断标准，＞ 65 岁。

(3) 阿尔茨海默病非典型或混合型。

(4) 其他或待分类的阿尔茨海默病。

（七）鉴别诊断

很多疾病可出现类似痴呆或痴呆综合征，其中有些原因所造成的痴呆是可逆的，经过治疗症状可明显改善。因此，将AD与这些疾病进行鉴别诊断尤为重要。

1. 老年人良性记忆障碍(AAMI)

老年人良性记忆障碍也称良性老年性健忘(BSF)，主要表现记忆再现过程障碍，不能自如地从记忆中提取贮存信息，如记不住人名、地点、电话号码及邮政编码等，但经提示能够回忆。其智能总体上无明显障碍，也没有导致智能障碍的全身疾病。

2. 血管性痴呆(VaD)

VaD发病较急，偶有亚急性甚至慢性发病，其智力障碍波动性进展或呈阶梯样恶化，伴有神经系统定位体征。既往有高血压或动脉粥样硬化及糖尿病病史，可能有多次卒中史。影像学可发现多灶的缺血病灶。越来越多的循证医学证据表明此类痴呆可能是老年期痴呆的重要原因。

3. Pick病

Pick此病也属于变性痴呆，与AD不同。疾病早期即出现人格、精神障碍，遗忘则出现较晚。影像学检查与AD的弥散性萎缩不同，主要为额叶和颞叶的萎缩。病理表现为在新皮质和海马的神经细胞内出现银染的胞质内包涵体，即Pick小体。

4. 路易体痴呆(LBD)

LBD多为波动性认知障碍，反复发生的视幻觉和自发性锥体外系功能障碍。病理检查可见老年斑，但一般无神经原纤维缠结。皮肤黏膜活检发现Lewy细胞是确诊的证据。

5. 抑郁症等精神障碍

患者有明显的抑郁倾向，表现心境恶劣，对各种事物缺乏兴趣，易疲劳无力，由于注意力不易集中而导致近记忆力减退，但这种“假痴呆”通常不是进行性的，而且病史中往往有来自社会或家庭方面的不良事件刺激的诱发因素，患者抗抑郁治疗有效。

6. Creutzfeldt-Jakob病

Creutzfeldt-Jakob病是由朊蛋白引起的中枢神经系统变性病，一般急性或亚急性起病，表现为发病后迅速发展的进行性智力丧失，临床多伴有肌阵挛。脑电图检查在慢性背景上出现广泛双侧同步化双相或三相周期性尖-慢复合波。头颅MRI检查弥散加权像(DWI)上出现皮质或基底节的异常高信号，皮质异常高信号被称为“花边征”。在疾病晚期异常高信号消失。

7. 正常颅压脑积水

临床表现除痴呆、伴有走路不稳和小便失禁三大主要典型症状外，影像学检查可见脑室扩大，但皮质无明显萎缩，蛛网膜下隙及脑沟无明显增宽。

8. 乙醇所致慢性中毒性脑病

乙醇所致慢性中毒性脑病以遗忘综合征为主要表现，伴发进行性痴呆、震颤、视神经及周围神经病。临床上以中青年发病为主，有长期饮酒史，震颤较重，伴发周围神经病等可作鉴别。

9. 其他代谢及内分泌性疾病

包括维生素 B_{12} 或叶酸缺乏、甲低、甲状旁腺功能亢进、垂体功能低下及尿毒症等。

10. 脑外伤及中毒

外伤以脑挫伤、慢性硬膜下血肿及拳击手脑病伴发痴呆多见，中毒包括 CO、金属中毒及药物中毒等。

（八）治疗

目前尽管无特效方法可以逆转或阻止 AD 的病情进展，但支持、对症综合治疗基础上针对病因干预治疗，对延缓患者日常生活质量迅速减退十分重要。而且，由于人们长期以来认为“人老了糊涂”是不可避免的结局，缺乏对痴呆早期诊断和早期治疗重要性的认识，使近 50% 患者没有得到正规诊断和接受正规治疗。

1. 一般治疗

患者营养状况十分重要，给予高蛋白、各种维生素，并协助进食，注意水、电解质和酸碱平衡，防止便秘、尿潴留，卧床患者还要注意防止压疮、感染等。

2. 心理及社会干预

鼓励患者参加各种社会活动和日常生活活动，尽量维持其生活能力，以延缓衰退速度。但对有精神认知功能、视空间功能障碍明显的患者需提供必要的照顾，以防意外。对兴趣不多或感兴趣的事情变得越来越少的患者，家人或陪护人员要注意培养患者的兴趣和爱好，如记日记、写回忆录等，鼓励患者做一些力所能及又比较安全的家务劳动，如扫地、浇花等，防止日常生活能力的下降。当然，有条件进行康复和训练更有意义。

3. 脑代谢改善与益智药

扩血管改善脑血液供应，改善脑代谢药物可作为 AD 的基础药物治疗。常用的药物包括奥拉西坦（或吡拉西坦）、尼麦角林（脑通或乐喜林）、银杏叶制剂（金纳多或银杏叶片）以及钙离子拮抗剂（尼莫地平）等。

4. 症状治疗

改善智能障碍的药物目前应用较多的是胆碱酯酶抑制剂，如安理申、艾斯能、哈伯因等，其作用机制通过抑制胆碱酯酶减少乙酰胆碱的降解，改进神经递质的传递功能。循证医学表明此类药物对 AD 患者认知水平有改善作用，其主要不良反应是胆碱能反应，如呕吐、便秘等。

美金刚为竞争性 N- 甲基 -D- 天冬氨酸 (NMDA) 受体拮抗剂，通过调控谷氨酸能神经元突触活性用于 AD 的治疗。病情较轻的 AD 患者服用 2 周，病情较重的患者服用 6 ～ 12 周，症状都可得到不同程度改善。伴发精神行为异常的患者，伴抑郁症状者可给予抗抑郁药物，如氟西汀 20mg 或舍曲林 50mg 每日一次；伴焦虑症状明显者可给予丁螺环酮 5mg 每日 3 次口服；伴精神症状者可给予非典型抗精神病药思瑞康或利培酮等，剂量根据患者症状轻重、年龄及肝肾功能有所不同。

5. 病因治疗

目前治疗 AD 的方法尚难有效遏制其病情的发展，很多国家正在积极研发针对 AD 病因及病理改变等途径的药物，有些药物正在用于Ⅱ或Ⅲ期临床研究。

(1) 针对脑内 Aβ 沉积的药物。

1) Aβ 疫苗主动免疫：通过人工合成有 T 细胞和 B 细胞抗原决定簇的 Aβ 片段制成疫苗，将其注入患者体内可产生抗 Aβ 抗体，该抗体再与患者体内的 Aβ 结合形成抗原抗体复合物而被清除，从而达到减少 Aβ 聚集及沉积的作用。AN1792 疫苗已在美国和欧洲 30 多个中心 372 例 AD 患者进行临床试验，由于出现免疫反应所致的脑膜炎导致患者死亡被迫终止。

2) 被动免疫的 Aβ 疫苗：实验室合成的抗 Aβ 的人单克隆抗体，经静脉注射后可抑制 Aβ 聚集，直接作用于淀粉样斑，达到清除 Aβ 的目的。AAB-001 疫苗已进行了 2 项Ⅱ期临床试验，结果显示 AD 组临床症状较对照组有明显改善。目前已向 FDA 提交了Ⅲ期临床申请。

3) γ- 分泌酶抑制剂：通过影响 β 淀粉样肽前体 (APP) 的剪切而减少 Aβ 的产生。目前已应用于Ⅱ期临床的药物包括 LY450139，结果表明 100mg 时可使血液中 Aβ 水平下降近 60%，目前已开始Ⅲ期临床试验。Tarenflurbi Ⅱ期临床试验数据表明对轻度 AD 患者的日常生活能力及整体功能有改善。

4) 选择性 Aβ42 降低剂：流行病学研究发现某些非甾体抗生素 (NSAIDs) 具有保护性抗 AD 作用。目前有两种选择性 Aβ42 降低剂在研发之中。右旋氟比洛芬 (MPC-7869) 和硝苯氟比洛芬 (HCT-1026)，在一项临床前研究中，给予转基因小鼠服用右旋氟比洛芬 5 个月，结果脑内淀粉样蛋白水平减少，并且防止了用药动物学习与记忆障碍。

5) Aβ 聚集抑制剂：Alzhemed(NC-531) 是人工合成的磺酸化糖胺聚糖 (GAG) 拟似物，可以抑制 Aβ 纤维化并减少 Aβ。转基因小鼠为模型的临床前研究结果显示，血浆和中枢神经系统中 Aβ 浓度降低，脑内斑块沉积及斑块总数均减少。Ⅱ期临床试验表明其认知功能或总体表现与安慰剂相比无显著差异。

6) 金属螯合剂：PBT2 是一种金属酶。通过螯合 Aβ 内的 Cu/Zn 金属阻止 Aβ 与 Cu/Zn 结合，进而减少 Aβ 寡聚体毒性，保护突触功能免受 Aβ 毒性损害，此药还可以激活 Aβ 降解酶，促进 Aβ 聚合物和斑块降解。Ⅱ期临床显示安全性好，可使脑脊液中 Aβ42 明显下降，执行功能明显改善。

(2) NTT 抑制剂：RemberTM(MTC) 是一种 NTT 抑制剂，对 NTT 中双股螺旋丝有解聚作用。Ⅱ期临床试验发现，其对中度 AD 患者认知功能改善存在统计学意义，对轻度患者认知功能无明显改善，但对脑血流灌注有明显改善作用。

二、血管性痴呆

血管性痴呆 (VaD) 是一种明显的皮质下痴呆，并伴有执行功能障碍。VaD 的现代概念形成于 19 世纪 90 年代末，当时人们认识到反复的临床卒中和无症状的多发性缺血性损害能够导致进行性认知功能减退。20 世纪 70 年代 Hachiski 和 Lassen 创造了多发性梗死性痴呆 (MID) 这一术语，至此 VaD 的概念基本成型。目前认为血管性痴呆 (无论是缺血性或流血性、单发或多发) 所致的任何类型的痴呆综合征都应归类于 VaD。近年来，许多临床和神经心理学研究表明，按目前 VaD 的诊断标准并不能发现所有血管病所致的认知障碍，尤其是未达到痴呆标准者，不利于早期发现和早期预防。因此，很多学者提出应用血管性认知障碍 (VCI) 来代替 VaD，目的是将 VaD 的诊断从传统的痴呆标准中摆脱出来，更有利于血管性痴呆的早期预防和治疗。

(一) 流行病学

卒中相关性 VaD 被认为是 Alzheimer 病 (AD) 之后第二大常见的痴呆。从横断面研究中很难确定 VaD 的真实患病率，因为有些患者可能在卒中发病前就存在其他疾病导致的痴呆 (如 AD)，不过，在因急性卒中住院的患者中，约 6% ～ 30% 在发病 3 个月后出现痴呆。根据流行病研究发现，VaD 患病率为 1% ～ 8.8%，发病率范围为每年 1 ～ 3/1000 人，如果将合并 AD 的 VaD 病例也包括在内，则可达到 14/1000 人。在亚洲 VaD 的发病率和患病率似乎多于西方国家。尽管痴呆的患病率随年龄的增长而增加，但是大部分研究发现 VaD 的患病率随年龄增长没有 AD 上升快。此外，AD 的患病率通常女性多于男性，尤其是 80 岁以后，而 VaD 在男性中常见，尤其是在 75 岁之前。

(二) 病因机制

VaD 的病因机制涉及两个方面，最重要的临床决定因素是脑血管病以及脑损害程度，其次是多种危险因素。脑血管病包括与大动脉病变、心源性栓塞、小血管病变及血流动力学机制有关的脑梗死、脑出血、脑静脉病变等。梗死、白质病变、不完全缺血损伤、局部和远处的缺血性功能改变均与 VaD 的发生及发展有关。根据病理病因学机制通常分为以下几种类型：

(1) 多个大的缺血性损害所致多发梗死性痴呆。

(2) 重要或战略部位的梗死。

(3) 小血管病，患者存在与白质病变有关的多发皮质下腔隙梗死。

(4) 出血性损害，通常与硬膜下血肿或脑实质内出血有关。

(5) 低灌注型，存在严重低灌注状态，如心脏手术后或服用过量降压药后的患者，可出现分水岭区的缺血。

发病机制：一般认为脑血管病的病灶涉及额叶、颞叶及边缘叶系统，或病灶损害了足够容量的脑组织，导致记忆、注意、执行功能和语言高级认知功能损害。

VaD 的危险因素包括脑血管病危险因素，高血压、高血脂、心脏病、糖尿病、广泛的动脉粥样硬化、吸烟、年龄及受教育程度低等。其他一些可导致脑缺血或出血性损害的血管病也可导致痴呆，包括脑淀粉样血管病、伴皮质下梗死和白质脑病的常染色体显性遗传小动脉病(CADASIL)、胶原病和血管炎等。

(三)临床表现

VaD 是脑血管病所致的痴呆，因此，其临床表现包括认知功能障碍及相关脑血管病的神经功能障碍两个方面。VaD 的临床特点是痴呆可突然发生、阶梯式进展、波动性或慢性病程，有卒中病史等。VaD 可分为多梗死性、关键部位梗死性、皮质下性、低灌注性、出血性、遗传性、AD 合并 VaD 或混合性痴呆等多种类型。

1. 多梗死性痴呆(MID)

多梗死性痴呆为最常见的类型，主要有脑皮质和皮质－皮质下血管区多发梗死所致的痴呆。临床上常有高血压、动脉粥样硬化、反复多次缺血性脑血管事件发作的病史。典型病程为突发(数天至数周)、阶梯式加重和波动性的认知障碍。每次发作遗留或多或少的神经与精神症状，最后发展为全面和严重的智力减退。典型临床表现为一侧的感觉和运动功能障碍，突发的认知功能损害、失语、失认、失用、视空间或结构障碍。早期可出现记忆障碍但较轻，多伴有一定程度的执行功能受损，如缺乏目的性、主动性、计划性，组织能力减退和抽象思维能力差等。

2. 关键部位梗死性痴呆

关键部位梗死性痴呆是指与高级皮质功能有关的特殊关键部位缺血病变所致的痴呆，这些损害为局灶的小病变，可位于皮质或皮质下。皮质部位包括海马、角回和扣带回等，皮质下部位常见于丘脑、尾状核和苍白球、穹隆、内囊膝部，小梗死也会引起认知障碍。患者表现记忆障碍，情感淡漠，缺乏主动性，发音困难、嗜睡或意识障碍等。

3. 皮质下血管性痴呆或小血管性痴呆

皮质下血管性痴呆包括腔隙状态和 Binswanger 病，与小血管病变有关。以腔隙梗死、局灶和弥散的缺血性白质病变和不完全性缺血损伤为特征。早期临床表现包括执行功能和信息加工障碍、记忆障碍、行为异常及精神症状。执行功能障碍，包括目标制订、主动性、计划性、组织性、排序和执行能力、抽象思维等能力下降。记忆障碍的特点是回忆损害明显而再认和提示再认功能相对保存完好，遗忘不太严重。行为异常和精神症状包括抑郁、人格改变、情绪不稳、情感淡漠、迟钝、两便失禁及精神运动迟缓。

其他少见类型的 VaD，包括出血性、遗传性脑血管病如 CADASIL、各种原因造成的脑血流低灌注等，除有认知功能减退或痴呆表现外，还伴有相应疾病的病史及其他临床表现。

(四)辅助检查

1. 神经影像学

脑部 CT 或 MRI 显示脑血管病变的征象，如不同部位的梗死灶及白质疏松，脑室扩大及局限性萎缩。但是，影像学异常的形式和程度与认知障碍的关系并不明确，有研究认为梗死体积＞30mL 有意义，梗死体积＞100mL 肯定导致痴呆。但也有研究认为梗死体积在

1 ～ 30mL 只要累及关键部位即可导致认知障碍。近年来，最重要的发现是明确了白质病变 (WML) 是导致认知功能减退的主要原因，一般认为 WML 达到相应脑白质的 30% ～ 60% 即有临床意义。在皮质下梗死患者中，脑室扩大与认知功能的相关性比梗死体积更强。

2. 单光子发射计算机扫描 (SPECT)

SPECT 可以探测局部脑血流 (rCBF)，显示皮质梗死部位或受损皮质下结构投射纤维的相应皮质或大脑局灶性低灌注状态。VaD 患者脑血流灌注低于正常老年人，且脑血流的减少是局限性，即“斑片状”。这种不对称、区域不固定的脑血流减少可涉及两侧大脑半球各叶皮质、白质及基底节，而有别于 AD。

3. 神经心理学检查

常用的神经心理学检查量表包括简易精神状态量表 (MMSE)、长谷川痴呆量表 (HDS)、Blessed 痴呆量表 (BDRS)、日常生活功能量表 (ADL)、临床痴呆评定量表 (CDR) 和 Hachinski 缺血量表 (HIS) 等，以评定脑功能受损情况。

(五) 诊断

目前 VaD 诊断标准较多，缺乏一致的认识。临床常用的标准包括《美国精神疾病统计和诊断手册 (第 4 版)》(DSM- Ⅳ)、《WHO 疾病分类 (第 10 修订版)》(ICD-10)。美国加州 AD 诊断和治疗中心 (ADDTC) 标准以及美国国立神经系统疾病和卒中研究所与瑞士神经科学研究国际协会 (NINDS-AIREN)。前两个标准是用于管理目的和随访疾病的分类标准，后两者制订的 VaD 标准是用于学术研究目的的诊断工具，对 VaD 的特征和症状作了便于操作的规定。这两个标准都包括了诊断 VaD 的三个要素：痴呆、脑血管病和两者之间的合理相关性。ADDTC 标准敏感性强，而 NINDS-AIREN 标准的特异性高。但是以上这些关于 VaD 的诊断标准主要依据 AD 的特征性症状，如记忆力下降和一个或多个认知功能损害、症状明显影响生活能力等。这些标准往往偏重记忆障碍，而 VaD 的记忆减退相对于 AD 较轻或不是主要症状，但可有严重认知功能损害。这些标准易漏掉一些认知功能已受脑血管病影响，但未达到明显痴呆程度的轻型 VaD 患者，甚至常将伴有轻微脑血管损害的 AD 诊断为 VaD。

2002 年中华医学会神经病学分会专门制订了我国的血管性痴呆诊断标准。

1. 临床很可能为血管性痴呆

(1) 痴呆符合 DSM- Ⅳ -R 的诊断标准。

(2) 脑血管疾病的诊断：临床和影像表现支持。

(3) 痴呆与脑血管病密切相关，痴呆发生于脑卒中后 3 个月内，并持续 6 个月以上，或认知功能障碍突然加重，或呈阶梯样逐渐进展。

(4) 支持血管性痴呆的诊断。

1) 认知功能损害的不均匀性 (斑片状损害)。

2) 人格相对完整。

3) 病程波动，有多次脑卒中史。

4) 可呈现步态障碍、假性延髓性麻痹等体征。

5) 存在脑血管病危险因素。

2. 可能为血管性痴呆

(1) 符合上述痴呆诊断标准。

(2) 有脑血管病和局灶性神经系统体征。

(3) 痴呆和脑血管可能有关，但在时间和影像学方面证据不足。

3. 确诊血管性痴呆

临床诊断为很可能或可能血管性痴呆，并由尸检或活组织检查证实不含超过年龄相关的神经原纤维缠结 (NFTs) 或老年斑 (SP) 数，以及其他变形疾病的组织学特征。

4. 排除性诊断

(1) 意识障碍。

(2) 其他神经系统疾病引起的痴呆。

(3) 全身疾病引起的痴呆。

(4) 精神疾病 (抑郁症等)。

(六) 鉴别诊断

1. 阿尔茨海默病

两者都是老年患者常见的痴呆，临床表现也有不少类似之处。但 VaD 的认知功能损伤以执行功能障碍为主，而 AD 以记忆障碍为主，而且发展有明显的阶段性。脑血管病病变以及神经影像学改变可帮助诊断 VaD。

2. 正常颅压脑积水

当 VaD 出现脑萎缩及脑室扩大时，常需与正常颅压脑积水鉴别。后者通常表现为进行性智力减退、共济失调步态、尿失禁三大主征，发病隐匿，除可能有蛛网膜下隙出血史外，一般无脑卒中病史，头颅影像检查缺乏梗死证据，主要表现脑室扩大。

(七) 治疗

治疗原则包括预防卒中、改善认知功能和控制精神行为异常。

1. 卒中的预防

包括一级预防和二级预防，高血压、高脂血症、糖尿病以及心脏疾病的控制尤为重要，特别是高血压，目前有很充足的证据被认为是 VaD 的危险因素，业已证实，对单纯收缩期高血压，进行降压治疗能降低 VaD 的发生率。

2. 改善认知功能症状的治疗

用于缓解症状或减慢病程的药物研究已显示出有希望的结果，丙戌茶碱、己酮可可碱、尼麦角林，吡拉西坦、泊替瑞林等，尽管临床研究结果有相互矛盾的地方，不过它们对 VaD 患者有一定神经保护作用，能改善认知功能。胆碱酯酶抑制剂如多奈哌齐、利斯的明及加兰他敏现已应用于临床。美金刚近年来也应用于 VaD 的治疗，取得了一定的疗效。

3. 控制行为和精神症状

根据其不同症状给予相应的抗精神病药物。

4. 神经功能的康复训练

除运动功能康复训练外，语言及其他认知功能及日常生活能力训练，对卒中患者痴呆的预防尤为重要。

第二节　老年痴呆的康复

一、康复评定

老年痴呆的康复评定主要是通过认知功能的评定来完成的。认知功能评定主要是对意识状态、智商和记忆能力等功能进行评定。由于认知功能的检测受患者交流能力的影响，因此评价时应首先用一些简单的筛选试验，然后再进行认知功能的检测。评定方法具体如下。

（一）筛查法

筛查法是快速地认知综合能力的甄别测试，可以大致上检出患者是否存在认知功能障碍，操作便捷、需时较少，但不能准确地区分各种认知功能损害的类型。常用的认知功能筛查量表有简易精神状态评估量表 (MMSE) 和蒙特利尔认知评估量表 (MOCA)。

1. 简易精神状态评估量表 (MMSE)

该量表包括以下七个方面：时间定向力、地点定向力、即刻记忆、注意力及计算力、延迟记忆、语言、视空间。共 30 项题目，每项回答正确得 1 分，回答错误或答不知道得 0 分，量表总分范围为 0 ～ 30 分。测验成绩标准要与文化水平密切相关，正常界值划分标准为：文盲者大于 17 分，小学文化水平者大于 20 分，初中及以上文化水平者＞ 24 分。

2. 蒙特利尔认知评估量表 (MOCA)

MOCA 表是一种快速检测中度认知障碍的工具，它从不同的认知领域进行评估，包括注意力和集中力、执行功能、记忆力、语言能力、视空间、抽象思维、计算，以及定向力。每份 MOCA 表限制在 10min 内完成。总分为 30 分，≥ 26 分为正常。

（二）特异性检查法

通过评定患者的认知加工过程及其结果而做出诊断，主要用于评定某种特殊类型的认知功能障碍。评估过程较复杂，能够明确评估出某种特定认知功能的缺失程度，进而指导临床康复治疗，也可用于康复治疗疗效的再评估。这些测试包括连线测验 B 型、威斯康星卡片分类测验、言语流畅性测验、数字工作记忆测试、立即和延迟词汇识别测试、

Stroop 测验、Go/No-Go 任务和 Simon 任务等。

(三)成套测验

成套测验是指一整套标准化的测验由各种单项测验组成，是较全面的定量测定。成套测验分值低于正常范围提示该者存在认知障碍，单项特异性检查结果异常则仅仅说明某种认知功能存在缺陷。其操作复杂，完成一次评测需要较长时间，对患者的体力、注意力要求较高。常用的认知功能成套测验包括中国修订版韦氏成人智力量表(WAIS-RC)和洛文斯顿作业疗法认知评定量表(LOTCA)。

1. 韦氏成人智力量表(WAIS-RC)

韦氏成人智力量表是韦氏智力量表中的一部分，分城市式和农村式。两式项目数相同，记分标准也相同，较长时间生活、学习或工作在县属集镇以上的人口，适用城市式；长期生活、学习或工作在农村的人口采用农村式。它包括 11 个分测验，分成言语量表和操作量表两部分，言语部分包括知识、领悟、算术、相似性、数字广度、词汇共 6 个分测验，操作部分包括数字符号、图画填充、木块图、图片排列、图形拼凑共 5 个分测验。其结果采用了离差智商，即每一年龄段都有平均分数。

2. 洛文斯顿作业疗法认知评定量表(LOTCA)

LOTCA 是目前作业疗法中较为系统的方法，与其他成套测试方法相比，其具有信度和效度较高、项目简化、费时少等优点。LOTCA 包括定向、知觉、视运动组织和思维运作四个方面共 20 项。其中，定向力检查包括地点定向、时间定向；知觉检查包括物体视辨认、形状视辨认、重叠图形识别、不完整物体识别、空间知觉、运用；视运动组织检查包括复制几何图形、复制二维模型、钉盘拼图、彩色积木图案设计、无色积木图案设计、拼图、绘钟；思维运作检查包括范畴测验、Riska 无组织图形分类、Riska 有组织形状分类和图片排序。几何推理除部分项目记分 1 ～ 5 分外，其余均为 1 ～ 4 分，总分在 22 ～ 91 分波动。对于一个熟练的作业治疗师而言，该套测试约 45min 可完成。

二、康复治疗

一旦患者被确诊为痴呆，在积极治疗的同时，应尽早全面进行康复训练，即认知功能训练与肢体功能训练，认知功能训练包括记忆训练、注意力和集中力训练、视觉障碍训练、语言功能训练、作业训练、睡眠训练等。

(一)注意障碍的康复

1. 反应时训练

可用反应时显示记录仪，也可用记录反应时间的计算机软件，改善和提高对于刺激的反应时间。

2. 注意的稳定性训练

(1) 视觉注意稳定训练：在训练过程中，要求患者与治疗人员保持目光接触，训练患者注视固定或追视移动的目标，或使用形状 / 数字划消作业。

(2) 听觉注意稳定训练：治疗师念一串数字，要求患者在听到指定数字时举手示意，也可从录音磁带上听及指定数字。

3. 注意的选择性训练

(1) 视觉注意选择：将一张有错误选择的作业纸作为干扰放在划消作业纸上方，使患者寻找指定数字或形状变得更加困难，也可通过阅读分类广告或菜单，找到指定项目或内容，从而提高功能水平。

(2) 听觉注意选择：从有背景声音的录音带上听及指定数字或字母。还可以一边进行一项活动的同时一边播放新闻、访谈或音乐等录音带。

4. 注意的转移性训练

基本方法是为患者准备两种不同的作业，当治疗师发出指令“变”的时候，患者要停止当前作业而改做另一项作业，如划消奇偶数作业、加减法计算或“大－小”作业。

5. 注意地分配训练

包括技能性作业训练以及多种技能的协调性训练（如日常生活动作训练等）。

（二）记忆障碍的康复

1. 内辅助

(1) 复述：要求患者无声或大声重复要记住的信息，内容可选择数字、名字、词汇、图形或地址等项目。复述应与检查相结合，循环往复以提高信息储存的能力。

(2) 视意向：患者把需要记住的信息在脑内形成一幅图画以巩固记忆，也可以由治疗师为其画一幅“记忆图”。

(3) 语义细加工：患者通过编一个简单的故事或句子来帮助巩固需要记住的信息。

(4) 首词记忆术：患者把需要记住的每一个词或短句的第一个字组编成熟悉或易记的成语或句子。

(5) PQRST 训练：给患者一篇短文，按下列程序进行练习。

P：浏览阅读材料的大概内容；

Q：就有关内容向患者进行提问；

R：患者再仔细阅读；

S：患者复述阅读内容；

T：通过回答问题检查患者是否理解并记住了有关信息。

(6) 建立活动常规：培养患者养成固定的生活习惯。

2. 外辅助

通过笔记本、计算机记忆训练软件、环境调整等进行训练。

（三）问题解决障碍的康复

1. 对比与分类

训练患者对不同的物品或事物进行分类，从粗分类到进一步细分类。

2. 推理

可以采用图形和数字等非语言性推理和言语性推理，也可用计算机游戏进行推理训练。

3. 抽象与概括

各种谚语分析。

（四）躯体构图障碍的康复

1. 左右分辨障碍的康复

(1) 感觉整合疗法：对左侧或右侧肢体的皮肤进行摩擦和本体感觉以刺激来帮助患者区分左右。

(2) 有关左右侧概念的活动训练：在训练过程中，反复使用“左”和“右”的口令。

2. 躯体失认的康复

(1) 感觉整合疗法：将特殊的感觉输入与特定的运动反应联系在一起，如用患者的手触摸身体的某部位并同时说出部位名称。

(2) 强化训练：治疗师指向患者身体的某部位而让患者呼出部位名称，也可联系人体拼图。

(3) 神经发育疗法：鼓励采用双侧肢体同时参与运动；采用手法技术引导患者体会正常的运动模式。

3. 手指失认的康复

(1) 感觉整合疗法：增加手指皮肤的触觉和压觉输入。

(2) 手指辨认训练：要求患者根据治疗师的指令辨认手指图，伸出自己的手指或指出治疗师的手指。

（五）空间关系障碍的康复

1. 图形背景分辨困难的康复

将多种完全不同的物品放在患者面前，要求患者用看而不是用摸的方法将其分辨出来。

2. 空间定位障碍的康复

(1) 在患者面前摆放四块正方形塑料板或纸板，让患者将这些正方形横向平行、纵向垂直排列或呈对角线排列。

(2) 将内容相同的几张图卡摆成一行，将其中一张上下颠倒，要求患者找出这张与其他卡片的不同并恢复成与其他一样的位置。

(3) 让患者练习将一块积木分别放在另一块积木的上、前、后方及左、右侧。

3. 空间关系障碍的康复

(1) 自身空间定位训练：训练患者根据指示进行自身定位或迷宫训练。

(2) 物体与物体之间相互定位关系的训练：主要采用各种复制作业，用实物复制时，从简单图案到复杂图案，从根据实物复制到参照照片、图画复制，从复制平面图到复制立体图。

4. 物体恒常性识别障碍的康复

反复训练患者描述、区分和演示形状、大小相似的物品的外形特征和用途。

5. 距离与深度知觉障碍的康复

缓慢上下台阶训练、路障训练。

(六) 失认症的康复

1. 视失认的康复

辨识训练。该训练是通过反复看照片，让患者尽量记住与其有关的重要人物的姓名，帮助患者找出照片与名字之间的联系。

2. 触觉失认的康复

(1) 刺激触、压迫感受器。

(2) 辨识训练：训练闭目时用手感觉和分辨不同的材料。

3. 听失认的康复

(1) 声 - 图辨识：让患者仔细听一种声音，然后要求其从绘有各种发声体的图片中挑选出与该声音对应的图片。

(2) 声 - 词辨识：要求患者在听过某一种声音后，从若干词卡中找出相应的词。

(七) 偏侧忽略的康复

1. 视扫描训练

划消作业、计算机视扫描作业以及跟踪控制面板上的系列发光体。

2. 忽略侧肢体的作业活动训练

木钉盘作业。

3. 忽略侧肢体的感觉输入训练

对忽略侧肢体进行各种感觉输入刺激，增强患者患侧肢体的存在意识。

4. 阅读训练

固定技术——在患者忽略侧提供一个视觉/听觉提示，以告诉患者应从何处开始视搜寻。

(八) 失用症的康复

1. 意念性失用的康复

(1) 故事图片排序训练：在患者面前摆放 5 ～ 6 张卡片，要求患者根据正确的顺序将这些卡片排列起来组成一段情节或短故事。

(2) 连环技术训练：将活动分解成一系列的动作，让患者分步学习，再逐步将每个动作以串联的形式连接起来，最终完成一整套系列动作。

(3) 提示训练：可根据患者具体情况采用视觉、触觉或口头的方式进行自我提示。

2. 意念运动性失用的康复

(1) 基本技能训练：在治疗前和治疗过程中给予触觉、本体感觉和运动刺激以加强正常运动模式和运动计划的输出。

(2) 提示训练：在进行训练前，首先会要求患者在脑海中以流畅、准确和协调的运动模式进行排练。

3. 结构性失用的康复

(1) 几何图形复制：训练在纸上画各种几何图形。

(2) 复制木块 / 火柴 / 木钉盘设计训练：由简单的设计开始，逐渐增加设计难度。

(3) 拼图训练：可选择几何拼图或图画拼图。

4. 穿衣失用的康复

教给患者一套固定的穿衣方法。

第七章　老年脑血管病

第一节　缺血性脑血管病

一、概述

(一)脑血管病概念及分类

脑血管病是各种血管源性病因引起的脑部疾病的总称。血管源性病因包括两个方面，一是颅内外血管本身的疾病，如血管发育异常、创伤、肿瘤等；二是心血管系统和其他系统或器官的病损，累及脑部血管和循环功能。最常见的为动脉粥样硬化、心源性栓塞等。根据损伤的血管部位，大体可分为视网膜病变、脊髓病变及脑血管病变。而根据损伤的血管性质可分为动脉病变、静脉病变及毛细血管病变。

根据起病的方式，可将脑血管病分为急性及慢性。急性脑血管病又称(脑)卒中；慢性脑血管病包括血管性痴呆、大脑缺血(慢性)及脑动脉粥样硬化等。

根据病理生理，脑血管病可分为缺血性脑血管病及出血性脑血管病。前者主要由于各种原因(如动脉梗阻或脑血流灌注量下降)导致的脑、脊髓或视网膜细胞缺血缺氧所致。后者主要为各种原因导致脑、脊髓血管破裂，溢出的血液对脑组织形成压迫导致的病理生理改变。

脑卒中为突然起病的脑血液循环障碍所致的神经功能缺损。包括缺血性卒中(IS)，如脑血栓形成、脑栓塞及分水岭梗死等，也可统称为脑梗死(影像学概念)；出血性卒中(HS)，如脑出血、蛛网膜下隙出血。短暂性脑缺血发作(TIA)为短暂性的、可逆的、局部的脑血液循环障碍，可反复发作，少者1～2次，多者数十次。多与动脉粥样硬化有关，也可以是脑梗死的前驱症状。可表现为颈内动脉系统和(或)椎－基底动脉系统的症状或体征，症状和体征应在24h内完全消失。IS/TIA占所有脑卒中病例的60%～80%。虽然IS与TIA的临床表现及预后有很多不同之处，但它们的病理生理过程是一致的，而IS/TIA的病理生理过程与缺血性脑血管病也是基本一致的，因此本书主要将IS/TIA作为一个整体，重点阐述。

根据国际疾病分类(ICD＞10)，缺血性脑血管病主要有如下分类：

(1)脑梗死。

(2)脑动脉闭塞和狭窄，未造成脑梗死(包括：入脑前动脉的闭塞和狭窄，未造成脑梗死；大脑动脉的闭塞和狭窄，未造成脑梗死)。

(3) 其他脑血管病包括大脑动脉粥样硬化、高血压脑病、由于大脑静脉血栓形成引起的脑梗死，其他特指的脑血管疾病，如大脑缺血 (慢性) 等。

(4) 短暂性脑缺血性发作和相关的综合征。

(5) 血管性痴呆。

(6) 新生儿大脑缺血。可见，缺血性脑血管病的类型很多，但缺血性脑血管病主要累及脑动脉，其中最常见的是急性起病形式的IS/TIA，而缺血性脑血管病的病理生理过程与 IS/TIA 也基本相同。另外，虽然目前脑卒中的发病有年轻化的趋势，但 IS/TIA 仍以老年人多见。因此本书通过重点阐述老年人 IS/TIA 的相关知识，进而了解缺血性脑血管病。

(二) IS 及 TIA 概念的演变

有关 IS 的概念没有太多的变化，但 TIA 概念的变化较大。自 19 世纪开始，对短暂性 (每次数分钟或数小时左右) 卒中样发作即有认识，如 1856 年，William Savory 描述了一位感染性动脉疾病的女性，“在 5 年内反复发作左侧肢体无力”。对这种发作，过去有多种名称，如“脑间歇性跛行”“小卒中”“短暂性脑功能不全”等。

1951 年美国神经病学家 Fisher 首先将“暂时出现的短暂的神经定位体征”命名为 TIA。1965 年美国普林斯顿会议上将 TIA 定义为：由于大脑局灶性或区域性缺血产生的神经功能缺损症状，并在 24h 内完全消失。1975 年美国国立卫生研究院 (N1H) 的疾病分类正式将上述定义作为 TIA 的标准定义。后来，Warlow 及 Morris 对 TIA 的定义做了进一步的完善，其定义为脑或视觉功能的急性丧失，症状持续小于 24h，经各项检查后，推测神经功能丧失是由于栓塞或血栓形成的血管性病变引起。国内比较完善的 TIA 概念是于 1996 年由第三届全国脑血管病会议制定的。

1995 年，美国国立神经疾病与卒中研究所 (NINDS) 进行的 tPA 治疗急性脑梗死试验显示，不管是在安慰剂组还是在治疗组中，那些有明显局灶性神经功能缺损表现且持续时间超过 1h 并能在 24h 内完全缓解的患者只占 2%。为了适应临床需要，美国斯坦福大学医学院的 Albers 等建议用以下新定义：TIA 是短暂发作的神经功能障碍，由局灶性或视网膜缺血所致，临床症状持续时间一般不超过 1h，且没有急性缺血性卒中的明确证据。若临床症状持续存在，并有与急性缺血性卒中相符的特征性影像学表现，则应诊断为缺血性卒中。

2009 年 2 月，美国 Stroke 杂志发表了美国心脏协会 (AHA)/ 美国卒中协会 (ASA) 卒中协作组对 TIA 概念的更新。定义为：由于颅内外血管及视网膜血管病变造成的短暂的脑、脊髓及视网膜的缺血性症状，在相关的神经影像上未见到任何相关病灶。TIA 概念的演变，实际上反映的是缺血性脑血管病病理生理、发病机制、影像学检查技术及治疗手段的演变过程，目的是临床诊断更精准，并且对治疗提供更准确的指导。

(三) IS/TIA 的流行病学

脑血管病是目前导致人类死亡的第二位原因，我国 2004—2005 年完成的全国第三次死因回顾性抽样调查报告显示，脑血管病已跃升为国民死因的首位。我国每年新发脑卒中病例约为150万～200万人，校正年龄后的年脑卒中发病率为(116～219)/10万人口，年脑卒中病死率为(58～142)/10万人口。脑卒中后幸存者约为600万～700万人，其中约70%为缺血性卒中。随着人口老龄化和经济水平的快速发展及生活方式的变化，缺血性脑血管病的发病率明显上升，提示以动脉粥样硬化为基础的缺血性脑血管病发病率正在增长。

脑卒中是单病种致残率最高的疾病，世界卫生组织公布，在各种神经系统疾病中脑卒中的残疾调整生命年(DALY)排在首位。本病的高发病率、高患病率、高病死率和高致残率，给社会、家庭和患者带来沉重的负担和巨大的痛苦。中国脑血管病直接医疗费用超过400亿元人民币。因此，有效防治IS/TIA意义重大。

最近的研究资料显示，IS/TIA有如下常见的危险因素。

(1) 不可改变的危险因素：年龄、性别、低出生体重、种族、遗传。

(2) 可改变的危险因素：高血压、吸烟、糖尿病、血脂异常、非瓣膜性心房颤动、其他心脏病、无症状颈动脉狭窄、镰状细胞病、激素替代治疗、口服避孕药、饮食与营养、缺乏活动、肥胖等。

(3) 潜在可改变的危险因素：偏头痛、代谢综合征、饮酒、药物滥用、睡眠障碍、高同型半胱氨酸血症、脂蛋白增高、高凝状态、炎症和感染等。

二、脑循环的病理生理

(一)脑动脉构成

脑部的动脉血液供应主要来自两个系统，即前循环的颈动脉系统和后循环的椎－基底动脉系统。颈动脉系统供应大脑半球前3/5部分的血液，这一系统中最主要的动脉为双侧颅内外颈内动脉(ICA)、大脑中动脉(MCA)及大脑前动脉(ACA)。后循环，即椎－基底动脉系统的血管，是从胸腔内的右侧无名动脉及左侧锁骨下动脉发出椎动脉(VA)，双侧椎动脉进入颅内后至脑桥的尾部会合成基底动脉(BA)，基底动脉最后延续为双侧的大脑后动脉(PGA)。椎－基底动脉系统的主要动脉为椎动脉、基底动脉、小脑后下动脉(PICA)、小脑前下动脉(AICA)、上动脉(SCA)及大脑后动脉。

脑动脉最终分出两种分支，一是走行在脑组织表面的分支，在大脑半球称为皮质分支，在脑干及小脑称为长旋动脉及短旋动脉；另一种分支为穿通动脉，深入到脑组织的深部，在大脑半球称为中央支，在脑干及小脑称为旁正中动脉。

(二)脑血流调节

正常成年人的脑重约1500g，占体重的2%～3%，每分钟有750～1000mL血液流经脑循环，每100g脑组织每分钟的脑血流量(CBF)平均约为55mL，即55mL/(100g·min)，约占每分钟心血搏出量的20%。脑组织几乎无能量储备，对缺血缺氧损害十分敏感。影响脑血流的主要因素包括：动脉压、静脉压、颅内压、脑血管阻力、二氧化碳和氧的血液浓度及血液流变性。脑血流有自动调节能力，其可能的机制包括：肌源性、生化机制、神经源性和肽能机制。

总之，脑血流量可以通过不同机制得到保证，有较强的脑循环储备能力或代偿能力。但一旦脑循环失代偿，则易引起不可逆的脑组织损害，因此，IS/TIA 应该以预防为主。

（三）脑动脉病变的病理生理学改变

1. 大动脉粥样硬化

大动脉粥样硬化是最常见的致病原因，其病变部位常常位于各大动脉起始部位或动脉分叉处。大动脉粥样硬化导致缺血的方式有三种：

(1) 导致严重狭窄或梗阻性病变，当管腔狭窄时，狭窄远端的脑血流量降低，此时如果再出现脑血流灌注量下降，如血压偏低，则在其供血区可能引起脑分水岭梗死。

(2) 动脉粥样硬化血栓形成导致动脉梗阻，梗阻远端脑组织梗死。

(3) 动脉粥样硬化处，坏死斑块脱落，导致动脉源性栓塞。

2. 小穿通动脉的疾病

小穿通动脉常常指与脑组织表面行走的动脉垂直，深入到脑实质内、直径 100 ～ 200μm 的小动脉。这些动脉的梗阻常由两种原因引起。一是与穿通动脉相邻的微动脉或大动脉粥样硬化，随着斑块的延伸堵塞了穿通动脉分支的入口。另一种原因是穿通动脉本身脂肪玻璃样变，形成血管壁内纤维素样物质及内膜下泡沫样细胞，显示穿通动脉局灶扩张极小的出血性渗出。这种脂肪玻璃样变最常见于高血压病。

3. 夹层动脉瘤

夹层动脉瘤指动脉的破裂，最常累及动脉中层。可分为外伤性的及自发性的，但最常见于外伤或机械压迫。颈部的突然运动和过伸是主要原因。若伴有先天性或获得性的动脉中层及弹力层异常，则更易出现夹层动脉瘤。可因血管狭窄导致其供血区的低灌注。

4. 栓塞

国外文献报道，1/5 的后循环脑血管梗死为心源性栓塞，其是由来自近端大动脉粥样硬化病变处的斑块脱落，从而导致颅内椎 – 基底动脉远端栓塞。冠状动脉造影及心导管手术产生的栓子以及心脏的反常栓子，更容易导致后循环血管栓塞。

5. 肌纤维发育不良

肌纤维发育不良可累及任意或整个动脉壁，病理上为非动脉粥样硬化性病变。肌纤维发育不良引起脑缺血的原因，具体不清楚。功能性的血管收缩导致低灌注量，而在扩张的血管段则导致血流减慢，继而形成血栓。

6. 动脉瘤

动脉瘤最常引起蛛网膜下隙出血，有时动脉瘤内可有栓子脱落，导致远端血管的栓塞。

7. 血管畸形

血管畸形主要导致脑出血或颅内占位性效应。

8. 动脉扩张变长

动脉扩张变长指血管扩张，即梭状动脉瘤形成，表现为动脉的肌肉层和内弹力层缺乏，遗传可能为主要因素，特别是年轻人。基底动脉的梭状动脉瘤是最常见的，头部磁共振成像 (MRI) 及磁共振血管造影 (MRA) 能获得较好的确诊。这些扩张的血管通过不同方式产生症状：产生占位效应，使脑神经及脑干移位，或扭曲、牵拉脑神经及其他动脉；扩张的血管内血流缓慢，形成血栓；动脉内的血栓堵塞穿通动脉及短、长旋动脉的开口处，引起这些分支的缺血；动脉内的血栓斑块脱落，在远端形成栓塞。

9. 偏头痛

典型偏头痛 (伴先兆) 累及到后循环血管，常见的为基底动脉偏头痛 (Bickerstaff 综合征)。发作时患者有反复的脑干及小脑功能障碍，出现眩晕、复视、步态蹒跚、感觉异常、失明及焦虑不安，有时出现意识障碍。典型的基底动脉偏头痛发作后，PCA 供血区可发现梗死灶显像。血栓形成的因素：长时间的血管收缩导致血流减少，血管内皮受刺激，从而激活血小板及凝血通路。

10. 低血压及低灌注

往往在脑动脉主干严重狭窄的基础上，血压下降，导致狭窄远端出现脑血流低灌注，最终引起脑组织“分水岭”区域梗死。最常见的区域在额顶、顶枕及颞枕区。也有报道发现小脑的 SCA、AICA 及 PICA 之间的分水岭区域也可因低氧性缺血导致“分水岭”脑梗死，其形状呈线状或柱状。

11. 药物滥用

年轻人中药物滥用 (特别是可卡因) 是引起脑出血及缺血的常见原因。使用可卡因可导致脑梗死及心脏、肠道、骨骼肌缺血，而脑梗死更易发生在上位脑干及丘脑区域。脑血管造影很难找到异常发现。毒品导致缺血的机制没有完全弄清楚，但可逆性的血管收缩、血小板聚集性增高及动脉炎的可能性较大。脑梗死还见于静脉给予海洛因、含有吡甲胺的喷他佐辛以及盐酸哌甲酯 (哌甲酯)。

12. 烟雾病 (Moyamoya 综合征)

血管造影证实，该病为颈内动脉进行性变细及闭塞，导致大脑前、中动脉穿通支的扩大，并且形成永久性的吻合通道，血管造影上显示像烟雾，病理上显示，动脉因内皮增生、纤维化伴内弹力层增厚异常及血栓形成，最终导致血管严重梗阻，但没有严重炎症。

13. MELAS

MELAS 为线粒体肌病、线粒体脑病、乳酸中毒、卒中样发作四种临床疾病的英文首字母缩写。其中卒中常累及枕叶。一般为少年及年轻人出现偏头痛样发作、癫痫、进行性的视力下降，有时有认知及行为障碍。头部 MRI 可见顶枕叶、皮质下白质及小脑多灶性的高密度影。病变主要在 PCA 区，但也并不局限于后循环。临床上进行性发展的视野缺失及共济失调较常见。

14. CADASIL

CADASIL 是 cerebral autosomal dominant arteriopathy with subcortical infarcts and leukoencephalopathy 的首字母缩写词，中文称伴有皮质下梗死和白质脑病的大脑常染色体显性遗传性动脉病，是一种新确定病因 (1995 年) 的卒中和血管性痴呆。病理学显示大脑白质存在广泛疏松区，伴有多发小脑梗死，主要位于白质及基底节，也可见于枕叶脑室旁及脑干的脑桥。在上述区域，MRI 的 T_1 加权像显示为点状或结节状低信号，T_2 加权像显示为高信号。CADASIL 的临床表现主要为中年发病，偏头痛常为首发症状，可以出现卒中、痴呆及较严重的情感障碍。

15. 脊椎关节强直

椎动脉受骨赘压迫是椎 - 基底动脉缺血的常见原因。在颈椎骨关节病导致骨赘突入椎动脉行程上的横突孔时，一旦转头，常可中断椎动脉血流；按摩疗法操作颈部不当时可导致椎 - 基底动脉梗阻；头向后外侧时，对侧椎动脉可受到压迫，从而可导致该动脉狭窄甚至梗阻。

16. 动脉炎及其他非动脉硬化性血管病

(1) 巨细胞动脉炎 (颞动脉炎)：最主要的表现为头痛、体重下降、身体不适、疲劳、低热、弥散性躯体、肢体痛及单眼失明。颅外椎动脉远端易受累，易在脑干及小脑形成梗死。

(2) Takayasu 病 (无脉症)：主动脉弓及其分支最易受累。组织学上可见内、中、外膜同时局灶性受影响，有时有弥散性的弹力组织及平滑肌伴有半圆形细胞浸润。最常见的受累血管为锁骨下动脉，最终导致脑内血流低灌注。

(3) 白塞病：有血管炎，常累及脑干。主要的临床表现为：口腔及生殖器内的小溃疡、葡萄膜炎、亚急性脑膜炎及复发性的局灶性神经体征。最终导致动脉狭窄或梗阻。最常见的受累部位为脑桥、大脑脚及丘脑。

(4) 由各种感染因子引起的动脉炎。

1) 病毒感染：水痘 - 带状疱疹病毒 (HVZ) 是最常见的引起脑血管炎的病毒。病毒感染后直接沿支配椎动脉的颈神经侵入到椎动脉，导致椎动脉炎，最终导致椎动脉狭窄或梗阻。

2) 细菌、螺旋体及真菌性脑膜炎：颅底脑膜炎后，颅底的动脉被各种病菌的渗出物浸泡，常使血管壁感染及增厚，即所谓的 Heubne 动脉炎。床突上部的颈内动脉及其他穿过硬脑膜的大动脉常受累及。当累及到基底池中穿过的穿通动脉时，可导致中脑及丘脑梗死，从而导致昏迷及第三对脑神经麻痹。目前，获得性的免疫缺陷病毒 (AIDS) 及脑血管梅毒导致的脉管炎也较常见。

3) 神经结节病形成的血管炎：主要病理变化为视网膜炎性变化、脑脊液细胞数增多及脑膜感染。小动脉及静脉常显示有血管周围袖套样及炎性改变，小脑及脑干可见脑梗死，而脑出血更常见。

(5) 其他非动脉粥样硬化性脑血管病变：可导致脑梗死的其他非动脉粥样硬化性脑血

管病变包括结缔组织病、肉芽肿性血管炎、结节性多动脉炎、纤维条索样改变、Sneddon 综合征、Marfan 综合征、Ehlers-Danlos 综合征、Kohlmeyer-Degos 病、Fabry 病、弹性假黄瘤病、抗磷脂抗体综合征、血胱氨酸尿症、镰状红细胞贫血、血栓性血小板增多性紫癜、血液的高凝状态等。

三、IS/TIA 的病因及发病机制

(一)病因

脑梗死按病因的临床分型 (TOAST 分型)：大动脉动脉粥样硬化；心源性脑栓塞；小血管闭塞(包括无症状脑梗死)；其他病因确定的脑梗死；病因不能确定的脑梗死。

(二)IS/TIA 的发病机制

关于 IS 及 TIA 的发病机制，目前常提到的有微栓子学说及血流动力学危象学说，另外还提到了血管痉挛、血管的机械梗阻、炎症、盗血综合征、血液学异常等学说。上述发病机制有时是同时起作用，最终导致了脑神经元的代谢需求与局部血液循环所能提供的氧及其他营养物质(主要是葡萄糖)之间突然供不应求。上述可能的发病机制最终主要作用在三个致病环节上，即脑动脉、心脏及血液。分述如下。

1. 微算子学说

目前国内外学者普遍认为，微算子是引起 IS/TIA 的最主要发病机制。微算子的来源主要有三个方面，即来源于心脏、近端大动脉粥样硬化斑块及反常栓子，如心脏先天畸形伴有右至左分流时出现的栓子。微栓子信号可以用经颅多普勒超声仪 (TCD) 探测到。

2. 血流动力学危象学说

Heiss 指出，脑血流有神经功能缺损的域值及膜衰竭的域值，这两个域值之间的区域称为“缺血边缘域”。只有血流灌注量低于膜衰竭域值时才会导致相应区域的脑梗死。Calandre 等指出，TIA 主要是低灌注时间长，但尚未达到引起脑梗死的程度。上述研究均说明，由于血流动力学危象导致的脑血流灌注减少，是可以导致神经功能缺损，随着血流动力学恢复正常，脑血流灌注量也可恢复正常，神经功能缺损可以是短暂的。

血流动力学危象导致的 IS/TIA，往往是在脑动脉狭窄或梗阻的基础上促发的。当脑血流灌注量下降(如血压下降)，狭窄动脉远端因相对灌注量低于神经功能缺损的阈值，即可导致 IS/TIA 的发生。

3. 其他发病机制

(1) 血管痉挛：血管痉挛可使血管狭窄，并导致相应的病变血管远端缺血。原则上局灶性的血管痉挛应有血管壁的局灶刺激，如蛛网膜下隙出血、动脉血管造影时导管对血管壁的直接刺激等，均可导致局灶的血管痉挛并诱发神经功能缺损，甚至导致脑梗死。另外，偏瘫性偏头痛往往也可因局灶性的血管痉挛导致 TIA 样的发作。弥散性脑血管痉挛常见于动脉血管造影，其缺血往往是广泛的。但血管痉挛不能解释大部分 IS/TIA 的发病原因。

(2) 血液学异常：Virchow 提出，静脉血栓形成常由三种因素引起：血管壁病变，血液学异常(如高凝状态、血液黏稠度增高等)，血流异常。血液学异常中血液黏稠度增高的常见原因有：红细胞增多、血浆纤维蛋白原增多，其他原因有白细胞增多、血浆异常蛋白增多(如巨球蛋白血症等)、高血压、糖尿病、动脉粥样硬化及低血流状态等。但与血流动力学异常一样，血液学异常也很难单独引起局灶症状，往往是在脑血管狭窄或梗阻的基础上促发 IS/TIA 的。

(3) 盗血综合征：如锁骨下动脉盗血综合征可导致椎－基底动脉 IS/TIA，这种发病机制，也是一种血流动力学危象导致 IS/TIA 的机制。

(4) 炎症机制：动脉粥样硬化实质上就是一种特殊的炎症过程，动脉粥样硬化本身及其在血栓形成、血小板聚集以及栓子栓塞血管等过程中都有炎症因子的参与，并在其中起关键作用。在机体炎症成分上调时，栓子易脱落；栓子栓塞血管后的继发性反应也是一种炎症反应。因此，整个血管壁损伤的本质就是一种慢性炎症综合征。

(5) 机械梗阻：如颈椎压迫椎动脉，当头转向一侧并同时弯向后方时，对侧椎动脉将在颈枕连接处受压，如果受压侧椎动脉本身是完好的，则受压后就会发生椎动脉缺血，出现眩晕、恶心和平衡障碍。

4. 与 TIA 有关的特殊临床现象

(1) TIA 与缺血耐受性：近年来的研究发现，TIA 持续 10～20min，可产生所谓的缺血耐受。进一步的研究表明，从 TIA 到脑梗死发病后 1 周以内的患者才有较好的预后，超过 1 周则预后不受影响。动物实验也得到了证实，缺血耐受的产生最早是在首次短暂性脑缺血后的 24h，并持续 1～2 周。TIA 发生的次数与脑梗死预后也存在一定关系，有过 2～3 次 TIA 者预后较好的比例高于仅有 1 次或 3 次以上 TIA 者。以上这些事实表明，缺血耐受的产生需要一定适度的刺激，过多和过长时间的缺血刺激可能造成缺血耐受的消失。关于缺血耐受的产生机制目前仍不清楚，推测 TIA 诱导的神经保护作用可能通过血管和神经元两个方面介导。大量实验提示，缺血耐受的产生分为两个阶段。早期相为预处理数分钟内，主要是通过血流量和细胞代谢介导缺血耐受；延迟相发生于预处理数天内，但其精确的机制目前仍不清楚。但人们已经认识到，缺血耐受的产生是一个预处理刺激后始动因子所促发的多步级联反应过程。许多细胞因子和蛋白质都参与了这一过程的发生发展，其中就包括 TNF-α 和蛋白 P450 2C11 等。

(2) TIA 对认知功能的影响：由于 TIA 患者的症状和体征可完全消失，因此临床医师大多忽略了对其高级神经功能的检查。早在 20 世纪 70 年代即有学者提出 TIA 可导致不同程度的认知障碍，涉及智力、注意力、空间感知能力、语言、计算和记忆等方面，其中记忆尤其是短时记忆障碍可能是其最敏感的指标。进一步的研究表明，TIA 后可有明显的组织病理学改变，包括海马 CA1 区、颞叶皮质、新皮质和纹状体神经元脱失。Bakker 等研究认为，颈动脉闭塞性疾病引起的 TIA 患者，尽管其局灶性神经功能缺损可以恢复，但认知障碍却持续存在。近年来，很多文献都指出 TIA 是血管性痴呆的重要危险因素，它可加速脑的退行形变和认知功能下降的进程。Walters 等通过简易痴呆量表 (MMSE) 和影像学研究发现，首次出现孤立性 TIA 的患者，排除年龄因素，与对照组相比，在随后的岁月中出现脑萎缩的概率是对照组的 2 倍，在 TIA 发病后的 1 年中，其认知功能的减退和脑萎缩情况均比同龄人明显。因此，TIA 患者不但要预防 TIA 的复发以及缺血性脑卒中的发生，还要防止血管性痴呆的发生或认知功能的下降。

四、IS/TIA 的诊断及鉴别诊断

(一)临床表现

1. TIA 的临床表现

TIA 的临床表现因受累的血管及其供血不同可表现出多种症状和体征。

(1) 短暂性单眼盲：又称发作性黑蒙，短暂的单眼失明是颈内动脉分支，即眼动脉缺血的特征性症状。

(2) 颈动脉系统 TIA：以偏侧肢体或单肢的发作性轻瘫最常见，通常以上肢和面部较重；主侧半球的颈动脉缺血可表现失语、偏瘫、偏身感觉障碍，偏盲也可见于颈动脉系统缺血。

(3) 椎 - 基底动脉系统 TIA：常见症状有眩晕和共济失调、复视、构音障碍、吞咽困难、交叉性或双侧肢体瘫痪或感觉障碍、皮质性盲和视野缺损。另外，还可以出现猝倒症。

2. IS(脑梗死) 的临床表现

IS 的临床表现和受累的血管的部位、大小、次数、原发病因、供血区的范围和侧支循环的情况以及患者的年龄和伴发疾病，以及血管危险因素的有无和多少有关。以下介绍典型的神经系统表现：

动脉粥样硬化性血栓性脑梗死、脑栓塞、腔隙性脑梗死是缺血性脑卒中最常见的类型。其中动脉粥样硬化性血栓性脑梗死约占缺血性脑卒中的 60% ～ 80%，其发病相对较慢，常在数分钟、数小时甚至 1 ～ 2 天达到高峰，不少患者在睡眠中发病，约 15% 的患者以往经历过 TIA。脑梗死主要的临床表现涉及前循环和后循环，或颈动脉系统和椎 - 基底动脉系统。

(1) 颈动脉系统脑梗死：主要表现为病变对侧肢体瘫痪或感觉障碍；主半球病变常伴有不同程度的失语，非主半球病变可出现失用或认知障碍等高级皮质功能障碍。其他少见的临床表现包括意识障碍、共济失调、不随意运动及偏盲等。

(2) 椎 - 基底动脉系统脑梗死：累及枕叶可出现皮质盲、偏盲。累及到颞叶内侧海马结构，可出现近记忆力下降。累及脑干或小脑可以出现眩晕、复视、吞咽困难、霍纳综合征、双侧运动不能、交叉性感觉及运动障碍、共济失调等。累及到脑干上行网状激活系统容易出现意识障碍。

(3) 腔隙梗死：腔隙梗死是指脑或脑干深部的缺血性小梗死，大小介于 0.5 ～ 1.5cm，多由穿通动脉阻塞所致，主要累及前脉络膜动脉、大脑中动脉、大脑后动脉或基底动脉

的深穿支。

腔隙梗死主要见于高血压患者。受累部位以多寡为序，有壳核、脑桥基底、丘脑、内囊后肢和尾状核；另外也可累及内囊前肢、皮质下白质、小脑白质和胼胝体。腔隙梗死预后良好，但多次发生可导致假性延髓性麻痹和血管性认知功能障碍。腔隙梗死表现至少有20种症状各异的临床综合征，但最多见的腔隙梗死临床综合征有以下四型。

1) 运动轻偏瘫：多是由于内囊、放射冠或脑桥基底部腔隙梗死所致。临床表现为单侧的轻偏瘫或偏瘫，主要累及面及上肢，下肢受累很轻，可伴有轻度构音障碍，特别是疾病开始时，但不伴有失语、失用或失认，也不能有感觉、视野或高级皮质神经功能障碍。临床上很难区别腔隙梗死位于内囊还是脑桥，但是若伴有构音障碍或病前有一过性步态异常或眩晕时则支持脑桥定位。脑缺血性皮质梗死也可造成纯运动轻偏瘫。

2) 纯感觉卒中：可称作纯偏身感觉卒中，多是由于丘脑腹后外侧核腔隙梗死所致。临床表现为偏身麻木、感觉异常，累及面、上肢、躯干和下肢。主观感觉障碍比客观发现的感觉障碍要重。放射冠或顶叶皮质的缺血脑梗死，脑桥内侧系的腔隙梗死也可表现纯感觉卒中。中脑背外侧小出血若只局限于背侧脊髓丘脑束也可表现为纯感觉卒中。

3) 偏轻瘫共济失调：又称同侧共济失调和足轻瘫，是由于内囊后肢或脑桥基底部的腔隙梗死所致。临床表现为病变对侧下肢为主的轻瘫，并伴有瘫痪同侧上下肢的共济失调、足跖反射伸性，但无构音障碍，面肌受累罕见。该综合征也可见于丘脑、内囊、红核病损；也见于大脑前动脉表浅支阻塞造成的旁中央区病损。轻偏瘫和共济失调同时发生在一侧肢体的解剖学基础尚不完全肯定。同侧上肢共济失调认为是由于累及皮质-脑桥-小脑束致使小脑功能低下所致，而以足受累为主的轻偏瘫是由于放射冠上部病损所致，因为曾发现由于左侧大脑前动脉供应区的旁中央区的皮质下梗死造成的右倾偏瘫和共济失调患者的左外侧额叶皮质和右侧小脑半球的血流皆降低，被认为是交叉大脑-小脑神经功能联系所致。

4) 构音障碍-手笨拙综合征：多是由于脑桥上1/3和下2/3之间的基底深部的腔隙梗死所致。临床特征是核上性面肌无力、伸舌偏斜、构音障碍、吞咽困难、手精细运动控制障碍和足跖反射伸性。内囊部位的腔隙梗死也可造成这种综合征。另外，壳核和内囊膝部的腔隙梗死和小的出血除可造成构音障碍-手笨拙综合征外尚伴有写小字征。

以上所述四种临床综合征实际上只是解剖学意义的综合征，其病原以缺血性腔隙梗死最为多见，其他性质的病损，特别是皮质下和脑干的局限小出血同样可造成这些综合征。

（二）诊断要点

1. 动脉粥样硬化性血栓性脑梗死

(1) 常于安静状态下发病。

(2) 大多数发病时无明显头痛和呕吐。

(3) 发病较缓慢，多逐渐进展或呈阶段性进行，多与动脉粥样硬化有关，也可见于动脉炎、血液病等。

(4) 一般发病后 1 ～ 2 天意识清醒或轻度障碍。

(5) 有颈内动脉系统和（或）椎－基底动脉系统症状和体征。

(6) 头部 CT 或 MRI 检查：多能发现和症状及体征相一致的责任病灶，影像学表现需符合缺血性改变；另外有助于确定病灶的大小和排除非缺血性病变。

(7) 腰穿脑脊液一般不含血。

2. 脑栓塞

(1) 多为急性发病。

(2) 多数无前驱症状。

(3) 一般清醒清楚或有短暂性意识障碍。大面积脑梗死时可伴有病侧头痛、恶心和呕吐。偶有局部癫痫样表现。

(4) 有颈动脉系统或椎－基底动脉系统的症状和体征。

(5) 腰穿脑脊液一般不含血，若有红细胞可考虑出血性脑梗死。

(6) 栓子的来源可为心源性或非心源性，也可同时伴有其他脏器、皮肤、黏膜等栓塞症状。

(7) 头部 CT 或 MRI 检查可发现梗死灶现象。

3. 腔隙性梗死

(1) 发病多由于高血压动脉硬化引起，呈急性或亚急性起病。

(2) 多无意识障碍。

(3) 可进行 CT 或 MRI 检查，以明确诊断。

(4) 临床表现常不严重。

(5) 腰穿脑脊液无红细胞。

（三）特殊的综合征

根据 IS/TIA 特殊的临床表现，定义了一些特殊的综合征，其中后循环 1S/TIA 的综合征最多，本书主要介绍后循环 IS 相关综合征。

后循环缺血性脑血管病的定位诊断主要涉及三个方位。

①嘴尾侧：也可以认为是脑组织的矢状位，从嘴侧至尾侧依次为双侧枕叶、双侧颞叶下内侧、双侧丘脑后 4/5(包括内囊后肢)、中脑、脑桥、延髓与小脑。

②背腹侧位：判断病变是位于脑干的顶盖、被盖、还是基底部；是小脑的上部还是下部，或多部位并存。

③内外侧位：病变在脑干就要确定病变是位于其内侧（中线附近）还是外侧，是单侧还是双侧，或两者均存在；病变在小脑就应明确其定位是在小脑内侧（蚓部）还是外侧（半球），或两者均有；位于丘脑或大脑半球后部的病变，应明确其病变是位于左侧还是右侧，或双侧均有。后循环支配区不同部位均有自身特殊的临床综合征。

1. 延髓的综合征

(1) 延髓背外侧综合征 (Wallenberg 综合征)：常见原因有椎动脉梗阻，有时见于小脑后下动脉梗阻；损伤了延髓的背外侧；重要症状为突然眩晕发作、共济失调、恶心、呕吐、言语困难和呃逆。

(2) 延髓内侧综合征 (Dejerine 综合征)：通常由于椎动脉或基底动脉旁中央支梗阻所致，病变偶为双侧性；表现为同侧舌下神经迟缓性瘫痪，对侧偏瘫，伴 Babinski 征阳性；对侧后索性触觉、振动觉和位置觉减退；若病变累及内侧纵束，则出现眼球震颤。

(3) Ondine Curse 综合征：由于双侧椎动脉梗阻所致的双侧脊髓被盖外侧梗死。其特征性的临床表现为，睡眠中呼吸停止。

(4) Jackson 综合征：又称舌下神经交叉瘫综合征。损伤了第Ⅹ、Ⅺ、Ⅻ脑神经。病灶侧周围性舌下神经麻痹，对侧偏瘫，可由脊髓前动脉闭塞所致。

(5) 橄榄体后部综合征：病变位于Ⅸ、Ⅹ、Ⅺ、Ⅻ脑神经核区，椎体束常可幸免，有时可侵犯脊髓丘脑束。因各脑神经受累的结合方式不同，而构成不同的综合征。包括 Schmidt 综合征：第Ⅸ、Ⅹ、Ⅺ脑神经受损；Tapia 综合征：第Ⅸ、Ⅹ、Ⅻ脑神经受损；Avellis 综合征：第Ⅸ、Ⅹ、Ⅺ、Ⅻ脑神经受损。

2. 脑桥的综合征

(1) 脑桥前下部综合征 (Millard-Gubler 或 Foville 综合征)：基底动脉周围支梗阻；同侧展神经周围性瘫痪、面神经核性瘫痪，对侧偏瘫，镇痛、温度觉消失，触觉、振动觉和位置觉减退。

(2) 脑桥中部基底综合征：基底动脉旁中央支或短周支梗阻；同侧咀嚼肌迟缓性瘫痪，同侧面部感觉减退及痛温觉消失，同侧偏身共济失调及协同不能，对侧痉挛性瘫痪。

(3) 脑桥基底部微小梗死综合征：单侧或双侧基底部的多发性微小的通常为陈旧的囊性梗死，多发生在伴有糖尿病的基底动脉硬化患者；假性延髓麻痹伴有因运动性脑神经核上纤维受损所致的发音分节、吞咽障碍。

(4) 脑桥被盖下部综合征：基底动脉短周支和长周支梗阻；同侧展神经和面神经核性瘫痪；眼球震颤(累及内侧纵束)；向病灶侧注视不能，同侧偏身共济失调(累及小脑中脚)；对侧痛温觉丧失(累及脊髓丘脑侧束)；触觉、位置觉及振动觉减退(累及内侧丘系)；同侧软腭及咽肌节律性失常(累及中央被盖束)。

(5) 脑桥被盖上部综合征：基底动脉长周支梗阻，偶见小脑上动脉梗阻；同侧面部感觉丧失(三叉神经所有纤维中断)；同侧咀嚼肌瘫痪(累及三叉神经运动核)；偏身共济失调、意向性震颤、轮替运动不能(累及小脑上脚)；对侧除面部外所有躯体感觉丧失。

(6) 脑桥被盖综合征 (Raymond-Cestan 综合征)：病变位于脑桥被盖，损害了内侧丘系、内侧纵束、小脑结合臂、脊髓丘脑侧束；同侧展神经与面神经瘫痪；病变侧小脑性共济失调；对侧本体感觉障碍；两眼不能注视病灶侧。

(7) 脑桥幻觉：由大脑脚后部及上部脑桥被盖内侧纵束附近受累所致；看到墙壁弯曲、扭曲或有倒塌感，有时仿佛隔墙看见邻室物件，甚至见人经墙进入邻室，患者无批判力。

(8) 一个半综合征：当脑桥一侧的病变累及到了内侧纵束 (MLF) 和脑桥旁正中网状

结构的侧视中枢 (PPRF) 时，导致病变侧眼球居中 (不能水平运动)，对侧眼处于外展位 (伴眼震)，且该侧眼球内收不超过中线。

(9) 闭锁综合征 (locked-in 综合征)：由双侧脑桥基底部病变所致，大脑半球及脑干被盖部网状激活系统无损害。患者意识清醒，对言语理解正常，可用眼球上下活动示意，但不能讲话，四肢不能活动，脑桥以下脑神经均瘫痪，眼球垂直运动和辐辏运动保存。

3. 中脑的综合征

(1) 红核综合征 (Benedikt 综合征)：基底动脉脚间支或大脑后动脉梗阻，或两者均梗阻；同侧动眼神经瘫痪伴瞳孔散大 (中脑内的动眼神经根纤维中断)；对侧触觉、振动觉、位置觉及辨别觉减退 (累及内侧丘系)；由于红核病变，引起对侧运动过度 (震颤、舞蹈、手足徐动) 及对侧强直 (累及黑质)。

(2) 大脑脚综合征 (Weber 综合征)：基底动脉脚间支或大脑后动脉梗阻，或两者均梗阻；同侧动眼神经瘫痪；对侧痉挛性瘫痪；对侧强直 (累及黑质)；对侧随意运动失控 (累及皮质脑桥束)。

(3) 中脑幻觉 (又称大脑脚幻觉)：病变部位在中脑及丘脑；常在黄昏时刻出现，看到活动的人物，丰富多彩的画面和景色，患者对之有批判力。上述幻觉细致且多姿多彩，常伴有触觉及听觉的虚构。

(4) 其他中脑综合征：红核下部综合征 (Claude 综合征)、Parinaud 综合征 (导水管综合征) 等，因其致病原因主要为肿瘤或炎症，此处不做赘述。

4. 小脑的综合征

(1) 绒球小结叶病变：平衡失调和站立不稳、行走不能、蹒跚、步态呈醉酒状 (躯干或体轴性共济失调)，但闭眼时共济失调不会加重；损害小结，使前庭功能的冷热和旋转测试反应消失。

(2) 旧小脑病变 (小脑蚓部)：提供站立和运动时维持平衡的肌张力强度，它的病变主要导致躯干性的共济失调，如 Romberg 征站立不稳、步距过宽等。

(3) 新小脑病变：主要累及肢体远端的共济失调；辨距障碍 (过指或运动过度)；协同不能 (运动分解不能)；轮替运动障碍；意向性震颤；回弹现象；肌张力下降；断续言语；不能辨别重量。

5. 丘脑的综合征

(1) 后外侧丘脑综合征 (Dejerine-Roussy 综合征)：本病由 Dejerine 和 Roussy 于 1906 年首次描述。主要原因是供应丘脑腹后外侧核区的丘脑膝状体动脉梗阻。表现为对侧周围感觉障碍和更广泛的深部感觉障碍；对侧实体感觉丧失和偏侧共济失调；对侧半身自发性疼痛；对侧暂时性轻偏瘫，不伴痉挛性收缩；舞蹈手足徐动样运动。

(2) 单侧前外侧丘脑综合征：主要是因为单侧丘脑穿通动脉分支梗阻所致。表现为静止性震颤或意向性震颤、舞蹈徐动型运动，有时可能出现丘脑手。没有感觉障碍和丘脑性疼痛。

(3) 双侧腹内侧丘脑综合征：主要由于双侧丘脑穿通动脉梗阻，导致双侧腹内侧丘脑梗死所致。出现严重的嗜睡（由于网状上行激活系统的丘脑部分受损所致），有时可长达数周甚至数月，患者可被唤醒，能辨认周围环境，并能进食，但之后又立即入睡；由于患者有严重的嗜睡，所以很难检查出其他特征性的丘脑体征。病理上主要为丘脑腹内侧，围绕内髓板非特异性核团有大的对称性蝴蝶状软化灶。

6. 丘脑下部的综合征

又称间脑综合征，如肥胖性生殖不能综合征、Albright 综合征、Laurence-Moon-Biedl 综合征、Turner 综合征等，由于其致病原因主要为肿瘤或炎症，本节不做赘述。

7. 颞叶内侧的综合征

短暂性全面遗忘 (TGA)：发作时突然不能记忆，患者对此有自知力，无神经系统其他异常发作，可持续数十分钟或数小时，甚至数天。表现为全面遗忘，然后记忆大部分恢复。多认为是边缘系统的海马回或穹隆的缺血病变所致。

8. 枕叶的综合征

(1) 皮质盲：由视觉皮质的病损引起，视觉完全丧失，强光照射及眼前手势均不能引起反射性闭眼，视盘外观正常，瞳孔正常或光反射存在。可伴有其他定位体征，如偏身感觉、运动障碍等。

(2) Anton 综合征：由于基底动脉分叉处的骑跨状栓子阻塞双侧 PCA，使双侧距状区受累，导致双侧偏盲，而成为全盲。这种失明是完全的，患者可作相应的运动；患者有疾病缺失感，即否认自己有失明；有时还伴有 Korsakoff 样虚构。

(3) Balint 综合征：其病变部位在顶枕叶，其三个特征性的临床表现为画片中动作失认（精神性注视麻痹）、凝视失用（空间性注意障碍）及视觉性共济失调。

9. 其他特殊的综合征

(1) 基底动脉尖综合征 (TOBS)：基底动脉尖端梗阻，同时累及双侧大脑后动脉、小脑上动脉，以及它们的穿通支。可引起双侧中脑、丘脑、颞叶内侧、枕叶以及小脑上部梗死，出现相应的临床表现。其中主要的临床表现为皮质盲及偏盲、焦急不安的谵妄、严重的遗忘、大脑脚部位幻觉、意识障碍、眼球运动及瞳孔异常，常伴有头痛。

(2) 无动性缄默症：系脑干上部和丘脑网状激活系统受损所致，大脑半球及其传出系统正常。患者处于一种缄默不言、四肢不动的特殊意识状态。能注视周围的人，貌似清醒但不能动，不能讲话，肌肉松弛，无锥体束征，大小便失禁，存在觉醒与睡眠周期。

(3) Gerstmann 综合征：见于左侧顶叶角回病变（有时大脑后动脉梗阻可影响到该区域），临床表现为不辨手指、不辨左右、失计算、失写等，有时伴失读。

（四）IS/TIA 的诊断流程

1. IS 诊断流程

(1) 是否为脑卒中，排除非血管性疾病。

(2) 是否为缺血性脑卒中，对患者进行脑 CT 或 MRI 检查排除出血性脑卒中。

(3) 脑卒中严重程度，根据神经功能缺损量表评估。

(4) 能否进行溶栓治疗，核对适应证和禁忌证。

(5) 病因分型，参考 TOAST 标准，结合病史、实验室、脑病变和血管病变等检查资料确定病因。

2. TIA 诊断流程

(1) 对就诊的急性神经功能缺损患者对照 TIA 的定义进行评定，确定是否为真正的 TIA。

(2) 同时，在神经影像学结果的帮助下，对急性神经功能缺损进行鉴别诊断，容易与 TIA 混淆的临床综合征主要包括：局灶性癫痫后的 Todd 麻痹、偏瘫型偏头痛、内耳眩晕症、昏厥、颅内占位病变、硬膜下血肿、血糖异常 (低血糖或高血糖)、眼科病等。

(3) 区分导致 TIA 症状的供血动脉系统，是颈内动脉系统还是椎 – 基底动脉系统。这需要结合临床与影像学检查结果。

1) 颈内动脉系统的 TIA：多表现为单侧 (同侧) 眼睛或大脑半球症状。视觉症状表现为一过性黑蒙、雾视、视野中有黑点或有时眼前有阴影仿佛光线减少。大脑半球症状多为一侧面部或肢体的无力或麻木，可以出现言语困难 (失语) 和认知及行为功能的改变。

2) 椎 – 基底动脉系统的 TIA：通常表现为眩晕、头昏、构音障碍、跌倒发作、共济失调、异常的眼球运动、复视、交叉性运动或感觉障碍、偏盲或双侧视力丧失。

注意临床孤立的眩晕、头昏，或恶心很少是由 TIA 引起的。椎 – 基底动脉缺血的患者可能有短暂的眩晕发作，但需同时伴有其他的症状，较少出现昏厥、头痛、尿便失禁、嗜睡、记忆缺失或癫痫等症状。

(4) 明确 TIA 的病因 (发病机制)。经过病史询问、神经系统查体及头部 CT 或 MRI 检查，临床上明确短暂性神经功能缺损为 TIA 后，需要对患者进行全面检查，尽可能明确 TIA 的病因，以便制订出全面的治疗方案。TIA 的病因检查涉及如下三个环节。

1) 血液学检查：常规查全血细胞计数、血沉、凝血常规、血生化 (肝功能、肾功能、血糖、血脂、电解质)；如果有异常或相应指征，可以做更全面的血液学检查。

2) 心脏检查：常规查心电图、超声心动图，必要时可以做更全面的心脏专科检查。

3) 脑动脉检查：首先针对颈部颈动脉及椎动脉以及颅内大动脉行血管超声检查，也可同时行磁共振血管造影 (MRA) 或 CT 血管造影 (CTA) 检查；必要时行数字减影血管造影 (DSA) 检查。

其他检查：测双上肢血压，了解是否有锁骨下动脉盗血综合征；颈椎片，了解椎动脉是否受压等。

(5) 评估 TIA 的危险因素 (见“TIA 的流行病学”)，指导 TIA 的治疗及二级预防。

（五）IS/TIA 的鉴别诊断

1. IS 的鉴别诊断

脑梗死主要需与脑出血鉴别，特别是小量脑出血易与脑梗死混淆。但头部 CT 的普遍应用，缺血性脑卒中与出血性脑卒中的鉴别诊断已不再困难。如患者有意识障碍，则应与其他引起昏迷的疾病相鉴别（如代谢性脑病、中毒等）。其他可能导致急性神经功能缺损的疾病均应与 IS 作鉴别，包括脑炎、脑卒中、癫痫后状态、脑外伤、中枢神经系统脱髓鞘疾病、代谢性疾病或躯体重要脏器功能严重障碍导致的神经功能缺损等。

2. TIA 的鉴别诊断

简单地说，TIA 的鉴别诊断就是明确短暂性神经功能缺损是血管源性还是非血管源性因素所致。有几种常见的疾病需要与 TIA 鉴别。

(1) 局灶性癫痫：癫痫发作常为刺激症状，如肢体的抽搐、发麻；发作部位固定，发作形式刻板；发作时间短暂，很少有十几分钟的发作。老年患者局灶性癫痫常为症状性，脑内常可查到器质性病灶。过去有癫痫病史或脑电图有明显异常（如癫痫波等），有助鉴别。

(2) 偏瘫性偏头痛：其先兆期易与 TIA 混淆，但多起病于青春期，常有家族史，发作以偏侧头痛、呕吐等自主神经症状为主，而局灶性神经功能缺损少见，每次发作时间可能较长。

(3) 内耳眩晕症：老年人易与椎－基底动脉 TIA 混淆。内耳眩晕症除眩晕症状外常伴有耳鸣、听力下降，除眼球震颤、共济失调外，没有其他后循环神经功能缺损的症状和体征。

(4) 昏厥：是因为大脑短暂的弥散性缺血导致的全脑功能丧失。也为短暂性发作，多有意识丧失，无局灶性神经功能损害。发作前常有血压偏低、心律失常的表现。

(5) 颅内占位病变：偶有慢性硬膜下血肿等颅内占位病变，在早期或病变累及血管时，引起短暂性神经功能缺损。但详细检查可以发现持续存在的神经功能缺损的阳性体征，头部影像学检查可以发现颅内相应的器质性病变。

(6) 眼科病：视神经炎、青光眼、视网膜血管病变等，有时因突然出现视力障碍而与颈内动脉眼支缺血症状相似，但多无其他局灶性神经功能损害。

五、IS/TIA 急性期治疗

（一）IS/TIA 急性期的治疗

IS/TIA 急性期的治疗应强调早期诊断、早期治疗、早期康复和早期预防再发。整个急性期的治疗包括院前处理、急诊室诊断及处理、卒中单元、急性期诊断与治疗四个环节。

1. 院前处理

院前处理的关键是迅速识别疑似脑卒中患者并尽快送到医院。

(1) 院前脑卒中的识别：若患者突然出现神经功能缺损的症状，主要指运动异常，如肢体、面部或咽喉肌无力（言语不清、饮水困难），眼球运动障碍（视物成双等感觉异常），如视力模糊或丧失，面部、肢体麻木等；高级皮质功能异常，如意识障碍(昏迷)、抽搐、精神异常或认知功能下降等；其他突发，非特异性症状如眩晕伴头晕、头痛、呕吐等。

(2) 现场处理及运送：现场急救人员应尽快进行简要评估和必要的急救处理，包括，处理呼吸道、呼吸和循环问题、心脏观察、建立静脉通道、吸氧、评估有无低血糖。应防止非低血糖患者输含糖液体；过度降低血压；大量静脉输液。应迅速获取简要病史，包括症状开始时间、近期患病史、既往病史、近期用药史及可能的致病因素。应尽快将患者送至附近有条件的医院，即能24h进行急诊CT，有条件实施溶栓治疗(动脉或静脉)等。

2. 急诊室诊断及处理

由于IS/TIA治疗时间窗窄，溶栓治疗的时间窗为4.5h以内或6h以内，因此及时评估病情并准确诊断至关重要，医院应建立脑卒中诊治快速通道，以免贻误病情。原则上尽可能使到达急诊室后60min内完成脑CT等诊断性评估并制订出合理的治疗计划。IS/TIA的诊断流程参考本章相关内容。急诊室处理的关键是密切监护基本生命功能，如气道和呼吸；心脏监测和心脏病变处理；血压和体温调控。需要紧急处理的情况为：颅内压增高、严重血压异常、血糖异常和体温异常、癫痫等。

3. 卒中单元

卒中单元是组织化管理住院脑卒中患者的医疗模式，把传统治疗脑卒中的各种独立方法，如药物治疗、肢体康复、语言训练、心理康复、健康教育等组合成一种综合的治疗系统。Cochrame系统评价(纳入23个试验，4911例患者)已证实卒中单元明显降低了脑卒中患者的病死率和残疾率。因此，所有IS/TIA患者应尽早、尽可能收入卒中单元。

4. 急性期诊断与治疗

(1) 评估和诊断：IS/TIA的评估和诊断包括病史和体征、影像学检查、实验室检查、疾病诊断和病因分型等。有关IS/TIA的临床表现、诊断要点及诊断流程参考本章相关内容。针对IS/TIA的病因学诊断，实验室及影像学检查应包括如下内容：脑CT/MRI、脑灌注功能检查、脑血管检查[血管超声、CT血管造影、MR血管造影、数字减影血管造影(DSA)]、颈动脉斑块性质的检查；血糖、血脂、肝肾功能、电解质、血常规、凝血功能及氧饱和度检查；心电图和心肌缺血标志物、超声心动图、胸部X线检查；为了进行鉴别诊断，有部分IS/TIA患者还需要进行下述检查，如毒理学检查、血液酒精水平、妊娠试验、动脉血气分析、腰穿、脑电图等。

(2) 一般处理：包括吸氧与呼吸支持、心脏监测与心脏病处理、体温控制、血压控制、血糖控制、营养支持。

(3) 特异治疗。

1) 溶栓治疗：对IS发病3h内和3～4.5h的患者，应根据适应证与禁忌证的综合评估严格筛选患者，尽快静脉给予rt-PA溶栓治疗。使用方法：rt-PA 0.9mg/kg(最大剂量90mg)静脉滴注，其中10%在最初1min内静脉推注，其余持续滴注1h，用药期间及用药24h内严密监护患者；发病6h内的IS患者，如不能使用rt-PA，根据适应证与禁忌证的综合评估严格筛选患者后，可考虑静脉给予尿激酶，使用方法：尿激酶 100 万～150 万 IU，溶于生理盐水 100 ～ 200mL，持续静脉滴注 30min，用药期间严密监护患者；发病 6h 内由大脑中动脉闭塞导致的严重 IS 且不适合静脉溶栓的患者，经过严格选择后可在有条件的医院进行动脉溶栓；发病 24h 内由后循环动脉闭塞导致的严重的 IS 且不适合静脉溶栓的患者，经过严格选择后可在有条件的医院进行动脉溶栓；溶栓患者的抗血小板或特殊情况下还需抗凝治疗者，应推迟到溶栓 24h 后开始。

2) 抗血小板：对于不符合溶栓适应证且无禁忌证的 IS 患者应在发病后尽早给予口服阿司匹林 150 ～ 300mg/d。急性期后可改为预防剂量 50 ～ 150mg/d。溶栓治疗者，阿司匹林等抗血小板药物应在溶栓 24h 后开始使用。对不能耐受阿司匹林者，可考虑选用氯吡格雷等抗血小板药物治疗。

3) 抗凝治疗：对大多数 IS/TIA 患者，不推荐无选择地早期进行抗凝治疗。对于少数特殊患者的抗凝治疗，可在谨慎评估风险、效益比后慎重选择。特殊情况下溶栓后还需抗凝治疗的患者，应在 24h 后使用抗凝剂。

4) 降纤治疗：对不适合溶栓并经过严格筛选的脑梗死患者，特别是高纤维蛋白血症者可选用降纤治疗，药物包括降纤酶、巴曲酶、安克洛酶、蚓激酶、蕲蛇酶等。

5) 扩容：对一般 IS/TIA 患者，不推荐扩容。对于低血压或脑血流低灌注所致的脑梗死如分水岭脑梗死可考虑扩容治疗，但应注意可能加重脑水肿、心力衰竭等并发症。此类患者不推荐使用扩血管治疗。

6) 扩血管治疗：对一般 IS/TIA 患者，不推荐扩血管治疗。

7) 其他治疗：神经保护、中医中药、高压氧和亚低温等治疗的疗效与安全性尚须开展更多更高质量临床试验进一步证实。

(4) IS/TIA 急性期并发症的处理：涉及内容包括脑水肿与颅内压增高、出血转化、癫痫、吞咽困难、肺炎、排尿障碍与尿路感染、深静脉血栓形成等。

(二) IS/TIA 预后的预测方法

IS/TIA 发生之后，最重要的任务是防止 IS/TIA 复发，因此有必要对 IS/TIA 复发风险进行评估。

1. 目前常用的 IS 复发风险评估方法为 ESSEN 评分

所包括的内容及分值如下：＞ 75 岁，2 分；＜ 65 岁，0 分；65 ～ 75 岁，1 分；既往 1S/TIA 病史者，1 分；糖尿病者，1 分；既往心肌梗死者，1 分；外周动脉疾病者，1 分；高血压者，1 分；其他心脏病 (除外心肌梗死或心房颤动) 者，1 分；吸烟者，1 分。最高分 9 分，0 ～ 2 分为低危；3 ～ 6 分为高危；7 ～ 9 分为极高危。

2. 目前常用的 TIA 复发风险评估方法为 ABCD2 评分

所包括的内容及分值如下：

(1) 年龄 (A) ＞ 60 岁，1 分。

(2) 血压 (B)，SBP ＞ 140 或 DBP ＞ 90mmHg，1 分。

(3) 临床症状 (C)，单侧无力，2 分或不伴无力的言语障碍，1 分。

(4) 症状持续时间 (D)，＞ 60min，2 分，或 10 ～ 59min，1 分。

(5) 糖尿病 (D)，1 分。

最高分 7 分，0 ～ 3 分，低危；4 ～ 5 分，中危；6 ～ 7 分，高危。

六、IS/TIA 的预防

(一) IS/TIA 的一级预防

IS/TIA 的一级预防主要涉及三个方面的内容。

一是健康的生活方式。

二是危险因素控制，包括不可改变的危险因素：年龄、性别、低出生体重、种族、遗传；可改变的危险因素：高血压、吸烟、糖尿病、血脂异常、非瓣膜性心房颤动、其他心脏病、无症状颈动脉狭窄、镰状细胞病、绝经后激素替代治疗、口服避孕药、饮食与营养、体育活动、肥胖等；潜在可改变的危险因素：偏头痛、代谢综合征、饮酒、药物滥用、睡眠障碍、高同型半胱氨酸血症、脂蛋白增高、高凝状态、炎症和感染等。

三是药物或其他治疗，主要是阿司匹林的应用、颈动脉内膜剥除术、血管内支架植入术等。下面分别予以阐述。

1. 保持健康的生活方式

(1) 戒烟：大量观察研究显示，不同性别、年龄和种族的人群中，经常吸烟均是缺血性卒中的危险因素。吸烟时可以增加心率，升高平均动脉压和心脏指数，降低动脉的弹性。吸烟的近期效应可能会促进狭窄动脉的血栓形成，其远期效应则可能加重了动脉粥样硬化进展，两者共同增加了脑卒中发生的风险。

32 项研究结果的荟萃分析显示，吸烟者与不吸烟者相比，缺血性卒中的 RR 值是 1.9(95%CI1.7 ～ 2.2)。另一项对中国人群吸烟与脑卒中危险的研究也发现，吸烟是脑卒中的独立危险因素，并且两者存在剂量反应关系。近期许多研究也表明长期被动吸烟同样是脑卒中的危险因素。有证据显示，约 90% 的不吸烟者可检测到血清可铁宁 (N- 甲 -2-5- 吡咯烷酮)，考虑是由于暴露于吸烟环境所致。

最有效的预防措施是不主动吸烟并且防止被动吸烟，戒烟同样可以降低脑卒中的风险。

(2) 饮食和营养：在观察性研究中，饮食中的很多方面和脑卒中危险性相关。水果和蔬菜高摄入组相比低摄入组的脑卒中事件的 RR 为 0.69(95%CI 0.52 ～ 0.92)。在至少每月一次进食鱼类的人群中，缺血性脑卒中风险有所下降。钠的高摄入量伴随脑卒中风险性增高，同时钾摄入量增多伴随脑卒中危险性降低。北曼哈顿研究 (NOMAS) 显示，在日本人群中，每日钠摄入量超过 4000mg(4g) 者，缺血性卒中风险显著增高，日常钙摄入能够降低脑卒中病死率。均衡的饮食 (富含水果蔬菜，低脂奶制品，低脂和低饱和脂肪) 能够降低血压。2002 年对我国居民饮食习惯的现场调查结果显示，蔬菜使用频率普遍很高是中国人膳食的优点。不足之处表现在：蛋白质类食品摄入较少，食用水果相对较少，奶及奶制品和水产品、禽肉类蛋白质的摄入频率很低，而熏制食品的使用频率较高。

良好的饮食习惯包括：每天饮食种类多样化；降低钠摄入 (intake)，增加钾摄入 (≥ 4.7g/d)；每日总脂肪摄入量应＜总热量的 30%，饱和脂肪＜ 10%；每日摄入新鲜蔬菜 400 ～ 500g、水果 100g、肉类 50 ～ 100g、鱼虾类 50g；蛋类每周 3 ～ 4 个；奶类每日 250g；食油每日 20 ～ 25g；少食用糖类和甜食。另外还应该重视对高尿酸的防治。

(3) 体力活动：体力活动是指任何由骨骼肌肉引发的，导致能量消耗超出身体在静止状态下消耗的活动。体力活动能降低不同性别、种族和年龄层次人群的脑卒中风险。队列和病例对照研究的荟萃分析显示，与缺乏运动的人群相比，体力活动能够降低脑卒中或死亡风险；与其相似，与不锻炼的人群相比，适当运动能够降低脑卒中风险。中、老年人应特别提倡有氧锻炼活动，典型的有氧运动有步行、慢跑、骑车、游泳、做健美操、跳舞和非比赛型划船等。

公众应采用适合自己的体力活动来降低脑卒中的危险性，中老年人和高血压患者进行体力活动之前，应考虑进行心脏应激检查，全方位考虑患者的运动限度，个体化制订运动方案。对于成年人 (部分高龄和身体因病不适合活动者除外) 每周至少有 5 天，每天 30 ～ 45min 的体力活动。

(4) 饮酒：大多数研究表明，酒精消耗和脑卒中发生的危险度之间有一种 J 形关系。也就是说，轻中度饮酒有保护作用，而过量饮酒会使脑卒中风险升高。其机制可能与轻中度饮酒 (女性 1drink/d，男性 2drink/d；1 个 drink/d 饮酒量相当于 12g 酒精含量) 可以升高 HDL-C，减少血小板聚集，并且和降低血浆纤维蛋白原的凝聚有关。重度饮酒则可能导致高血压或血液高凝状态，继而少脑血流量，或使心房颤动的发生率增加，继而导致脑卒中风险增高。因此建议，不饮酒者不提倡用少量饮酒来预防心脑血管病；饮酒应适度，不要酗酒；男性每日饮酒的酒精含量不应超过 25g，女性减半。

(5) 精神心理因素：有资料显示，不良情绪可以增加缺血性脑卒中的发生率。文献报道，患脑卒中后，60% 左右的患者会出现抑郁症，严重影响患者的康复。另外，不良情绪会使血压波动，心脏功能受影响等。因此，注意调整和稳定情绪对预防 TIA 或卒中很重要。

2. 危险因素的控制

本书主要阐述常见的危险因素控制策略。

(1) 高血压：积极治疗高血压，一般将血压控制在 140/90mmHg 以下，糖尿病或肾病患者应控制在 130/80mmHg 以下。当伴有单侧颈动脉狭窄 ≥ 70% 时，收缩压应维持在 130mmHg 以上，而当伴有双侧颈动脉狭窄 ≥ 70% 时，收缩压应维持在 150mmHg 以上。对大多数缺血性卒中 /TIA 患者急性期，除非收缩压＞ 220mmHg，或舒张压＞ 120mmHg，以及出现急性心肌梗死、肾衰竭、主动脉夹层分离或视网膜出血等特殊情况，否则不应在缺血性卒中或 TIA 后立即积极治疗高血压 (主要指最初 24h)。同样，在 TIA 后最初 2 周内也不主张积极治疗高血压，2 周后再继续或开始抗高血压治疗是合理的。降压药的选择参考高血压防治指南，原则是首先保证将血压降至目标水平，其次应注意保护靶器官。针对后者，血管紧张素转换酶 (ACE) 抑制剂是理想的选择。

(2) 糖尿病：流行病学研究表明糖尿病是缺血性脑卒中独立的危险因素，2 型糖尿病患者发生脑卒中的危险性增加两倍。有 IS/TIA 危险因素的人应定期检测血糖，必要时测定糖化血红蛋白 (HbA1c) 和糖化血浆清蛋白或行糖耐量试验。糖尿病患者应改进生活方式，首先控制饮食，加强体育锻炼。2 ～ 3 个月血糖控制仍不满意者，应用口服降糖药或使用胰岛素治疗。糖尿病合并高血压患者应严格控制血压在 130/80Hg 以下，至少选用一种血管紧张素转移酶抑制剂 (ACEI) 或血管紧张素Ⅱ受体阻滞剂 (ARB) 进行降压治疗。在严格控制血糖、血压的基础上，联合他汀类调脂药也可有效地降低 IS/TIA 风险。

(3) 心房颤动：首先明确心房颤动发生血栓栓塞的危险因素分级及种类。低危因素：女性、年龄 65 ～ 74 岁，冠心病、甲状腺毒症；中危因素：年龄≥ 75 岁、高血压、心力衰竭、左室射血分数≤ 35%、糖尿病；高危因素：既往脑卒中、TIA 或栓塞，二尖瓣狭窄，心脏瓣膜置换术后。没有危险因素的心房颤动患者，可服用阿司匹林 75 ～ 325mg/d；有一个中等危险因素，可服用阿司匹林 75 ～ 325mg/d 或华法林 (INR：2.0 ～ 3.0，靶目标 2.5)；任何一种高危因素或一种以上的中等程度危险因素，可服用华法林 (INR：2.0 ～ 3.0，靶目标 2.5)。

(4) 其他心脏病：除心房颤动外，其他类型的心脏病也可能增加 IS/TIA 的危险，包括急性心肌梗死、心肌病、瓣膜性心脏病、先天性心脏缺陷、心脏外科手术等。不同类型的心脏病均制订了相应的减少 IS/TIA 风险的指南和对策，可以参照相关指南实施。

(5) 血脂异常：40 岁以上男性和绝经后女性应每年进行血脂检查，IS/TIA 高危人群则应定期 (6 个月) 检测血脂。血脂异常者首先应进行治疗性生活方式改变，改变生活方式无效者采用药物治疗，药物选择应根据患者的血脂水平以及血脂异常的分型决定；糖尿病伴心血管病患者为 IS/TIA 极高危状态，此类患者不论基线 LDL-C 水平如何，均提倡采用他汀类药物治疗，将 LDL-C 降至 2.07mmol/L(80mg/dL) 以下，或使 LDL-C 水平比基线时下降 30% ～ 40%；冠心病、高血压等高危的患者即使 LDL-C 水平正常，也应该改变生活方式及给予他汀类药物治疗。

(6) 颈动脉狭窄：无症状颈动脉狭窄患者应尽量去除其他可治疗的 IS/TIA 危险因素，并应对所有已确定的 IS/TIA 危险因素进行强化治疗；除禁忌证外，推荐无症状的颈动脉狭窄患者使用阿司匹林；IS/TIA 高危患者 (男性、狭窄≥ 70%、预期寿命＞ 5 年)，在有条件的医院 (围术期并发症或病死率＜ 3% 的医院) 可以考虑行颈动脉内膜切除术，对手术风险较高的颈动脉狭窄患者，可以考虑血管内支架成形术。

(7) 肥胖：肥胖和超重者可通过健康的生活方式、良好的饮食习惯、增加体力活动等措施减轻体重，以降低 IS/TIA 风险。

(8) 代谢综合征：代谢综合征患者应从改变生活方式和药物治疗两个方面给予主动干预。药物治疗应根据患者的具体情况，针对不同危险因素，实施个体化治疗 (包括降低血压、调节血脂、控制血糖等)。

(9) 高同型半胱氨酸血症：普通人群(非妊娠、非哺乳期)应通过食用蔬菜、水果、豆类、肉类、鱼类和加工过的强化谷类满足每日推荐摄入量叶酸 400(μg/d)、维生素 B_6(1.7mg/d)、维生素 B_{12}(μg/d)，有助于降低 IS/TIA 风险。已诊断为高同型半胱氨酸血症的患者，可以给予叶酸和 B 族维生素治疗。

(10) 口服避孕药：年龄 35 岁以上，或有吸烟、高血压、糖尿病、偏头痛、既往血栓病史(其中任何一项)的女性，应防止使用口服避孕药，并积极治疗 IS/TIA 危险因素。

(11) 绝经后激素治疗：IS/TIA 的预防措施不推荐使用绝经后激素治疗。对于存在其他使用激素替代疗法适应证的患者，目前尚无有效的证据资料可供参考。

(12) 睡眠呼吸紊乱：成年人(尤其是腹型肥胖和高血压人群)应注意有无睡眠呼吸紊乱症状。如有症状(特别是对药物不敏感型高血压人群)，应进一步请有关专科医师对其进行远期评估。

(13) 高凝状态：目前尚无足够证据表明需对具有遗传性或获得性血栓形成倾向的患者进行 IS/TIA 的预防性治疗。

(14) 炎症与感染：炎性标志物，如 CRP、Lp—PLA2 对于无 IS/TIA 病史的人群可以作为危险风险的评估指标；对于患类风湿、红斑狼疮等慢性炎性疾病的患者，易患 IS/TIA；不推荐使用抗生素治疗慢性感染以预防 IS/TIA 的发生；使用他汀治疗 hs-CRP 增高的患者可以降低 IS/TIA 的发生风险；每年使用流感疫苗可能会减少 IS/TIA 的发生风险。

3. 阿司匹林的应用

对于低风险人群(特别是男性)、单纯糖尿病和(或)伴无症状周围动脉病变者不推荐使用阿司匹林预防首次 IS/TIA 的发生。对于＞45 岁、无脑出血高危因素，且胃肠耐受性较好的女性患者，可服用低剂量阿司匹林 (100mg/d) 预防首次 IS/TIA。而对于伴有心房颤动、冠心病、无症状颈动脉狭窄等高危因素的患者，建议使用阿司匹林以预防 IS/TIA。

(二) IS/TIA 的二级预防

IS/TIA 后二级预防的目的是防止 IS/TIA 复发，主要包括如下五个方面。

1. 危险因素控制

IS/TIA 后的二级预防在“保持健康的生活习惯”及“控制危险因素”方面与一级预防相同，在此不再赘述。

2. 大动脉粥样硬化性 IS/TIA 患者的非药物治疗

(1) 颈动脉内膜剥脱术 (CEA)：

1) 症状性颈动脉狭窄 70% ～ 99% 的患者，推荐实施 CEA。

2) 症状性颈动脉狭窄 50% ～ 69% 的患者，根据患者的年龄、性别、伴发疾病及首发症状严重程度等实施 CEA。CEA 可能最适用于近期 (2 周内) 出现半球症状、男性、年龄

≥ 75 岁的患者。

3) 建议在最近一次缺血事件 2 周内施行 CEA。

4) 不建议给颈动脉狭窄＜ 50% 的患者施行 CEA。

5) 建议术后继续抗血小板治疗。

(2) 颅内外动脉狭窄血管内治疗 (CEA)：

1) 对于症状性颈动脉高度狭窄 (＞ 70%) 的患者，无条件做 CEA 时，可考虑行 CAS，如果有 CEA 禁忌证或手术不能到达、CEA 后早期再狭窄、放疗后狭窄，可考虑行 CAS。对于高龄患者行 CAS 要慎重。

2) 症状性颅内动脉狭窄患者行血管内治疗可能有效。

3) 支架植入术前即给予氯吡格雷和阿司匹林联用，持续至术后至少 1 个月，之后单独使用氯吡格雷至少 12 个月。

3. 心源性栓塞的抗栓治疗

(1) 心房颤动：

1) 对于心房颤动 (包括阵发性) 的 IS/TIA 患者，推荐使用适当剂量的华法林口服抗凝治疗，以预防再发的血栓栓塞事件。华法林的目标剂量是维持 INR 在 2.0 ～ 3.0。

2) 对于不能接受抗凝治疗的患者，推荐使用抗血小板治疗。

(2) 急性心肌梗死和左心室血栓：

1) 急性心肌梗死并发 IS/TIA 的患者应使用阿司匹林，推荐剂量为 75 ～ 325mg/d。

2) 对于发现有左心室血栓的急性心肌梗死并发 IS/TIA 的患者，推荐使用华法林抗凝治疗至少 3 个月，最长为 1 年，控制 INR 水平在 2.0 ～ 3.0。

(3) 瓣膜性心脏病：

1) 对于有风湿性二尖瓣病变的 IS/TIA 患者，无论是否合并心房颤动，推荐使用华法林抗凝治疗，目标为控制 INR 水平在 2.0 ～ 3.0。不建议在抗凝的基础上加用抗血小板药物以防止增加出血性并发症的风险。

2) 对于已规范使用抗凝剂的风湿性二尖瓣病变的 IS/TIA 患者，仍出现复发性栓塞事件的，建议加用抗血小板治疗。

3) 对于有 IS/TIA 病史的二尖瓣脱垂患者，可采用抗血小板治疗。

4) 对于有 IS/TIA 病史伴有二尖瓣关闭不全、心房颤动和左心房血栓者建议使用华法林治疗。

5) 对于有 IS/TIA 病史的二尖瓣钙化患者，可考虑抗血小板治疗或华法林治疗。

6) 对于有主动脉瓣病变的 IS/TIA 患者，推荐进行抗血小板治疗。

7) 对于有人工机械瓣膜的 IS/TIA 患者，采用华法林抗凝治疗，目标为控制 INR 水平在 2.5 ～ 3.5。

8) 对于有人工生物瓣膜或风险较低的机械瓣膜的 IS/TIA 患者，抗凝治疗目标为 INR 控制在 2.0 ～ 3.0。

9) 对于已使用抗凝药物 INR 达到目标值的患者，如仍出现 IS/TIA 发作，可加用抗血小板药。

(4) 心肌病与心力衰竭：

1) 对于有扩张性心肌病的 IS/TIA 患者，可考虑使用华法林治疗 (控制 INR 在 2.0 ～ 3.0) 或抗血小板治疗预防 IS/TIA 复发。

2) 对于伴有心力衰竭的 IS/TIA 患者，可使用抗血小板治疗。

4. 非心源性 IS/TIA 的抗栓治疗

(1) 抗血小板药物在非心源性 IS/TIA 二级预防中的应用：

1) 对于非心源性栓塞性 IS/TIA 患者，除少数情况需要抗凝治疗外，大多数情况均建议给予抗血小板药物预防 IS/TIA 复发。

2) 抗血小板药物的选择以单药治疗为主，氯吡格雷 (75mg/d)、阿司匹林 (50 ～ 325mg/d) 都可以作为首选药物；有证据表明氯吡格雷优于阿司匹林，尤其对于高危患者获益更显著。

3) 不推荐常规应用双重抗血小板药物。但对于有急性冠状动脉疾病 (例如，不稳定性心绞痛，无 Q 波心肌梗死) 或近期有支架成形术的患者，推荐联合应用氯吡格雷和阿司匹林。

(2) 抗凝药物在非心源性 IS/TIA 二级预防中的应用：

1) 对于非心源性 IS/TIA 患者，不推荐首选口服抗凝药物预防 IS/TIA 复发。

2) 非心源性 IS/TIA 患者，某些特殊情况下可考虑给予抗凝治疗，如主动脉弓粥样硬化斑块、基底动脉梭形动脉瘤、颈动脉夹层、卵圆孔未闭伴深静脉血栓形成或房间隔瘤等。

5. 其他特殊情况下 IS/TIA 患者的治疗

(1) 动脉夹层：

1) 无抗凝禁忌证的动脉夹层患者发生 IS/TIA 后，首先选择静脉肝素，维持活化部分凝血酶时间 50 ～ 70s 或低分子肝素治疗；随后改为口服华法林抗凝治疗 (INR2.0 ～ 3.0)，通常使用 3 ～ 6 个月；随访 6 个月如果仍然存在夹层，需要更换为抗血小板药物长期治疗。

2) 存在抗凝禁忌证的患者需要抗血小板治疗 3 ～ 6 个月。随访 6 个月如果仍然动脉夹层，需要长期抗血小板药物治疗。

3) 药物治疗失败的动脉夹层患者可以考虑血管内治疗或者外科手术治疗。

(2) 卵圆孔未闭：

1) 55 岁以下不明原因的 IS/TIA 患者应该进行卵圆孔未闭筛查。

2) 不明原因的 IS/TIA 合并卵圆孔未闭的患者，使用抗血小板治疗。如果存在深部静脉血栓形成、房间隔瘤或者存在抗凝治疗的其他指征，如心房颤动、高凝状态，建议华法林治疗 (目标 INR 在 2.0 ～ 3.0)。

3) 不明原因 IS/TIA，经过充分治疗，仍发生 IS/TIA 者，可以选择血管内卵圆孔未闭封堵术。

(3) 高同型半胱氨酸血症：IS/TIA 患者，如果伴有高同型半胱氨酸血症 (空腹血浆水平≥16mmol/L)，每日给予维生素 B_6、维生素 B_{12} 和叶酸口服可以降低同型半胱氨酸水平。

总之，IS/TIA 仍然是目前我国危害公众健康的常见病、慢性病及重大疾病。有关 IS/TIA 的基础研究、临床研究还有待进一步深入、广泛地开展，有关指南的内容还有待进一步推广，针对 1S/TIA 的有效防止还有大量的工作要做。

第二节　脑出血

脑出血指非外伤性脑实质和脑室内出血，也称自发性脑出血。其中大多由高血压引起，称为高血压性脑出血。脑出血占全部脑卒中的比例因国家和地区不同变化于 10% ～ 40%。

脑出血发病率因地区种族而不同，世界范围内平均为 10 ～ 20/10 万，其中黑人较白人高，男性高于女性。日本统计＞40 岁女性可达 10.6/10 万，中国北京地区为 77.8/10 万，上海地区 61.3/10 万，流行病学调查显示自 1984—1999 年，北京市脑出血发病粗率自 84.8/10 万降至 63.8/10 万，脑出血的构成比自 42% 降至 16%。人口标化发病率自 109.5/10 万降至 59.5/10 万。脑出血再发率在患病后第一年为 2.1%。根据种族不同患病率在 1.6% ～ 6%。脑出血患病率较脑梗死明显低，但病死率高，脑出血死亡占全部脑血管病死亡 18% ～ 38%。30 天致死率高达 37% ～ 52%。病程 6 月时预后只有 20% 达工作和生活功能完全恢复。2009 年意大利报告病程 7 天病死率 34.6%，30 天达病死率 50.3%，1 年病死率 59.0%，10 年存活率只有 24.1%。不同部位脑出血 1 年病死率：深部出血 51%，脑叶出血 57%，小脑出血 42%，脑干出血 65%。资料显示住院患者病死率为 19.3%(85/440)。

一、病因

(一)高血压病

高血压病是脑出血最常见的原因。脑内动脉壁薄弱，厚度和颅外同等大小的静脉类似，中层和外膜较相同管径的颅外动脉薄，没有外弹力膜。豆纹动脉、丘脑穿通动脉等自大动脉近端直角分出，因其距离大动脉甚近，承受压力高，冲击性大，因此容易发生粟粒状动脉瘤、微夹层动脉瘤，受高压血流冲击易破裂出血。这些微动脉瘤发生在小动脉的分叉处，多数分布于基底节的穿通动脉供应区和壳核、苍白球、外囊、丘脑及脑桥，并与临床常见的出血部位相符合，少数分布于大脑白质和小脑。长期高血压病和动脉硬化导致血管内膜缺血受损，通透性增高，血浆蛋白脂质渗入内膜下，在内皮细胞下凝固，在内膜下与内弹力层之间形成呈均匀、嗜伊红无结构物质，弹力降低，脆性增加，血管玻璃样变和纤维素样坏死，使动脉壁坏死和破裂。高血压引起远端血管痉挛，小血管缺氧坏死，引起斑点样出血及水肿，这可能为子痫时高血压脑出血的机制。无长期高血压病史出现的急性血压增高的患者，其血管功能及结构没有对血压增高的储备，血压急剧增高时处于高灌注状态，脑出血危险增加，如寒冷脑出血及麻将灼脑出血。

（二）脑血管淀粉样变性

β淀粉样蛋白沉积在脑膜和皮质及小脑的细小动脉中层和外膜，血管中外膜被淀粉样蛋白取代，弹力膜和中膜平滑肌消失，是70岁以上脑出血的主要发病原因之一。老年人脑出血约12%～15%和淀粉样血管病相关，常发生于老年非高血压病自发脑液出血患者。出血部位多发生在脑叶，如额叶、顶叶，易反复发生，多灶性出血机会大。尸检证实90岁以上患者50%以上存在脑淀粉样血管病。

（三）其他

脑动脉粥样硬化，动脉瘤，脑血管畸形，脑动脉炎，梗死性出血，血液病（白血病、再生障碍性贫血、血友病和血小板减少性紫癜等），脑底异常血管网(moyamoya病)，抗凝/溶栓治疗，静脉窦血栓形成，夹层动脉瘤，原发/转移性肿瘤内新生血管破裂或侵蚀正常脑血管等均可引起脑出血，维生素B_1缺乏可引起斑片状出血。

二、危险因素

（一）不可干预改变的危险因素

1. 年龄

队列研究显示，随着年龄增长脑出血危险性随之增加，年龄每增加10岁脑出血风险成倍增加。

2. 性别

女性妊娠期和产后6周内脑出血相对危险达28。

3. 种族

中国脑出血占全部脑血管病构成比为17.1%～39.4%，日本男性和女性分别为26%和29%，原因可能与高血压病患病率高低和控制差有关。黑人脑出血发病率为50/10万，是白人的2倍。

（二）可以干预改变的危险因素

1. 高血压

高血压为引发脑出血最重要的危险因素，在美洲、欧洲、亚太地区研究结果是一致的。尤其是年龄大于55岁，吸烟，降血压药物治疗依从性差的个体危险性大。病例对照研究显示同年龄组有高血压病患者脑出血风险值为5.71倍，血压控制后脑出血风险平行下降。

2. 糖尿病

脑出血后高血糖增加早期死亡危险，脑出血患者合并糖尿病住院病死率增加1倍。

3. 吸烟

吸烟者脑出血相对危险为 1.58。

4. 血脂异常

年龄大于 65 岁血清总胆固醇水平低于 4.62mmol/L(178mg/dL) 者脑出血相对风险为 2.7，且发病 2 天内病死率增加。

5. 饮酒

大量饮酒增加发生脑出血风险。

6. 抗凝治疗

欧美 10% ～ 12% 脑出血患者服华法林，口服抗凝药物脑出血相对危险增加 7 ～ 10 倍，抗凝药相关脑出血住院病死率接近 50%。

7. 微出血

磁共振成像显示微出血可能为脑出血危险因素，随年龄增加微出血增多，研究显示脑出血患者 64% 可见微出血灶，有微出血患者出血量大，是无微出血患者的 3 倍。

8. 毒品

如可卡因、安非他命与脑出血相关，尤其见于年轻人群。

9. 血液透析治疗

回顾性分析显示长期血液透析治疗随访 13 年，脑出血发生率是正常人群的 5 倍。前瞻性研究显示慢性血液透析患者脑出血相对危险是 10.7。

10. 肿瘤

转移性黑色素瘤是最容易出血肿瘤 (17/23)，原发肿瘤中少突胶质细胞瘤和星形细胞瘤出血率为 29.2%。

三、病理生理特点

出血部位 50% ～ 60% 患者位于壳核，丘脑、脑叶、脑干、小脑各 10%。壳核出血常常向内压迫内囊，丘脑出血向外压迫内囊，向内破入脑室系统，向下可影响丘脑下部和中脑。高血压病、淀粉样血管病、动脉瘤、动静脉畸形常导致血管破裂，出血量大；血液病、动脉炎及部分梗死后出血常为点片状出血，临床症状轻。

脑出血后，细胞毒性物质如血红蛋白、自由基、蛋白酶等释出，兴奋性氨基酸释放增加，细胞内离子平衡破坏，血脑屏障破坏；血浆成分进入细胞间质，渗透压增高，引起血管源性水肿；血肿溶出物如蛋白质、细胞膜降解产物、细胞内大分子物质使细胞间液渗透压增高，加重脑水肿。离血肿越近水肿越重。一般水肿 2 ～ 3 天达到高峰，稳定 3 ～ 5 天，最长可持续 2 ～ 3 周。

病理所见，出血侧脑组织肿胀，脑沟变浅，血液可破入脑室系统或蛛网膜下隙，出血灶为圆形或卵圆形空腔，其内充满血液或血块，周围为坏死脑组织或软化带，有炎细胞浸润。血肿周围脑组织受压，水肿明显，使周围脑组织和脑室受压移位变形和脑疝形成，幕上出血挤压丘脑下部和脑干，使之受压变形和继发出血，出现小脑天幕疝；如颅内压增高明显或脑干小脑大量出血可引起枕骨大孔疝，脑疝是脑出血死亡的直接原因。

新鲜出血呈红色，急性期后血块溶解形成含铁血黄素为棕色，吞噬细胞清除含铁血黄素和坏死脑组织，胶质增生，小出血灶形成胶质瘢痕，大出血灶形成中分囊，内含铁血黄素和透明液体。

四、临床表现

（一）一般表现

1. 发病形式

大多数发生于50岁以上，急性起病，一般起病1～2h内出血停止。病前常有情绪激动、体力活动等使血压升高的因素。1/3患者出血后血肿扩大，易发生在血压显著增高，有饮酒史，肝病或凝血功能障碍患者，病后未安静卧床或长途搬运，早期不适当用甘露醇过度脱水治疗可能是血肿扩大的促发因素。

2. 意识障碍

除小量出血外，大多数有不同程度意识障碍。

3. 头痛和恶心呕吐

头痛和恶心呕吐是最重要的症状之一，50%患者发病时出现剧烈头痛，脑叶和小脑出血头痛重，深部出血和小量脑出血可以无头痛，或者头痛较轻未得到注意。因脑实质为非痛觉敏感结构，只有当脑血管受到机械牵拉、脑膜痛觉敏感纤维受到刺激，或三叉血管系统受到血液刺激方可引起头痛。老年人痛觉敏感性低，往往无头痛。呕吐出现常常提示颅内压增高或继发脑室出血，如继发应激性溃疡，呕吐物可为咖啡色。

4. 癫痫发作

癫痫发作发生于10%患者，常常为部分性发作。我院回顾性分析显示脑出血后癫痫发生率为4.33%，其中脑叶出血和脑室出血达10%，合并癫痫发作患者病死率高。

5. 脑膜刺激征

出血破入蛛网膜下隙或脑室系统可以出现颈部强直和Kernig征。

6. 颅内压增高

大量出血及周围水肿可出现颅内压增高表现，包括深沉鼾声呼吸或潮式呼吸，脉搏慢而有力，收缩压高，大小便失禁，重症者迅速昏迷，呼吸不规则，心率快、体温高，可在数天内死亡。

（二）局灶症状和体征

1. 壳核出血

壳核出血是高血压脑出血的最常见部位，约占脑出血50%～60%，多为豆纹动脉外侧支破裂，症状体征取决于出血量和部位，向内压迫内囊出现偏瘫、偏身感觉障碍、偏盲及凝视麻痹等。小量出血：不伴头痛呕吐等，与腔隙性脑梗死不易鉴别，只有影像学检查才能检出。壳核前部出血可以出现对侧轻偏瘫，主侧半球出血出现非流利型失语和失写，非优势半球出现忽视，壳核后部出血可出现对侧偏身感觉障碍；同向性偏盲。中等量出血：常出现头痛，半数以上出现凝视麻痹和呕吐，可有意识障碍，对侧中枢性面舌瘫，对侧肢体偏瘫，对侧同向偏盲，偏身感觉障碍。大量出血：迅速昏迷，呕吐，双眼看向病灶侧，对侧完全瘫痪，恶化迅速，双侧病理征，压迫脑干上部出现瞳孔扩大，呼吸不规则，去脑强直甚至死亡。

2. 丘脑出血

丘脑出血占脑出血 10%，原因多为高血压脑出血。临床表现特点：感觉障碍重，深感觉障碍突出，感觉过敏和自发性疼痛。优势半球丘脑出血半数出现丘脑型失语，表现为语音低沉缓慢，自发性语言减少或不流畅，错语和重复语言等，情感淡漠。非优势半球出血可出现对侧忽视和疾病感缺失，出血量大影响内囊出现对侧偏瘫，可出现锥体外系症状如运动减少、震颤、肌张力障碍、舞蹈 / 手足徐动 / 投掷样动作。出血累及中脑可出现眼球垂直运动障碍，瞳孔异常眼球分离等。向下发展影响丘脑下部出现尿崩、血压变化、应激性溃疡等。

3. 尾状核头部出血

尾状核头部出血较少见，临床表现似蛛网膜下隙出血，头痛、呕吐、脑膜刺激征，可无局灶体征，临床常常误诊。有时可见到不自主运动、手足徐动和扭转痉挛。向后扩展影响内囊出现对侧偏瘫。

4. 脑叶出血

脑叶出血位于各脑叶皮质下白质，多因淀粉样脑血管病、脑血管畸形、脑底异常血管网病、动脉瘤、凝血功能障碍引起，高血压性脑出血少见。额叶、顶叶常见，颞叶、枕叶可发生，常可见多叶受累。临床表现为突然发病，头痛、恶心、呕吐，可有脑膜刺激征，出血近皮质癫痫性发作较其他部位多见，可出现精神异常如淡漠、欣快、错觉和幻觉。额叶出血的表现：对侧运动障碍，Broca 失语，情绪淡漠，欣快，记忆和智能障碍，行为幼稚，出现摸索、吸吮、强握等。顶叶出血表现：对侧肢体感觉障碍，轻偏瘫，优势半球出现 Gerstmann 综合征（手指失认，失左右，失算、失写）等，非优势半球出现失用症。颞叶出血：偏盲或象限盲，优势半球出现 Wernicke 失语，性格和情绪改变。枕叶出血：偏盲或象限盲，视物变形。

5. 脑桥出血

脑桥出血约占脑出血 10%，是最凶险的脑出血，常位于脑桥中部水平。小量出血意识常清醒，症状包括同侧面神经和展神经麻痹，对侧肢体偏瘫，可有凝视麻痹。出血量大时症状很快达高峰，表现为深度昏迷，四肢瘫痪，去大脑强直，头眼反射消失，瞳孔可缩小至针尖样，凝视麻痹，双侧锥体束征，多数有呼吸异常，可有中枢性高热，可在 1 ～ 2 天内死亡。

6. 小脑出血

小脑出血占脑出血 10%，常见为高血压引起，其次为动静脉畸形、血液病、肿瘤和淀粉样血管病等。突发枕部疼痛，频繁呕吐，眩晕，平衡功能障碍，眼震，共济失调，吟诗样语言，构音障碍，脑膜刺激征。脑干受压出现脑神经麻痹，对侧偏瘫，昏迷，严重时因枕骨大孔疝死亡。压迫第四脑室造成脑脊液循环受阻出现高颅压表现：头痛加重，意识障碍。

7. 脑室出血

小量出血表现头痛呕吐，脑膜刺激征，血性脑脊液，CT 可见脑室积血。大量出血出现突然头痛、呕吐，迅速进入昏迷或昏迷逐渐加深，双侧瞳孔缩小甚至针尖样瞳孔，四肢肌张力增高，病理反射阳性，早期出现去大脑强直，血压不稳，脑膜刺激征阳性；常出现丘脑下部受损的症状及体征，如上消化道出血、中枢性高热、大汗、血糖增高、尿崩症等；预后不良。

（三）老年人脑出血的临床特点

病因中淀粉样血管病较为常见，脑叶出血多见，意识障碍重，头痛程度相对较轻甚至无头痛，因老年人常见不同程度的脑萎缩，故相同出血量脑疝机会低，因多合并心肺肾等脏器功能减退，故并发症多。临床观察证实高龄老年人脑出血病死率高，致残率高，85 岁以上组和 85 岁以下组相比较，意识障碍更多见 (64% 和 43%)，住院病死率高 (50% 和 27%)，出院时中等和严重神经功能缺损比例高 (89% 和 58%)。80 岁以上高龄老人高血压引发脑出血的临床特点包括：更少患者合并肥胖和糖尿病，收缩期、舒张期和平均血压较低，更多患者血肿破入脑室，丘脑出血更常见。多变量分析结果显示，高龄、入院时格拉斯哥昏迷评分低、出血量大和幕下出血为住院死亡的独立预测因素。

五、辅助检查

（一）影像学检查

突然起病，神经系统局灶症状，收缩压明显增高，头痛，呕吐，意识水平下降，数分钟或数小时内进行性加重，高度提示脑出血，强烈建议神经影像学检查。美国 AHA/ASA2011 建议 CT/MRI 均可作为首选检查。CT 检查对急性出血高度敏感可以作为“金标准”。磁共振梯度回波 T_2 和磁敏感成像 (SWI) 对急性出血敏感性和 CT 相似，对慢性期和陈旧性出血敏感性高于 CT 检查。因耗时多、费用高、患者耐受性差、临床状况低、提供可能性小限制了磁共振检查的应用比例。

1. CT 表现

CT 表现是诊断脑出血安全有效的方法，平扫显示圆形或卵圆形均匀高密度影，边界清楚，CT 值 75 ～ 80Hu，可确定出血量、部位、占位效应，是否破入脑室或蛛网膜下隙，脑室及周围组织受压情况，中线移位情况，有无梗阻性脑积水，周围水肿呈低密度改变。随着血红蛋白降解，血肿信号逐渐降低，3 ～ 6 周变为等密度影，随着出血吸收，2 ～ 3

个月后表现为低密度囊腔。2 ～ 4 周血肿周围可出现环状强化。

CT 检查也能说明脑出血的自然史。脑出血起病后数小时内的神经系统表现恶化部分原因是活动性出血，在起病 3h 内行头颅 CT 检查的患者，在随后的 CT 复查中发现 28% ～ 38% 患者血肿扩大 1/3 以上。血肿扩大预示临床恶化、致残率和病死率增加。因此鉴别哪些患者血肿有扩大趋势为脑出血研究的关注点之一。CT 血管造影 (CTA) 和 CT 增强扫描显示在血肿内造影剂渗漏为预测血肿扩大高危表现。有研究前瞻性观察 39 例脑出血，发病 3h 内行 CTA 检查，13 例发现有造影剂渗漏造成的斑点征，11 例发生了血肿扩大 (血肿扩大 30% 或 6 毫升以上)，对血肿扩大的敏感性、特异性、阳性预测值和阴性预测值分别为 91%、89%、77% 和 96%。2009 年有研究者评估 CTA 所见的斑点征 +CT 增强后扫描所见的造影剂渗漏相加对血肿扩大的敏感性、阴性预测值提高至 94% 和 97%。

2. MRI

MRI 可发现 CT 不能确定的脑干或小脑小量出血，能分辨病程 4 ～ 5 周后 CT 不能辨认的脑出血，区别陈旧性脑出血与脑梗死，显示血管畸形流空现象，可根据血肿信号的动态变化 (受血肿内血红蛋白变化的影响) 判断出血时间，对水肿判断较 CT 更为敏感。血肿演变规律：超急性期 (24h 内)：细胞内期，为氧合血红蛋白，T_1WI 显示为等或略高信号，质子密度相略高信号，T_2WI 为高信号，数小时后出现血肿周围水肿，T_1 低信号，T_2 高信号；急性期 (1 ～ 3 天)，红细胞内期，主要为去氧血红蛋白期，顺磁性物质，T_1WI 和 T_2WI 均为低信号，质子相略高信号，周围水肿明显；亚急性早期 (4 ～ 7 天)：正铁血红蛋白，顺磁性物质，细胞内期，T_1WI 高信号，T_2WI 低信号围绕高信号水肿带；亚急性晚期 (8 ～ 14 天)：正铁血红蛋白细胞外期，T_1WI/T_2WI 均为高信号，可有低信号含铁血黄素环；慢性期 (2 周后)：铁蛋白和含铁血黄素期，细胞外期，T_1W_1/T_2WI 均为低信号。上述演变过程从血肿周围向中心发展。

3. 脑出血急性期

梯度回波 T_2 和 SWI 均表现为边界清楚的极低信号，或表现为边界清楚的极低信号环，内部为略高信号或低信号区内混杂小点、斑片状高信号。SWI 对于早期出血更加敏感，最早发现病灶的时间是发病 23 分钟，与 CT 比较，脑出血患者 SWI 显示病灶的敏感度、特异度和准确度均为 100%。

4. 关于陈旧性微出血

梯度回波 T_2 和 SWI 均可显示陈旧微出血灶，为直径 2 ～ 5mm 圆形或斑点状的极低信号，周围无水肿，原因是小血管壁严重损害时血液渗漏所致，主要病理变化是微小血管周围的含铁血黄素沉积或吞噬有含铁血黄素的单核细胞。含铁血黄素作为一种顺磁性物质，可引起局部磁场不均匀，导致局部组织信号去相位，但常规 MRI 对这种信号变化不敏感而难以显示病变，GRE-T_2W_1 和 SWI 对局部磁场不均匀高度敏感，从而可以发现常规 MRI 难以发现的脑微出血，SWI 较梯度回波 T_2 成像发现微出血更加敏感。微出血最多见于皮质－皮质下区域和基底节－丘脑区域，这些位置也是有症状性脑出血的多发部位，如多发微出血在皮质和皮质下区域，淀粉样血管病变的可能性大，基底节丘脑区域高血压引起的可能性大，而小脑和脑干较少见。脑微出血通常无相应的临床症状和体征，见于高血压、缺血性或出血性卒中患者，脑栓塞患者少见，正常老年人发生率 5%～7.5%，其主要的危险因素有高血压、老年及其他原因所致的脑小动脉病变等。脑多发微出血可作为脑微血管病变的标志，常和腔隙性脑梗死和脑白质疏松伴随。有系统分析 1460 例脑出血和 3817 例缺血性卒中 / 短暂性脑缺血发作患者，结果显示应用华法林者出现多发微出血的相对风险为 8.0，应用抗血小板聚集药物相对风险为 5.7；所有抗栓治疗开始时存在微出血患者，随访发生脑出血的相对风险为 12.1。微出血常常与脑淀粉样变性所致的颅内出血相伴随，微出血的存在可能表明患者的微血管有易于出血的倾向，这使影像学技术成为在缺血性卒中后是否采取抗血小板治疗或抗凝治疗的一个可能证据。

5. MRA/MRV 和 CTA/CTV

如 CT 存在蛛网膜下隙出血、血肿形状不规则、水肿范围超出了早期出血的比例、非常见出血部位、静脉窦显示异常信号提示静脉窦血栓形成和其他结构异常如团块等，提示为高血压以外原因引起出血，MRA/MRV 和 CTA/CTV 在鉴别出血的原因包括动静脉畸形、肿瘤、静脉系血栓形成、脑底异常血管网等方面比较敏感。

6. 数字减影脑血管造影 (DSA)

如果临床和非侵入性检查高度怀疑为血管性原因，如血管畸形、动脉瘤、脑基底异常血管网、静脉窦血栓形成等引起，可以考虑 DSA 检查明确原因。

7. 影像学检查

建议快速 CT 或 MRI 成像区别缺血性和出血性卒中；CTA 和 CT 增强扫描可以考虑作为识别血肿扩大的手段；当临床和影像学证据怀疑脑内结构病灶如血管畸形和肿瘤等时，CTA、CTV、增强 CT、增强 MRI、MRA、MRV 可能会有帮助。

（二）腰穿检查

脑脊液压力增高，均匀血性脑脊液。仅在没有条件或患者不能行影像学检查，无明显颅内压增高和脑疝征象时进行，以免诱发脑疝风险。

（三）经颅多普勒超声检查

简便无创，是床边监测脑血流动力学的重要方法。其可以监测有无血管痉挛，以及颅内压增高时的脑血流灌注情况，提供血管畸形和动脉瘤等线索。

六、诊断和鉴别诊断

大多数发生于 50 岁以上的高血压患者，常在体力活动或情绪紧张时发病，病情进展迅速；症状包括头痛、恶心呕吐、意识障碍，可伴有癫痫发作；局灶症状和体征包括偏身感觉障碍、偏身运动障碍、偏盲、凝视麻痹、失语等；提示脑出血可能，头颅 CT 或

MRI见脑实质内出血改变可以确诊。应与以下情况鉴别。

（一）与脑梗死鉴别

脑梗死常为安静状态或睡眠中发病，数小时或1～3天达高峰，意识障碍较轻，头颅CT扫描见低密度影可以鉴别。和脑梗死出血转化鉴别，脑梗死低密度影范围按血管供血范围，出血多为点状、斑片状或沿皮质分布，少部分表现为圆形或类圆形血肿，脑梗死前可有短暂性脑血发作史，部分患者有心房颤动史。

（二）高血压脑出血与其他原因脑出血鉴别

正常血压老年人，脑叶多发出血，反复发生的脑出血史，可有家族史，提示脑淀粉样血管病。脑血管畸形脑出血多为年轻人，常见出血位于脑叶，影像学检查可有血管异常表现，确诊需脑血管造影。脑瘤出血前可能已存在神经系统局灶症状和体征，出血位于非高血压脑出血的常见部位，早期出血周围水肿明显。溶栓治疗所致出血有近期溶栓治疗史，出血多位于脑叶和脑梗死病灶附近。抗凝治疗所致出血常位于脑叶，出血量大。

（三）与外伤后脑出血鉴别

外伤史不明确，尤其是老年人头痛轻，可表现为硬膜外血肿、硬膜下血肿和对冲伤，病情进行性加重，出现脑部受损的表现如意识障碍，头痛、恶心、呕吐，瞳孔改变和偏瘫等，头颅CT可见颅骨骨板下方出现梭形或新月形高或等密度影，可见颅骨骨折线和脑挫裂伤。

（四）与蛛网膜下隙出血鉴别

蛛网膜下隙出血发病年龄以30～60岁多见，主要病因为动脉瘤和血管畸形，一般活动或情绪激动后发病，起病急骤，数分钟达高峰，剧烈头痛，脑膜刺激征阳性，可见眼玻璃体下出血，头颅CT见脑池、脑沟、蛛网膜下隙内高密度影，一般无局灶体征。突然起病，主要表现为意识障碍的患者应与中毒（镇静安眠药物、乙醇、一氧化碳）及代谢性疾病（低血糖、高血糖、肝性脑病、肺性脑病、尿毒症等）鉴别，其存在相关病史，神经系统局灶体征不明显，相关的实验室检查，头颅CT扫描可鉴别。脑炎等中枢神经系统疾病可表现为意识障碍，可以有局灶体征及脑膜刺激征，结合有无发热、影像学表现、出血部位、腰椎有无感染征象鉴别。

七、治疗

（一）院前处理

保持呼吸道通畅，血压循环支持，转运到最近的医疗机构，获知患者起病的准确时间或者可知患者正常的最后时间，急救系统应提前告知医院急诊室患者达到时间，以便尽量缩短等候CT时间。到达急诊室后对疑诊为脑出血，患者医师应尽快了解患者发病时间，脑血管病危险因素（高血压、糖尿病、高脂血症、吸烟等），服药情况，包括抗凝药物如华法林、抗血小板药物、抗高血压药物、兴奋剂、拟交感药物（可卡因等），最近外伤或手术史特别是颈动脉内膜切除术或支架植入术（可以引起过度灌注），有无痴呆（与血管淀粉样变性有关)，酒精和毒品使用史；凝血功能障碍相关疾病如肝病、血液病。体格检查应获得以下资料：量化的神经功能障碍评估如 NIHSS 评分、格拉斯哥昏迷评分 (GCS) 等。血常规、血尿酸、肌酐、血糖、心电图，胸部 X 线检查，肌酐和血糖水平高与血肿扩大和预后不佳有关；PT 或 INR(华法林相关出血特点为出血量大，血肿扩大危险性高，残疾率和病死率高)。青中年脑出血患者毒物学筛查可卡因和其他拟交感药物滥用；生育期女性检查尿妊娠试验。

(二) 一般处理及对症治疗

脑出血 24h 内有活动性出血或血肿扩大可能，尽量减少搬运，就近治疗，一般应卧床休息 2 ～ 4 周，防止情绪激动及血压升高；严密观察体温、脉搏、呼吸、血压、意识状态等生命体征变化；保持呼吸道通畅，昏迷患者应将头歪向一侧，以利于口腔分泌物及呕吐物流出，并可防止舌根后坠阻塞呼吸道，随时吸出口腔内的分泌物和呕吐物，必要时行气管切开；吸氧，有意识障碍、血氧饱和度下降或有缺氧现象的患者应给予吸氧，使动脉氧饱和度保持在 90% 以上；鼻饲，昏迷或有吞咽困难者在发病第 2 ～ 3 天即应鼻饲；过度烦躁不安者使用镇静剂，便秘者使用缓泻剂，预防感染。加强护理，保持肢体功能位。

(三) 纠正凝血功能紊乱

严重的凝血因子缺乏或血小板减少患者给予相应的凝血因子或血小板是必要的。在美国抗凝剂相关脑出血占 12% ～ 14%，这些患者尽快停用抗凝剂，给予静脉应用维生素 K，可能需时数小时才能纠正 INR 至正常范围。凝血酶原复合物浓缩剂 (PCCs) 含凝血因子Ⅱ、Ⅶ、Ⅸ及 K，可以快速补充所缺乏的凝血因子，数个临床试验证实其可以在数分钟内纠正 INR，可以作为口服抗凝剂相关脑出血选择之一。关于 rF Ⅶ a 问题：Mayer 及其同事于 2005 年在《新英格兰医学杂志》上发表了题为“Recombinant Activated Factor Ⅶ for Acute Intracerebral Hemorrhager”的文章，观察 399 例发病 3h 内的经 CT 证实的脑出血患者，发病 4h 内随机给予安慰剂，rF Ⅶ a40μg/kg、80μg/kg、160μg/kg。与安慰剂组比较，三个治疗组血肿扩大分别减少 3.3mL、4.5mL 和 5.8mL。安慰剂组死亡或严重残疾 (MRS 4 ～ 6 分) 为 69%，三个治疗组分别为 55%、49%、54%(有显著性差异)。90 天病死率安慰剂组为 29%，三个治疗组合并为 18%，严重血栓栓塞事件 (主要为心肌梗死和脑梗死) 治疗组 7%，安慰剂组 2%。文章结论：脑出血发病 4h 内给予重组活化凝血因子Ⅶ虽然增加了血栓栓塞事件，但仍可以减少血肿扩大，降低病死率，改善功能预后。此研究 rF Ⅶ a 对脑出血治疗可能获得益处得到了神经科学界的关注，2008 年 Mayer 为首的研究组发表了 FAST 试验结果，多中心随机安慰剂对照观察 841 例发病 4h 内的脑出血患者分别给予 rF Ⅶ a20μg/kg(276 例) 和 80Mg/kg(297 例) 及安慰剂 (268 例)，结果显示两种剂量药物均可减少血肿扩大，但增加了血栓栓塞事件的风险，因此未见到明显改善临床预后。后分析显示 80μg/kg 组动脉血栓栓塞事件明显高于小剂量组和安慰剂组，与动脉性血栓栓塞事件相关因素包括年龄、大剂量应用 rF Ⅶ a、发病时有心肌或脑缺血征象、既往服用抗血小板药物。回顾性分析 101 例华法林相关颅内出血应用 rF Ⅶ a1 个月内血栓栓塞事件发生率为 12.8%，与 FAST 试验相仿。因此 ASA/AHA 指南鼓励进一步的临床试验选择有血肿扩大风险，低血栓栓塞风险的脑出血亚组患者为试验对象，观察是否可能获益。

（四）预防下肢静脉血栓

在肢体瘫痪不能活动患者脑出血发病后数天且出血停止后，可予皮下注射小剂量低分子肝素，给予间歇性充气加压泵加弹力袜预防静脉血栓栓塞。

（五）处理血压

急性脑出血时血压升高是颅内压增高情况下机体保持脑血流量的自动调节机制。血压过高可使血肿扩大，过低使脑灌注压降低，加重血肿周围组织损害，可参考病前血压水平调整血压。如果收缩压＞ 200mmHg 或平均动脉压＞ 150mmHg，考虑静脉持续泵入降压药物，每 5min 测血压；如果收缩压＞ 180mmHg 或平均动脉压＞ 130mmHg，同时存在颅内压增高，监测颅内压并间歇或持续给予静脉降压药物，保持脑灌注压≥ 60mmHg；如果收缩压＞ 180mmHg 或平均动脉压＞ 130mmHg，无颅内压增高的证据，给予中等程度降压（平均动脉压 110mmHg 或目标血压 160/90mmHg），每 15min 测量血压。

（六）抗癫痫药物

不建议预防性使用抗癫痫药物，如临床有癫痫发作或脑电图监测有癫痫波，给予抗癫痫药物治疗。

（七）颅内压监测和处理

成年人颅内压 (ICP) 增高是指 ICP 超过 200mmH_2O。ICP 增高是急性脑卒中的常见并发症，是脑卒中患者死亡的主要原因之一。脑血管病患者出现头痛、呕吐、视盘水肿，脑脊液压力增高提示颅内压增高。其治疗的目的是降低颅内压，防止脑疝形成。颅内压增高的常见原因包括脑室出血引起的脑积水和血肿及其周围水肿引起的团块效应，故小的血肿和少量的脑室出血通常无须降颅压治疗。脑出血的降颅压治疗包括防止引起 ICP 增高的其他因素，如激动、用力、发热、癫痫、呼吸道不通畅、咳嗽、便秘等。必须根据颅内压增高的程度和心肾功能状况选用脱水剂的种类和剂量。

1. 甘露醇

甘露醇是最常使用的脱水剂，一般用药后 10min 开始利尿，2 ～ 3h 作用达高峰，维持 4 ～ 6h，有反跳现象。可用 20% 甘露醇 125 ～ 250mL 快速静脉滴注，6 ～ 8h1 次，一般情况应用 5 ～ 7 天为宜。颅内压增高明显或有脑疝形成时，可加大剂量，快速静脉推注，使用时间也可延长。使用时应注意心肾功能，特别是老年患者大量使用甘露醇易致心肾衰竭，应记出入量，观察心律及心率变化。

2. 呋塞米（速尿）

一般用 20 ～ 40mg 静脉注射，6 ～ 8h 1 次，其易导致水电解质紊乱特别是低血钾，应高度重视，与甘露醇交替使用可减轻两者的不良反应。

3. 甘油果糖

甘油果糖也是一种高渗脱水剂，起作用的时间较慢，约 30 分钟，但持续时间较长 (6 ～ 12h)。可用 250 ～ 500mL 静脉滴注，每日 1 ～ 2 次，其脱水作用温和，一般无反跳现象，并可提供一定的热量，肾功能不全者也可考虑使用。

4. 类固醇皮质激素

虽可减轻脑水肿，但易引起感染、升高血糖、诱发应激性溃疡，故多不主张使用。

5. 清蛋白

大量清蛋白 (20g，每日 2 次) 可佐治脱水，但价格较贵，可酌情考虑使用。

如脑出血患者 GCS ≤ 8，且存在脑疝证据，或明显脑室内出血或脑积水证据，可以考虑监测颅内压，脑室引流管置入侧脑室可以引流脑脊液降低颅内压，放入脑实质的装置可以监测颅内压变化，保持灌注压 50 ～ 70mmHg，主要不良反应为感染和出血。536 例颅内压监测显示感染率为 4%，颅内出血率为 3%。有临床试验显示原发或继发脑室出血患者脑室内应用尿激酶、链激酶或 rt-PA 可以加速血块溶解，更易引流出血液从而降低残疾率和病死率，但需要进一步的临床试验证实。

(八) 手术治疗

1. 手术适应证

(1) 小脑出血＞ 10mL，神经系统表现症状恶化或脑干受压和 (或) 脑室系统受压出现脑积水表现，应尽快实行出血清除，不建议单独行脑室引流术。

(2) 脑叶出血＞ 30mL，距表面＜ 1cm 可以考虑颅骨切开血肿清除术。

2. 手术禁忌证

出血后病情进展迅猛，短时间陷入深度昏迷，发病后血压持续增高至 200/120mmHg 以上，严重的心肝肺肾等疾病和凝血功能障碍者。立体定向或内镜微创碎吸术无论是否使用溶栓药物，目前的证据显示其疗效不确定，有待于进一步观察。目前无明确证据显示超早期幕上血肿清除术可以改善功能或降低病死率，极早期的手术因为可以诱发再出血可能有害。

(九) 防治并发症

并发症包括感染、应激性溃疡、心脏损害、肾衰竭、中枢性高热。低钠血症除因使用脱水利尿药物及进食量减少外，主要为中枢性低钠血症包括抗利尿激素分泌异常综合征和脑性盐耗综合征，前者因抗利尿激素分泌减少，尿钠排出增加，肾对水的重吸收增加，导致低血钠、低血渗透压而产生一系列神经受损的临床表现，无脱水表现，治疗限水 800 ～ 1200mL 补钠，后者为肾保钠功能下降，尿钠进行性增多，血容量减少而引起的低钠血症，轻度脱水征，治疗应补钠补水。

(十)康复治疗

早期肢体功能位，病情平稳后尽早进行康复治疗，包括肢体康复、言语康复和精神心理康复治疗。

八、预防和保健

针对脑出血可以干预的危险因素，应积极开展一级预防。教育民众充分认识高血压对脑血管的极大危害性，良好控制血压后脑血管病的危险性随之下降。定期进行体检，及早发现无症状的高血压患者，对高血压早期、严格、持久的控制，是预防脑出血最重要、最有效的措施；积极发现其他“出血倾向”个体(血液病，溶栓/抗凝治疗，吸毒人群和血液透析等)并采取相应的措施，以减少危险因素的损害，积极治疗，对可能发生的出血起预防或延迟作用；提倡良好的生活习惯，如规劝人们合理饮食，减少摄盐量，增加蔬菜、水果与蛋白质饮食，适当控制体重与动物脂肪摄入，加强体育锻炼，不吸烟，少饮酒，劳逸适度，心情舒畅，保持心理平衡。

脑出血复发的危险因素包括脑叶出血、正在进行抗凝治疗、存在载脂蛋白 E4 等位基因、磁共振显示较多量的微出血。脑出血急性期后如无禁忌证，血压应控制良好，尤其对典型高血压血管病变引起的典型部位脑出血，血压控制的目标值为＜ 140/90mmHg(糖尿病和慢性肾疾病＜ 130/80mmHg)。对非瓣膜病性心房颤动患者预防栓塞事件，脑叶出血后因复发率高应防止长期抗凝治疗，非脑叶出血也许可以抗凝或抗血小板治疗。防止大量饮酒是有益的，没有足够的资料建议限制体力锻炼和他汀类应用。

第三节　蛛网膜下隙出血

蛛网膜下隙出血(SAH)是指脑和脊髓血管破裂血液流入蛛网膜下隙所致的急性脑血管病。由于颅脑外伤引起的称为外伤性蛛网膜下隙出血，非外伤性蛛网膜下隙出血称为原发性蛛网膜下隙出血，又分为两类：由脑底部或脑表面血管病变破裂出血所致者称为原发性蛛网膜下隙出血；由脑实质、脑室、硬膜外或硬膜下血管破裂出血，血液穿破脑组织流入蛛网膜下隙者称为继发性蛛网膜下隙出血。本节仅就自发性蛛网膜下隙出血进行论述。蛛网膜下隙出血占急性脑血管病的 5% ～ 10%，远低于其他类型的卒中，但其致残率、病死率却很高，尤其在老年人中更甚，是神经系统的急、危、重症之一。

一、流行病学

蛛网膜下隙出血的年发病率在西方国家约(6 ～ 8)/10 万，美国每年约有 16000 ～ 30000

新增病例，我国发病率相对较低，约为 2.2/10 万，在芬兰则高达 33/10 万～ 37/10 万。蛛网膜下隙出血发病率在近 40 年来基本处于稳定状态，但因为部分病例在入院前已经死亡未能明确诊断和误诊等原因，有学者认为实际发病率可能高于上述统计结果。

二、病因和危险因素

（一）病因

蛛网膜下隙出血病因多种多样，其中动脉瘤破裂出血约占 85%，非动脉瘤性中脑周围出血约占 10%，其他少见病因约占 5%。

(1) 先天性动脉瘤：是最常见的病因，以囊状动脉瘤多见。

(2) 高血压动脉硬化性动脉瘤：主要发生于老年人。

(3) 脑或脊髓血管畸形：脑动静脉畸形最常见，其他还有静脉畸形、硬脑膜动静脉瘘、颅内动脉夹层，高颈段动静脉畸形破裂出血向颅内反流并不罕见。中脑周围出血型蛛网膜下隙出血是一种独特的类型，目前认为多为静脉出血所致。

(4) 其他：霉菌性动脉瘤、颅内肿瘤、结缔组织病、各种动脉炎、垂体卒中、血液病及凝血机制障碍、抗凝并发症、颅内静脉窦血栓形成、可卡因滥用等。

(5) 原因不明：约占 10%。

（二）危险因素

最主要的危险因素是高血压、吸烟和过量饮酒。

(1) 研究显示，高血压患者中蛛网膜下隙出血的发病率是正常血压人群的 3 倍。

(2) 吸烟者其动脉瘤的体积较非吸烟者更大，且多发性动脉瘤的发生率更高。

(3) 饮酒量与动脉瘤破裂危险性密切相关，随着饮酒量增加，其危险性也逐渐增高，大量饮酒者更加明显。

(4) 动脉瘤破裂史，动脉瘤的部位、形态、大小，是否为多发性动脉瘤等均与动脉瘤破裂风险相关。其中动脉瘤的部位最为重要，前交通动脉瘤、后交通动脉瘤、椎基底动脉及基底动脉尖动脉瘤破裂发生率较高；动脉瘤直径＜ 3mm 者出血发生率较低，而 5 ～ 7mm 者出血风险最高；伴有临床症状者出血发生率更高。

(5) 遗传：蛛网膜下隙出血者的一级亲属发病率增高，已发现多个基因位点与动脉瘤相关，2010 年又报道了三个动脉瘤相关基因新位点。但遗传因素主要在年轻人蛛网膜下隙出血中占重要地位，在老年人中动脉硬化则起主要作用。

(6) 其他：与其他脑血管病不同的是近年有研究显示性激素替代治疗、高胆固醇血症不增加蛛网膜下隙出血的风险，反而是蛛网膜下隙出血的保护因素。

糖尿病与蛛网膜下隙出血的关系目前尚存争议，早期文献认为糖尿病可加重颅内动脉瘤性蛛网膜下隙出血患者的不良预后，空腹血糖增高是动脉瘤的高危因素，近期有研究显示糖尿病患者发生蛛网膜下隙出血的风险反而降低。

三、发病机制

1. 动脉瘤

(1) 动脉瘤可能与遗传和先天发育缺陷有关：尸检证实约 80% 的患者 Willis 环动脉壁弹力层和中膜发育异常或缺损，随着年龄增长，血压增高、血流涡流不断冲击，动脉粥样硬化，动脉管壁弹性和强度均逐渐减弱，管壁薄弱部位逐渐向外突出形成囊状动脉瘤，好发于脑底部 Willis 环的分支部位。目前认为动脉瘤不完全是先天异常，相当一部分是在后天长期生活中发展形成的。老年人由于动脉硬化动脉管壁肌层被纤维组织替代，胆固醇沉积等因素导致内弹力层变性、断裂，管壁受损，再加之血流不断冲击，血管不断扩张形成与其纵轴相平行的梭状动脉瘤。此外，颅内动脉位于蛛网膜下隙，缺乏血管外组织支持，与颅外动脉相比，无外弹力膜，管壁较相同直径的颅外血管壁薄，在上述血管壁病变基础上极易形成动脉瘤。

(2) 脑动静脉畸形：是胚胎发育异常形成的畸形血管团，并可合并存在血管瘤，其血管壁异常薄弱，在外力作用或各种诱因存在下既可破裂出血，也可自发出血。

(3) 霉菌性动脉瘤、颅内肿瘤侵犯血管壁或动脉炎造成血管壁病变致其破裂或凝血机制障碍均可造成出血。

2. 蛛网膜下隙出血后可发生一系列病理性生理变化

(1) 脑膜刺激征及化学性脑膜炎：血液本身和血细胞崩解产生的各种炎性物质进入蛛网膜下隙后通过脑脊液迅速传播，刺激脑膜。

(2) 颅内压增高：血液进入蛛网膜下隙致颅内容量增加，化学性脑膜炎发生后也进一步增加颅内压力使颅内压增高，严重者可发展至脑疝。

(3) 脑积水：颅底和脑室内血液凝固致脑脊液循环受阻，可引起急性梗阻性脑积水。由于血液积聚于蛛网膜下隙，血红蛋白和含铁血黄素沉积于蛛网膜颗粒，使脑脊液回流受阻，随着病程进展，逐渐发生脑室扩张及交通性脑积水。

(4) 血管痉挛：血液中释放的各种血管活性物质刺激血管和脑膜引起血管痉挛，严重者可发生脑梗死。

(5) 自主神经功能紊乱：血液及其破坏产物刺激下丘脑可致血糖、血压升高，发热、胃肠和呼吸功能障碍等内分泌及内脏功能紊乱表现。

由于急性颅高压或血液刺激下丘脑和脑干使自主神经功能亢进，极易发生心肌缺血和心律失常，这是蛛网膜下隙出血不同于其他脑血管病的一大特点。

四、病理

动脉瘤好发于组成 Willis 环的血管上，尤其是血管分叉处。85% 以上的动脉瘤发生于前循环，绝大部分为单发，既往统计仅 10% ～ 20% 为多发，近年来随着影像技术的发展，发现多发动脉瘤可多达 34%。多发性动脉瘤易发生于双侧相同部位的血管，称为“镜像动脉瘤”。动脉瘤破裂的多发部位依次如下：前交通动脉，约占30%；后交通动脉，约占20%；基底动脉，约占15%；大脑中动脉，约占12%。动脉瘤形状多不规则或呈多囊状，瘤壁较薄，较大动脉瘤内可见血凝块填充，偶可伴有钙化。

血液进入蛛网膜下隙后主要沉积于脑底部和脊髓的各脑中，如桥小脑角池、小脑延髓池、环池以及终池等。出血量大时可破入脑室或脑内，血液形成一层血凝块将颅底部的脑组织、血管、神经覆盖，血液充填脑室或形成铸型，导致脑脊液回流受阻而发生急性脑室扩张、梗阻性脑积水。在出血量较多处可发现破裂的动脉瘤，破裂处多位于瘤顶部。由于各种炎性物质刺激，脑膜可见无菌性炎症反应。

五、临床表现

（一）年龄、性别

任何年龄均可发病。动脉瘤破裂出血最常见于 30 ～ 60 岁，此后随着年龄增长发病率呈现一段平台期，70 岁以后逐渐下降。女性多于男性，约为男性的 1.24 倍，但 55 岁后男性发病比例有升高趋势。

（二）典型临床表现

典型症状表现为三主征：剧烈头痛、呕吐、脑膜刺激征。通常突然于活动中起病，情绪激动、剧烈体力活动（过度用力、剧烈咳嗽、排便等）是常见的诱因。起病后剧烈头痛，呈难以忍受的爆裂样疼痛、局限性或全头胀痛，并进行性加重，伴恶心、呕吐，项背部或下肢疼痛、眩晕、畏光等，严重者出现短暂性或持续性意识障碍。并发癫痫者并不少见。部分患者还可出现精神症状，如躁动不安、谵妄、幻觉、抑郁、淡漠以及行为异常等。谵妄常见于脑室出血、脑积水和额叶血肿患者。神经系统检查可见脑膜刺激征，需注意有时于发病数小时后方能出现；眼底检查常可见玻璃体膜下出血、视盘水肿以及视网膜出血，提示急性颅内高压、眼静脉回流受阻，是本病的特征性表现。可见动眼神经麻痹、复视、偏瘫或感觉障碍、共济失调和失语等局灶性神经功能缺损。临床症状和体征常常提示动脉瘤的可能部位，如：动眼神经麻痹提示后交通动脉瘤；双下肢无力、遗忘症则见于前交通动脉瘤；失语、偏瘫提示大脑中动脉瘤；眼球震颤和共济失调见于后颅窝动脉瘤。

根据病变部位、出血量大小，临床表现可有很大差异。轻症者无明显症状体征；一些病例头痛轻微，脑膜刺激征是其唯一体征；重症者意识丧失，在短期内即可死亡。

（三）病情分级

病情分级对于选择治疗方案和手术时机，判断预后有重要价值。最早由 Botterell 于 1956 年提出根据头痛、脑膜刺激征和意识状况进行分级，此后，Hunt 和 Hess 对上述分级进行了改进，近年世界神经外科联盟提出的以 Glasgow 昏迷评分法 (GCS) 为基础的分级方法得到了广泛认可。

(四)老年患者特点

60 岁以上老年患者其临床表现部分不典型，容易误诊。

起病相对缓慢，又由于老年人对疼痛不敏感，有时无明显头痛或头痛很轻微，脑膜刺激征也不显著，常常以意识障碍和精神症状为突出表现。神经系统并发症如脑积水等发生率高；心脏损害如心肌缺血、心律失常和心力衰竭常见；其他脏器并发症也较年轻患者多见，如肺部感染和肺水肿、消化道出血、泌尿道感染、胆道感染等。常被误诊为：血管性头痛、短暂性脑缺血发作、后循环缺血、急性闭角型青光眼、脑出血、中枢神经系统感染以及消化道出血等。

(五)常见并发症

1. 再出血

再出血是蛛网膜下隙出血患者最致命的并发症。在首次出血后数天内，尤其 24h 内是再出血的高峰期。未经治疗的动脉瘤，4 周内再出血发生率可达 35% ～ 40%，1 个月后再出血风险逐渐降低。临床状况差、动脉瘤较大者再出血发生率较高。再出血的症状常常预示预后较差，也是导致短期内死亡或脑死亡的主要原因。表现为病情稳定后再次发生剧烈头痛、恶心、呕吐、癫痫发作、意识改变，个别患者出现去脑强直，复查腰椎再次呈现鲜红色血性脑脊液。

2. 血管痉挛

血管痉挛是蛛网膜下隙出血最严重的并发症，可导致迟发性缺血性神经功能缺损，发生率约为 20% ～ 40%，缺血性损伤后 64% 患者可导致脑梗死。通常于发病后 3 ～ 5 天开始出现，5 ～ 14 天为高峰期，2 ～ 4 周后逐渐减少。临床表现为意识改变和(或)神经系统局灶体征。动脉瘤的体积和部位是否与血管痉挛的发生有关尚存争议，但颅底脑池内局部积血者发生血管痉挛和迟发性缺血损害的风险较高。

3. 脑积水

发病后 1 周内约 15% ～ 20% 患者可能并发急性梗阻性脑积水。脑室和蛛网膜下隙中积血量直接影响脑积水的发生和临床分级状况。轻者仅仅表现嗜睡、精神运动迟缓和近记忆损害，重者出现严重意识障碍，甚至并发脑疝死亡。部分患者遗留交通性脑积水，临床表现为精神障碍、步态异常和尿失禁等。

4. 心脏并发症

蛛网膜下隙出血后约 3/4 的患者发生心电图改变，常见异常表现为：窦性心动过缓或心动过速、QT 间期延长、束支传导阻滞、ST 改变、异常 T 波和病理性 Q 波，与急性心肌梗死类似。心肌酶升高、心壁异常运动，甚至尸检见心肌病理性改变均有报道。蛛网膜下隙出血可致心搏骤停和猝死，心搏骤停最易发生于起病初或复发性蛛网膜下隙出血，一旦发生应积极进行心肺复苏，因为据统计幸存者的预后并不逊于其他蛛网膜下隙出血患者。

5. 其他

水电解质紊乱，本病容易发生脑性耗盐综合征或抗利尿激素分泌不适综合征，可并发抗利尿激素分泌不足及水钠潴留，导致低钠血症和血容量减少，发生率约 5% ～ 30%。其他还有神经源性肺水肿等。

六、辅助检查

（一）头颅 CT

可早期显示出血部位、出血量和血液分布情况，对于判断动脉瘤出血部位提供线索，动态检查还有助于观察出血吸收情况以及脑室大小变化，及时发现脑积水和再出血以及血管痉挛并发的脑梗死。CT 检查表现为蛛网膜下隙内弥散性高密度出血征象，血液可延伸至外侧裂，前、后纵裂池，脑室系统和大脑凸面。CT 是确诊蛛网膜下隙出血的首选方法，在 24h 内敏感性可达 93% ～ 98%，但随着时间推移，阳性率则逐渐降低。首次出血后 4 天内约有 30% 的 CT 检查呈阴性结果，1 周内阴性率则可达 50%。此外，当出血量很小、后颅窝病变者，CT 检查也容易漏诊。

（二）头颅 MRI

由于血红蛋白的分解产物和正铁血红蛋白的顺磁效应，T_1 像可清楚地显示高信号出血征象，并可持续至少 2 周，液体衰减反转恢复相 (FLAIR) 及梯度回波 T_2 序列 (T_2) 则持续时间更长。因此出血后数天，CT 检查阴性时，MRI FLAIR 相和 T_2 是更敏感、更可靠的诊断工具。

（三）脑脊液 (CSF) 检查

脑脊液呈均匀一致的血性，压力增高，病初红、白细胞比例为 700 ： 1，与外周血相似，数天后白细胞增加，蛋白增高。最好于发病 12h 内行腰穿，12h 后脑脊液开始黄变。应注意与穿刺误伤所致的不均匀性脑脊液进行鉴别。不主张将脑脊液检查作为首选的辅助检查，因腰穿可能诱发脑疝形成，应谨慎选用。但是当 CT 检查阴性而临床又高度怀疑蛛网膜下隙出血时腰穿检查是必要的。

（四）脑血管造影 (DSA)

脑血管造影是明确蛛网膜下隙出血病因特别是确诊动脉瘤的“金标准”。可清晰显示动脉瘤的大小、位置、与载瘤动脉的关系以及有无血管痉挛等，广泛应用于术前、术中和术后检查以及指导外科手术方案的选择和介入治疗。应注意选择合适的时机以避开血管痉挛和再出血的高峰期，有学者主张应在出血后 3 天或 3 ～ 4 周进行。

（五）CT 血管成像 (CTA) 和 MR 血管成像 (MRA)

CT 血管成像 (CTA) 和 MR 血管成像 (MRA) 是无创的脑血管显影方法，但其敏感性和准确性不如 DSA。近年来 CTA 技术不断改进，其敏感性已可达 95%。特别是 3D-CTA

可显示3mm以上动脉瘤，由于其操作简便、成像迅速，且可模拟手术入路，已逐渐成为动脉瘤破裂急诊手术的术前常规检查及术后随访手段。MRA主要用于动脉瘤的筛查，3D-MRA不受颅底骨质影响，其对海绵窦区动脉瘤的成像优于3D-CTA。

(六) 经颅超声技术

经颅超声多普勒(TCD)可动态观察、检测动脉，主要是大脑中动脉、基底动脉血流速度改变，及时发现血管痉挛倾向并判断其程度。将大脑中动脉平均血流速度120cm/s作为临界值，超过此值或24h内增高＞50cm/s提示血管痉挛可能。根据Seiler(1986)提出的诊断标准：轻度痉挛为120～140cm/s；中度痉挛为140～200cm/s；重度痉挛＞200cm/s，＞200cm/s者可能发生脑缺血。由于受到部分患者骨骼缺失和操作者技术水平的影响，其准确性受到一定限制。近年来随着影像技术的发展，TCD技术结合CO_2吸入实验以及经颅彩色编码超声成像(TCCS)技术应用于临床，敏感性和准确性大大提高。又由于其无创、可动态检测等特点，超声技术已广泛应用于蛛网膜下隙出血后血管痉挛监测、评价血管内栓塞治疗疗效以及随访其稳同性。

七、诊断

根据典型临床表现：突发剧烈头痛、恶性呕吐、脑膜刺激征，均匀一致血性脑脊液、颅内压增高，眼底检查发现玻璃体膜下出血，结合头颅CT或MRI相应改变可确定诊断。确定诊断后，应进一步行病因诊断，CT、MRA或DSA等可帮助明确病因。

八、鉴别诊断

(一) 脑膜炎

各种脑膜炎均表现头痛、呕吐、脑膜刺激征，但发病不如蛛网膜下隙出血急骤，且在病前、病初即有发热，甚至持续高热，而蛛网膜下隙出血通常在病后因吸收热体温升高，且很少为高热，通常37～38℃。脑脊液检查可帮助鉴别。蛛网膜下隙出血后1～2周，脑脊液开始黄变、蛋白增高，此时应注意与结核性脑膜炎鉴别。后者常常有全身中毒症状，脑脊液蛋白增高更明显，并伴糖和氯化物降低。血性脑脊液应注意与单纯疱疹性脑炎鉴别，后者脑实质损害更广泛，影像学检查可助鉴别。

(二) 偏头痛

偏头痛也可突然起病，剧烈头痛、呕吐，但无脑膜刺激征，脑脊液正常，CT和(或)MRT检查可资鉴别。

(三) 其他类型卒中

根据临床症状、神经系统体征，结合影像学检查可明确诊断。

(四) 其他

老年患者症状不典型，精神症状突出、以意识障碍为主要表现者应与相应疾病鉴别。

九、治疗

治疗应着重于防治再出血、血管痉挛和脑积水等并发症，目的是降低病死率和致残率。

（一）一般处理及对症治疗

应紧急进入重症监护病房，严密监测生命体征，保持气道通畅，维持呼吸、心脏和循环功能；严密观察神经系统症状、体征，及时识别和治疗再出血等各种并发症；并发癫痫者应及时抗癫痫治疗。此外，应注意保持水电解质及出入量平衡，特别对于低钠血症应及时纠正。重症监护病房应由多学科团队组成，包括神经内、外科、心血管专科、呼吸专科、神经康复、心理和语言治疗专家以及护理师等。

（二）降低颅内压

常用甘露醇、甘油果糖和呋塞米等脱水药控制颅内压，同时应注意限制摄入量、纠正低钠血症等。对于伴发颅内较大血肿者应及时手术清除。脑池或脑室内积血较多而又不能行开颅手术时，可脑室引流以降低颅内压。腰穿放脑脊液可引流部分脑池积血，对降低颅内压有一定疗效。

（三）防止再出血

1. 安静休息

对于未处理的动脉瘤性 SAH 应绝对卧床 4 ～ 6 周，防止用力咳嗽、排便、情绪激动等可诱发再出血、使血压和颅内压增高的因素，必要时给予相应处理。头痛剧烈、躁动不安者可给予镇静止痛剂，但注意慎用吗啡、哌替啶等可引起呼吸功能抑制的药物和可影响凝血功能的非甾体类消炎镇痛药物。对于已夹闭或完全栓塞的动脉瘤性 SAH 应鼓励早期活动，以减少卧床并发症的发生。

2. 调控血压

持续性、严重高血压应及时控制，但目前为止尚缺乏足够证据作为指南指导何时开始降压治疗。多数证据主张＞ 180/100mmHg 时，应开始降压治疗。降压治疗应在严格监控下进行，对分级较好的蛛网膜下隙出血后高血压可选用静脉给药，分级差的不推荐静脉注射药。建议选择短效降压药，如钙离子通道阻滞剂、β 受体阻滞剂和 ACEI 类药物，同时应防止突然将血压降得过低以致引发脑缺血。

3. 抗纤溶药物

氨基己酸和氨甲苯酸可预防再出血，但增加脑缺血、脑梗死的风险。近期针对最终功能结局的研究表明，使用抗纤溶药物未能明显获益。因此，仅在具有高度再出血风险的患者中推荐谨慎、短期 (＜ 72h)、间歇给药，同时应注意防止低血压和低血容量。

4. 外科治疗

处理动脉瘤是预防再出血的根本所在，对动脉瘤的处理应尽早 (＜ 72h) 或在病情稳定后进行，目前主张越早越好。可选择手术夹闭或动脉内弹簧圈栓塞治疗，两种手术方式孰优孰劣仍存争议。最有影响力的研究是国际蛛网膜下隙动脉瘤试验(ISAT)，其对两种手术方式进行对比研究，结果显示：与手术夹闭动脉瘤相比，动脉内弹簧圈栓塞治疗组死亡风险降低。需强调不应简单地将二者孤立进行对比，而应作为两种互补的治疗手段看待。无论如何，手术方式的选择应根据动脉瘤的大小、形态和部位、体 / 颈比以及与载瘤动脉的关系、手术与介入治疗技术水平等因素进行合理选择。通常认为宽颈、载瘤动脉分支少的动脉瘤适合手术夹闭，后颅窝、基底动脉尖动脉瘤适合动脉内栓塞治疗。

(四)防治脑血管痉挛及脑缺血

1. 维持血压和血容量

防止过度、过快降低血压，血压降低和低血容量者应祛除病因，及时给予胶体溶液，必要时使用升压药物，血压过高者应及时降压治疗。

2. 3H 治疗

即高血容量、升高血压和血液稀释疗法，在国外广泛应用，被认为可治疗蛛网膜下隙出血后血管痉挛，但迄今为止尚缺乏足够循证医学证据。不仅如此，3H 疗法还可能引起神经系统和全身系统性严重并发症，包括脑水肿、再出血、稀释性低钠血症、心力衰竭和肺水肿。

3. 钙离子拮抗剂

有充分证据表明钙通道阻滞剂(主要是尼莫地平)可预防脑血管痉挛和迟发性脑缺血，应尽早使用。推荐尼莫地平口服，40 ～ 60mg，每 4h 一次，维持 21 天。也可予静脉泵入尼莫地平 4 ～ 5mL/h(20mg/50mL)，一至两周后改为口服，但需注意可能导致血压降低而诱发脑缺血的发生，不推荐常规使用。

4. 早期手术

手术夹闭去除动脉瘤、清除血凝块可有效防止脑血管痉挛。

5. 腰穿放脑脊液或脑脊液置换术

起病后 1 ～ 3 天内行脑脊液置换术或腰穿放脑脊液可能有利于预防脑血管痉挛和减轻后遗症状。剧烈头痛、烦躁、严重脑膜刺激征者可酌情选用。此方法虽然多年来长期沿用，但缺乏多中心、随机、对照研究。此外，需注意有诱发颅内感染、再出血和脑疝的可能。

6. 其他

血管扩张剂、脑池内或蛛网膜下隙内溶栓、抗血小板聚集、神经保护剂、他汀类药物、硫酸镁和血管内皮拮抗剂。上述治疗目前均缺乏充分证据，不推荐作为常规治疗。

(五)防止脑积水

1. 药物治疗

适用于轻中度脑积水。乙酰唑胺 0.25g，3 次 /d，可减少脑脊液分泌。其他可选择的药物还有：甘露醇、果糖甘油、甘油盐水和呋塞米等。

2. 脑室穿刺脑脊液外引流术

脑室内积血或形成铸型阻塞脑脊液引流致脑室扩张、脑积水形成，内科保守治疗后症状仍进行性加重，并伴意识障碍者；全身状况差、年老不能耐受开颅手术者均应行脑室穿刺脑脊液外引流术，以降低颅内压、缓解或减轻脑积水、减少脑血管痉挛。

3. 脑脊液分流术

适用于慢性有症状的脑积水、药物治疗无效者，通过脑室—腹腔或脑室—心房分流术，可改善临床症状，防止脑损害进一步加重。

十、预后

蛛网膜下隙出血是神经系统的急、危、重症之一，病死率很高，据统计病死率为 32% ～ 67%，10% ～ 20% 的患者死于入院前。约 20% ～ 30% 的存活者遗留功能残疾，仅 1/3 的患者可能恢复到病前状态。2 周内约 1/4 的患者可能死于各种并发症，迟发性血管痉挛和再出血是死亡和致残的主要原因。容易发生猝死，猝死的原因主要是心律失常，脑缺血或颅内压急剧增高。意识状况和病情严重程度及临床分级状况是影响预后的最主要因素，其他影响因素：年龄、出血量、是否伴有颅内或脑室内出血、血压值、出血部位、动脉瘤大小以及诊断是否及时等。老年患者通常预后较差，神经系统及全身并发症发生率均较高，特别是脑积水很常见。据报道老年蛛网膜下隙出血患者约半数可能死亡，75 岁以上的患者中仅 1/6 出院后生活可自理。

第四节　短暂性脑缺血发作

短暂性脑缺血发作 (TIA) 指突发的短暂的并反复发作的脑局部供血受限或中断，导致供血区局限性神经功能缺失。每次发作持续数分钟至 1h，24h 内功能缺失的表现完全恢复，这是传统的定义。随着临床研究的深入，对传统的 TIA 概念提出了挑战。据统计，97% 的 TIA 患者在 3h 内症状缓解，超过 3h 的 TIA 患者中 95% 可有影像学及病理学改变。目前公认的重新定义：TIA 是局灶性脑或视网膜缺血所致的短暂发作的神经功能障碍，典型的临床症状持续时间一般在 1h 之内，且没有急性梗死的证据。我国 TIA 的患病率为 180/10 万。TIA 发作越频繁，发生脑梗死的机会越大，提示要积极治疗。

一、病因和发病机制

TIA 的病因目前还不完全清楚。发病机制有多种学说。

（一）微栓塞

例如，颈内动脉起始部的动脉粥样硬化斑块及其发生溃疡时附壁血栓凝块的碎屑构成微栓子随血液进入脑形成微栓塞，导致局部缺血症状。当栓子在血管内被血流冲散而破碎或由酶的作用而溶解移向远端时，血流恢复，症状消失。

（二）脑血管痉挛

脑动脉硬化后，血管狭窄，血流可形成旋涡，刺激血管壁发生血管痉挛。

（三）血液成分变化

如真性红细胞增多症、血小板增多症、白血病、异常蛋白血症和贫血等各种原因所致的血高凝状态。

（四）血流动力学改变

原本靠侧支循环的脑区，当一过性低血压时，血流量减少而发生缺血；心律失常、心力衰竭等可致心排血量减少，引起脑缺血发作。

（五）椎动脉变形或受压

椎动脉因动脉硬化或先天性迂曲、过长而扭曲和（或）颈椎骨赘压迫，当急速转头，颈部过屈过伸使脑血流量变化而发生 TIA。

二、临床表现

（一）临床特点

(1) 发病特点：常见于 50 ～ 70 岁，男性多于女性。患者常有高血压、心脏病、糖尿病等病史。劳累、寒冷、情绪激动、颈部过度活动等常可诱发。

(2) 发作突然，多于 5min 左右达高峰，历时短暂，常为 5 ～ 20min。持续不超过 24h。

(3) 每次发作症状、体征完全恢复，不留后遗症。

(4) 常反复发作，每次发作的症状、体征相对较恒定。

（二）颈内动脉系统 TIA 的表现

最常见的是对侧单肢无力或轻偏瘫，或伴对侧面部轻瘫。较特征的表现是病变侧单眼一过性黑蒙或失明，对侧偏瘫。主侧半球病变可有失语及失用症；非主侧半球病变可有空间知觉障碍。很少出现对侧单肢或偏身感觉丧失。

（三）椎 - 基底动脉系统 TIA 的表现

1. 发作频率较高的表现

阵发性眩晕，平衡失调。

2. 特征性表现

(1) 跌倒发作，常在迅速转头或仰头时，下肢突然失去张力而跌倒，无意识障碍，可立即自行站起。与脑干网状结构缺血有关。

(2) 短暂性全面遗忘症 (TGA)，突然出现短暂性近记忆障碍，患者对此有自制力，谈话、书写及计算力保持完好，无神经系统其他异常，症状持续数分钟至数十分钟。可能是大脑后动脉颞支缺血或椎－基底动脉系统缺血累及边缘系统等与近记忆有关的组织。

(3) 双眼一过性黑蒙。

3. 少见的表现

(1) 吞咽困难，构音不清。

(2) 共济失调。

(3) 交叉性感觉障碍或交叉性瘫。

(4) 眼外肌麻痹或复视。

(5) 意识障碍。

三、辅助检查

目的是查找病因，对可干预的危险因素进行处理。依具体病情，可选择以下项目：

(1) 血液一般检查、生化检查、颈椎片及脑电图检查有利于查找病因及鉴别诊断。

(2) 经颅多普勒 (TCD)、DSA/MRA 检查可发现血管狭窄及动脉粥样硬化斑块。

(3) 脑 CT 及 MRI 检查大多数患者正常少数患者 MRI 弥散加权成像 (DWI) 和灌注加权成像 (PWI) 可显示脑局部缺血性改变。

四、诊断及鉴别诊断

(一) 诊断

绝大多数 TIA 患者就诊时症状已消失，所以其诊断主要根据病史。有特征表现者诊断不难，但确定病因十分重要。常见的病因有高血压、动脉粥样硬化、高脂血症及心脏病。

(二) 鉴别诊断

1. 部分性癫痫

部分性癫痫大多继发于脑部病变，常表现为数秒至数分钟的肢体抽搐，从躯体的一处开始，向周围扩展。脑电图检查可发现局部脑电波异常，头颅 CT/MRI 等可发现脑部病灶。

2. 梅尼埃病

梅尼埃病要与椎－基底动脉系统 TIA 鉴别。梅尼埃病首发年龄多在中青年，发作眩晕持续时间可达数日，常伴恶心、呕吐及耳鸣。反复发作后听力有不同程度的减退，并且不伴有脑干特征性定位体征。

五、治疗

治疗目的：消除病因，减少及预防发作，保护脑功能。

（一）病因治疗

调整血压，控制糖尿病、高脂血症，治疗心脏病，纠正血液成分异常。颈动脉高度狭窄患者可行颈动脉内膜剥离－修补术、颅外－颅内血管吻合术或血管内介入治疗。

（二）抗血小板聚集药

1. 阿司匹林

阿司匹林也称乙酰水杨酸。其主要作用机制为抑制血小板内环氧化酶活性，减少血小板内的血栓烷 A_2 的合成，降低血小板聚集和血液黏度，减少微栓子的发生。急性发病者首次口服 300mg，以后每日 100mg；1 周后，改为每日 50mg，睡前服。消化性溃疡者慎用。

2. 噻氯匹定

噻氯匹定又称抵克力得，对 ADP 诱导的血小板聚集有较强的抑制作用；对凝血酶、花生四烯酸等诱导的血小板聚集也有不同程度的抑制作用。口服每次 125 ～ 250mg，1 ～ 2 次 /d。

3. 氯吡格雷

氯吡格雷系第三代抗血小板聚集药。作用比噻氯匹定强，并且不良反应较少。口服每次 75mg，2 ～ 3 次 /d；1 周后，1 次 /d。

（三）抗凝药

对频繁发作的 TIA，应立即进行正规抗凝治疗。因抗凝药物作用过强、过量可致出血而死亡，故必须严格掌握适应证并且在用药期间严密观察病情变化、监测凝血时间和凝血酶原时间。还要准备维生素 K、鱼精蛋白等针对出血的拮抗剂。有出血素质、活动性溃疡、严重高血压或肝肾疾病者禁用。

1. 肝素

肝素 100mg(12500U) 加入生理盐水或 5% 葡萄糖 1000mL，静脉滴注，滴速 30 滴 /min。每 30min 采静脉血进行监测凝血时间，并按凝血时间的结果，调整滴速；直到凝血时间延长为 18 ～ 20min，之后按 8 ～ 15 滴 /min 维持至 24h。或选用低分子肝素 4000U，2 次 /d，腹壁皮下注射，较安全。

2. 华法林

华法林又称苄丙酮香豆素钠。作用慢而持久，首次口服 10mg，次日按凝血酶原时间和活动度调整用量，一般每日 2 ～ 4mg。

（四）预防性用药

对有危险因素的 TIA 患者，尤其是有脑梗死史者，应该长期预防性用药。可睡前口服阿司匹林 50mg 或噻氯匹定 250mg。

六、预后

未经治疗的 TIA 患者，1/3 可发展为脑梗死，特别是短期内反复发作者；1/3 继续有 TIA 发作；1/3 可自行缓解。

第八章 神经系统疾病的康复

第一节 康复医学的神经学基础

康复医学中涉及的许多功能评定、基本康复治疗技术和神经系统疾病的康复，它们与神经系统解剖基础、生理基础、发育基础密切相关，掌握和了解这方面的基础知识是康复医师及康复治疗师应具备的最基本条件。本章主要介绍神经学的解剖生理基础、运动生理基础和神经发育基础。

一、神经传导系统的结构与功能

（一）突触的传导

1. 突触的传导作用

突触是神经传导系统中最基本的单位。神经元受到刺激后产生动作电位，即神经元的兴奋过程，神经元可以将自身的兴奋传至其他神经元或外周肌细胞，兴奋传导是通过突触来完成，突触传递信息是通过化学递质转变为电变化实现的。神经元兴奋后产生的动作电位向神经末梢传递，使神经末梢突触前膜释放神经化学递质，这些神经递质的释放影响邻近神经和肌细胞膜（突触后膜）的膜通透性和膜电位，当突触前神经元释放了足够的神经递质使突触后细胞去极化到达足以引发细胞动作电位的阈值时，一个电化学信号（动作电位）就由一个细胞传播到下一个细胞，导致了兴奋的传导和扩散。但一个神经元产生的动作电位在通过突触时，可能会引起突触后神经元兴奋性下降，这是神经传导系统的抑制作用，是通过抑制性突触传递过程实现的。

2. 运动中板的传递作用

运动中板（神经肌肉接头）是指运动神经元轴突末梢与肌肉接头部位形成的突触，它是将神经兴奋性传递到肌肉的重要部位。神经元兴奋引起外周肌细胞兴奋是通过运动中板的兴奋传递实现的，神经肌肉接头兴奋传递具有化学传递（乙酰胆碱）、单向性传递（兴奋只从神经末梢传向肌纤维）、时间延搁（兴奋传导速度在接头处比在同一细胞中慢，易受化学和其他环境因素的影响）的特点。

（二）兴奋在中枢的传导

中枢的兴奋传递，必须经过一次以上的突触接替，中枢兴奋传递的特征与突出传递的特点有关。中枢兴奋的传导有以下特征：

(1) 单向传导。中枢内兴奋传导只能由感觉神经元经中间神经元传至运动神经元。

(2) 中枢延搁 。兴奋在神经纤维上传导速度较快，而经过突触传递时速度较慢，需要的时间较长。

(3) 兴奋的总和。连续给予数次阈下刺激或同时在不同感受区域内分别给予阈下刺激就可以引起反射，称为中枢兴奋的总和。前者为时间总和，后者为空间总和。

(4) 兴奋的后作用。在反射活动中，当刺激停止后，传出神经元还可以继续发放冲动，使反射活动延续一段时间。

(5) 兴奋的扩散。刺激某一种感受器，常引起某一种反射，如果刺激部位不变，刺激强度增加，可以引起广泛的反射活动。

(6) 兴奋的节律转化。单一刺激由传入纤维传到中枢后，中枢可以改变传入冲动节律，产生高频率冲动传至肌肉，引起肌肉强直性收缩。神经中枢具有把作用于传入冲动的节律变为另一种中枢节律的能力。

（三）抑制在中枢的传导

中枢神经系统除产生兴奋过程外，还会产生抑制过程，产生抑制的基础是抑制性突触活动的结果，主要表现在：

(1) 突触后抑制。在中枢神经系统内存在相当数量的抑制性神经元，一般为中间神经元，抑制性神经元兴奋后，其轴突末梢释放抑制性递质，与突触后神经元构成抑制性突触，使突触后神经元细胞膜超极化，兴奋性降低，形成了突触后抑制。

(2) 突触前抑制。当神经冲动传至某一兴奋性突触时，靠近突触连接处的突触前末梢所释放的递质减少，以至不易甚至不能引起其突触后的神经元兴奋而呈现抑制性效应，这种现象称突触前抑制。

二、感觉神经系统的结构与功能

（一）外周感觉

外周感觉主要包括浅感觉（痛、温、触觉），深感觉（本体感觉）和特殊感觉（视、听、嗅觉）。本体感受器是接受身体活动刺激的末梢感觉器，主要分布在骨骼肌（肌梭）、肌腱（高尔基腱器官）、关节、内耳迷路、上位颈椎及皮肤等处，挤压、触摸、牵拉振动、拍打、摩擦及活动中肢体位置的改变等刺激均可引起本体感受器兴奋，通过反射弧在中枢神经的调控下出现反射性活动，调整肌张力，感觉肢体和身体在空间的位置，以实现维持姿势和调整运动的目的。

（二）躯体感觉中枢传导通路

脊髓向上传至大脑皮层的感觉传导通路分两类：

(1) 浅感觉传导路径。头部以下躯体浅感觉－脊神经后根－脊髓后交神经元－神经交叉到脊髓对侧－脊髓丘脑侧束（痛、温觉）及脊髓丘脑前束（轻触觉）- 丘脑。

(2) 深部感觉传导路径。肌肉本体感觉、深部压觉、辨别觉－脊神经后根－脊髓同侧后索上行－延髓（薄束、楔束核）换神经元－神经交叉到对侧－内侧丘系－丘脑。

（三）丘脑投射系统

1. 特异性传入系统及其作用

机体各种感受器传入的神经冲动，进入中枢神经系统后，需通过丘脑交换神经元，然后由丘脑发出特异性投射纤维，投射到大脑中央后回的感觉皮质区，引起机体特异感觉（皮肤感觉、本体感觉、特殊感觉），故称特异性传入系统。其作用除引起特异性感觉外，还能将这些感觉传至大脑皮质其他区域，激发大脑皮质发出传出冲动，使机体做出相应的反应。

2. 非特异性传入系统及其作用

特异性传入系统传至脑干时，发出侧支与脑干网状结构联系，网状结构神经元通过其短轴突多次更换神经元后到达丘脑内侧部弥散投射至大脑皮质广泛区域，不产生特异性感觉，称非特异性传入系统。它的作用是传入冲动增加维持大脑皮质的兴奋状态，保持机体的醒觉－清醒状态。传入冲动减少，大脑皮质由兴奋状态转入抑制状态，机体处于安静和睡眠状态。这一系统损伤，导致昏睡不醒。

（四）大脑皮质的感觉分布区

所有感觉传入冲动最后汇集在大脑皮质，通过大脑皮质中枢的整合、分析做出各种感觉应答，大脑皮层是感觉分析的最高部位。大脑皮层不同区域的感觉功能支配区为：体表感觉在中央后回。肌肉本体感觉在中央前回，视觉在大脑枕叶，前庭感觉在中央后回，嗅觉在大脑皮层边缘叶的前底部，味觉在中央后回。

三、反射中枢与反射活动的协调

1. 反射中枢的定义

反射中枢是指中枢神经系统内对某一特定生理机能具有调节作用的神经细胞群每种反射的中枢结构，称为该反射中枢。脑和脊髓分布各种不同的反射中枢。有些反射活动仅在婴幼儿期出现，随着脑部不断发育完善而被抑制，称原始反射。有些反射在脑部不断发育完善后形成。当中枢受损后，反射活动发生异常和不协调。原始反射再现，呈现一种病理反射。一些失去控制的反射活动会不协调地夸张出现，正常的反射活动消失。

2. 反射活动协调生理学基础

(1) 交互抑制。某一中枢兴奋时，在功能上与它相对抗的中枢便发生抑制的现象。如收缩肌与拮抗肌的关系。本质为突触后抑制。

(2) 扩散。一个中枢的兴奋引起协同中枢兴奋，称为兴奋扩散。一个中枢抑制引起协同中枢抑制，称为抑制扩散。如一侧肢体兴奋可以扩散到对侧肢体。

(3) 优势现象。在中枢神经系统内，当某一中枢受到较强刺激，其兴奋水平不断提高，这个提高兴奋水平的中枢，称兴奋优势灶，它能综合其他中枢扩散而来的兴奋，提高其自身的兴奋水平，对其临近中枢却发生抑制作用。

(4) 反馈。是中枢神经系统高位和低位中枢之间的一种相互联系、促进、制约的方式。神经元之间的环路联系是反馈作用的结构基础。反馈活动有两种，使原有活动加强和持久的正反馈，使原有活动减弱或终止的负反馈，起到促进活动出现、保持活动适度、防止活动过度的作用。

四、神经系统对躯体运动功能的调节（肌肉活动的神经控制）

人体正常姿势的维持以及各种各样动作的完成，主要是在神经系统精细控制下产生的，由骨骼、肌肉、关节紧密配合、协调活动来实现人体各种复杂运动。由神经控制躯体产生的各种反射活动用来维持身体的各种姿势和体位，使人体能够完成各种高难度运动，如体操、技巧等。

（一）脊髓对躯体运动的调节

躯体运动最基本的反射中枢在脊髓，脊髓前角灰质有大量运动神经元，其中a、g运动神经元既接受来自皮肤、关节、肌肉等外周传入的感觉信息，同时接受从脑干到大脑皮层各高级中枢下载的信息，参与反射活动过程。

1. 运动单位及作用

运动单位是指一个a运动神经元和它全部神经末梢所支配的梭外肌纤维，这些肌纤维都有相同的生化和生理特征，完成相同的功能活动，作为神经肌肉活动的基本功能单位。一个运动单位包括的肌纤维数目变化很大（几条到数千条），所有的肌纤维都至少受一个运动神经元的支配。运动神经元的动作电位通过其神经纤维末端的运动终板传至所有与它相关的肌纤维，引起肌纤维兴奋收缩。由一个运动单位激活而产生的肌张力大小，取决于这个运动单位内所包含的肌纤维的数目。肌肉运动单位募集越多，肌肉的收缩力越强。

2. 环路的反射调节

(1) 肌梭。存在于肌腱上或与梭外肌纤维并行排列，感受梭外肌长度的变化。肌梭内有核带纤维、核链纤维两种梭内肌纤维，当其收缩时，肌梭对牵拉刺激的敏感性增高，当梭外肌收缩时，肌梭对牵拉刺激的敏感性降低。

(2) 肌梭的神经支配 。梭内肌的核袋纤维受 γ_1 传出神经纤维的支配，其传入神经为Ⅰ类纤维，共同组成初级感觉末梢，其对快速牵拉比较敏感。核链纤维接受 γ_2 传出神经纤维支配，其传入神经为Ⅰ类纤维、Ⅱ类纤维，它们组成了次级感觉末梢，其对缓慢持续的牵拉比较敏感。

(3) γ 运动神经元。分散在a运动神经元之间，其兴奋性较高，常以较高频率持续放电，它发出的传出神经支配肌梭的梭内肌纤维，调节梭内肌纤维的长度，使肌梭感受器经常处于敏感状态。

γ 运动神经元、γ 传出纤维、肌梭、Ⅰ和Ⅱ类传入纤维等构成了 γ 环路，γ 运动神经元的兴奋性阈值比 a 运动神经元低，易被来自脊髓上水平复杂的多突触通路所易化或抑制。当 γ 传出纤维活动加强时，梭内肌纤维收缩，提高肌梭内感受器的敏感性，所产生的冲动由Ⅰ、Ⅱ类传入神经纤维返回脊髓，Ⅰ类传入神经单突触引起支配同一块肌肉的 a 运动神经元兴奋，引起肌肉收缩。因此。g 环路持续性冲动释放的高低，决定肌梭内感受器的敏感性，对肌肉的紧张性（肌张力）起调控作用。因此，g 环路在脊髓反射中起重要的作用。

3. 腱器官在反射中的作用

腱器官呈串联分布在肌肉与腱的接合部，称为肌紧张感受器的反馈系统。当肌收缩时，肌腱的兴奋性降低，而腱器官对肌肉主动收缩十分敏感，它的兴奋性增加，冲动通过Ⅰ纤维传入，抑制 a 和 γ 运动神经元，调整肌张力不至于过高。

4. 脊髓反射

反射是指在中枢神经系统参与下的机体对内外环境刺激的规律性应答。反射活动的完成需要完整的反射弧，它由外周感受器、传入神经、神经中枢、传出神经和效应器五个基本部分组成，在脊髓平面有自己的反射中枢，称脊髓反射，如牵张反射、屈肌反射、对侧伸肌反射等，主要通过肌梭、高尔基腱器官等本体感受器（又称张力感受器）来实现，同时脊髓反射受高位中枢的调控。

(1) 牵张反射。当骨骼肌受到外力牵拉时，其周围的肌肉梭受牵拉后将兴奋传入脊髓，引起受牵拉肌肉的反射性收缩，这种反射称为牵张反射。肌梭的牵张反射分为初级感觉纤维牵张反射、次级感觉纤维牵张反射。

(2) 屈肌反射与对侧伸肌反射。皮肤感受器受到刺激时可以引起关节屈肌收缩及伸肌松弛称为屈肌反射。皮肤神经纤维、肌梭Ⅱ类纤维、肌梭Ⅲ类纤维及关节囊等为该反射的传入神经纤维，在脊髓经过 3 ～ 4 个中间神经元的多突触联系，出现屈肌兴奋与伸肌抑制相结合的反射模式。当对皮肤的刺激达到一定程度时，则在屈肌反射的基础上出现对侧伸肌反射，该反射同样为多突触性反射，肌梭的感觉冲动经中间神经元至对侧 a、γ 神经元，构成相反运动模式的神经控制回路。屈肌反射的作用是保护肢体，防止伤害性刺激对它的损害，对侧伸肌反射是姿势反射中的一种，在行走、跑步时有支撑体重的作用。

（二）脑干在人体运动中的作用

1. 脑干对姿势反射的调节

直立是人体经常保持的姿势，一旦常态姿势受到破坏后，身体肌肉张力立即发生重新调整，以维持身体的平衡或恢复正常姿势，这种保持或调整身体在空间位置的反射称姿势反射。脊髓水平的牵张反射、对侧伸肌反射是最简单的姿势反射。脑干部位的翻正反射是姿势反射的重要部分。此外，大脑的平衡反应也参与姿势反射的调节。

2. 脑干网状结构对肌紧张的调节

从延髓、脑桥、中脑直至丘脑底部这一脑干中央部分的广泛区域中神经细胞和神经纤维交织在一起呈网状，称网状结构。网状结构上行系统形成非特异性传入系统，接受来自全身各部位的传入冲动，通过许多突触由丘脑的非特异投射系统传至大脑皮层。网状结构下行系统形成网状脊髓束，构成锥体外系重要组成。其中脑干网状结构下行易化系统，对肌紧张起易化作用，脑干网状结构下行抑制系统，对肌紧张起抑制作用。脑干网状结构还接受来自小脑、基底神经节、丘脑和大脑皮质传入纤维的汇集。因此，脑干网状结构是大脑高位中枢和脊髓低位中枢的中间联络枢纽。

(三)小脑和基底神经节在运动控制中的作用

1. 小脑在运动控制中的作用

小脑是重要的运动控制调节中枢，其本身不引发动作，但对动作起共济协调作用，可以调节对肌紧张、控制躯体姿势和平衡，协调感觉运动和参与运动学习过程。在学习精细运动过程中，大脑皮质和小脑之间不断进行环路联系，同时小脑不断接受感觉传入冲动信息，逐步纠正运动中的偏差，达到精细运动的协调。

2. 基底神经节在运动控制中的作用

基底神经节位于大脑皮质下，紧靠丘脑背外侧，是由尾状核、壳核、苍白球、丘脑底核、中脑黑质、核红核组成。它接收来自感觉运动皮质的信号，并将信号加工后传送到脑干网状结构，再下行到脊髓。它调节运动的主要皮质下结构，有调节运动功能的重要作用，它与随意运动的稳定性、对肌紧张的控制、运动程序和本体感觉传入冲动信息的处理有关。它为一切运动提供必要的“配合活动”。

(四)大脑皮质在运动控制中的作用

1. 皮质运动区的机能特征

(1) 有精细的运动机能定位，刺激大脑运动皮质相应的区域，可引起身体相应部位肌肉的收缩。运动区的定位分布从上到下大体相当于身体的倒影。

(2) 对躯体运动的调节呈现交叉支配，即同侧皮质运动区支配对侧肢体的运动功能。

(3) 皮质代表区的大小与运动的精细复杂程度有关，动作越精细复杂，该动作运动代表区的范围就越大。

(4) 皮质细胞的代偿能力很强，部分皮质运动神经元坏死后，其周围神经元甚至不同系统、不同部位的神经元可以代偿它的功能，这是脑功能重塑的基础。

(5) 刺激某运动代表区，仅产生该代表区所支配的肌肉收缩。如果刺激强度增强超过该肌肉的收缩阈值，延长刺激时间可引起邻近协同肌肉的收缩。

2. 锥体束的功能

它是由皮质运动区锥细胞发出的神经，经内囊处汇聚成束下行，止于脑干神经核运动神经元(皮质脑干束)和脊髓运动神经元及中间神经元(皮质脊髓束)，在锥体束下行过程中一部分交叉至对侧。锥体束的主要功能是调节脊髓前角运动神经元和中间神经元的兴奋性，易化或抑制由其他途径引起的活动，特别是在快速随意控制肌肉的精细运动中起基本作用。锥体束损害可造成随意运动功能丧失、肌肉张力低下、手的精细运动功能丧失。

3. 锥体外系

锥体外系是指除锥体束以外主管控制躯体运动功能的所有运动纤维通路。锥体外系起源于大脑皮质，下行终止于皮质下纹状体、小脑、丘脑、脑桥和网状结构等部位，由这些部位分别发出的红核脊髓束、顶盖脊髓束、前庭脊髓束和网状脊髓束下至脊髓，支配脊髓的运动神经元。锥体外系的特点是，不经过延髓锥体。作用不能直接迅速抵达下运动神经元，不能引起肌肉的随意收缩，只是影响运动的协调性、准确性。此外还通过影响肌肉张力来维持人体的正常姿势。锥体外系具有对大脑皮质呈反馈作用的环路联系。锥体外系在机能上参与调节肌肉紧张度，协调肌肉的联合活动以维持身体的姿势，进行节律动作等。锥体外系是在锥体束的管理下活动的，并支持锥体束的随意运动。只有在锥体外系使肌肉保持适宜的紧张度和协调的情况下，锥体束才能完成肌肉的精细活动。有些活动，开始时由锥体束发动起来，当活动成为习惯的自律性运动时，便处于锥体外系的管理之下。大脑皮层的运动冲动沿着上述两条通路下行，二者互相协调，完成有机体整体性的复杂随意运动。

4. 大脑皮层的整体性活动

随意运动是后天学会不是与生俱来的。是建立在暂时神经联系的机制之上的。大脑皮层的整体性活动不像先天生成的无条件反射那样，在刺激与反应之间有固定的联系。暂时联系的机制赋予随意运动以高度灵活性和可塑性。随意运动是一个由感受和效应系统组成的复杂机能系统，在皮层上并没有单一的定位。观察表明，即使像竖起一个手指这样简单的随意动作，中枢发生的冲动发放效应都遍及整个大脑，只是在有关细胞上特别集中而已。神经生理学和神经心理学的研究积累的资料说明，大脑皮层不同部位在随意运动的调节上各起着不同的作用。如前所述，皮层中央前回运动区，是直接发出传出运动冲动的区域。皮层额叶对于随意运动的组织有重要意义。皮层顶枕部（包括视觉、前庭、皮肤和动觉分析器中枢）是保证运动的空间组织的主导区域。大脑皮层整体性的整合功能把皮层各部位联系起来，对来自动觉传入系统以及其他感受系统的信息进行分析、综合，并通过多次的返回传导，最终实现随意运动。

5. 大脑对低位中枢的调节

大脑是神经系统的高位中枢，小脑、脑干、脊髓是大脑的低位中枢，正常情况下，低位中枢受高位中枢的控制，高位中枢通过消除抑制、抑制脊髓上抑制或兴奋脊髓上兴奋，使脊髓反射活动易化产生运动，以及抑制脊髓上兴奋或兴奋脊髓上抑制，减弱脊髓反射活动而使运动减弱来实现对低位中枢的调节，其中基底神经节和脑干核团在运动整合和调节中起到重要作用，而小脑神经核对外周活动信息进行处理、修饰、记忆、计算和整合运动信息。

（五）感觉传入信息在运动活动中的作用

人体在运动活动中会接受各种感觉信息，如本体感觉、关节位置觉、运动觉、前庭感觉、视觉、皮肤温痛觉等，各种形式的感觉信息传至高级中枢进行整合处理，对圆满地完成活动十分重要。个体在不同程度上都依靠不同的感觉传入信息完成相同的运动技能。多种感觉通路的传入，促进高级中枢的应答，学习、运动等一系列感觉的输入，进一步促进大脑学习、运动机能的开发。所以说感觉和运动是不可分割的整体。

总之，运动系统是在神经系统支配下的一个完整体系，神经系统各部位对运动进行逐级调控，脊髓低位中枢的牵张反射闭环环路是随意运动的基础。脑干和网状结构的易化、抑制中枢对脊髓反射进行调节。大脑高级中枢通过激活脑干、脊髓及锥体外系所传导的抑制和易化活动来调节较低级的活动，并通过锥体束直接控制低级中枢，最终达到统辖随意、协调、精细、稳定的肌肉运动，以完成人体各种复杂、高难度的功能活动。

五、中枢神经系统的可塑性

神经系统的结构、功能与先天基因和后天外界环境的作用密切相关。许多研究已经证实脑的形态和功能是在胎儿出生后不断发育完善，尤其是在神经系统损伤、部分神经元坏死而不能再生的情况下，受损的神经功能仍然能够恢复，这主要取决于神经系统功能的可塑性。神经系统的可塑性 (plasticity) 是指在神经系统结构和功能上有自身修改以适应环境变化的能力，包括后天的差异、损伤、环境及经验对神经系统的影响，神经系统的可塑性决定机体对内外环境刺激发生行为改变的反应能力。可塑性高，意味着神经细胞功能的易变性和神经系统损伤后更容易恢复功能。可塑过程或形式有多种，如儿童生长发育期间在运动能力和学习能力上获得的正常生理性可塑性。脑损伤功能障碍发生后通过药物、康复功能训练达到自身功能代偿的病理性可塑性。可塑性可以通过不同的途径实现。

（一）主要类型及其机制

1. 神经再生和发芽

(1) 神经再生。无论中枢或外周的神经再生，主要是指轴突的再生，有效再生应该是构筑、重建、代谢再现和功能修复的综合体现。完整有效的再生过程包括再生轴突的出芽、生长和延伸，与靶细胞重建轴突联系，实现神经再支配而使功能修复。再生的前提是必须有能行使功能的胞体存在。神经纤维的再生依赖于胶质细胞的参与，中枢和外周的胶质细胞和他们提供的微环境的不同，在很大程度上决定了再生的难易。在成熟的中枢神经系统中，神经元轴突再生能力差的原因主要是，轴突损伤后存活神经元的再生轴突必须穿过溃变的髓鞘和死亡细胞的残屑，以及由反应胶质细胞增生形成的瘢痕，这是很难逾越的屏障，所以达到靶细胞完成突触重建的可能性很小。

(2) 神经发芽。①再生性发芽，是指当通向神经元或靶组织的传入末梢损伤时由受损轴突的残端向靶延伸的芽。哺乳类动物中枢神经在发育期具有很强的发芽能力。如鼠内嗅皮层去除部分传入神经，余下传入神经终端发芽，取代 80% 失去的突触。②侧枝发芽，在一块肌肉中有一部分肌肉纤维的运动神经被切断，于是同一块肌肉中损伤附近的运动神经发出侧芽，生长到丧失支配的肌纤维上形成运动终板，使那些丧失功能的肌纤维重新恢复功能。研究发现，部分脑细胞死亡，存活细胞的丰富轴突可以代偿损失，丧失的轴突可由大量完好轴突侧枝发芽取代，有可能使邻近的失神经支配的组织重获支配。

神经再生包括发芽、新生，只有具备以下 4 个条件才具备功能联系：①回到原来失去神经支配的区域。②建立新的联系即芽变和其他神经元之间发生连接。③功能恢复与上述生物学恢复相一致。③再次切断组织后再次出现相关功能障碍。

2. 神经细胞再生和移植

最新的研究发现，灵长类动物出生后，神经细胞分裂能持续到成年，甚至到衰老期，不同皮质区域内仍存在相当程度的形成新神经元的能力。动物实验还证实将新的神经细胞移植到被损伤的脑部位，可以使缺损的神经网络得到恢复。这些变化虽在人体中未得到证实，但给人以启示。是今后脑可塑性研究中的重大课题。

3. 脑功能的代偿

中枢神经系统的可塑性还表现在各种功能在脑内具有多层次调控和表达区。人体在执行某一功能时，有大量的神经元同时激活，并有许多神经环路和中枢参与。如果执行这一活动的主要区域在某点或某部位损害时，这个活动的执行将转换到未受损的其他或邻近的神经元及神经通路上，使原有的功能活动得到恢复，实现脑功能的代偿。例如，猴子运动皮层部分切除后拇指功能重新恢复主要是损伤周围神经元功能的代偿。有报道 66 岁的脑梗死患者，死后尸检发现锥体束 97% 被破坏，但死者生前生活自理 (洗碗、打字、步行、爬山)，恢复全日工作，主要是患侧通过健侧代偿、双重支配实现功能。癫痫患者右半球切除后症状消失，感觉、运动功能未受影响，主要是依靠对侧半球的功能代偿。盲人视觉丧失，用触觉取代视觉系统，将视觉信号转换成相应的触觉刺激，使皮肤能感受、分析不同类型的视觉信号 (逼近、移开、深度等)，主要依靠的是不同系统产生的行为代偿。这种功能代偿的依据是，正常情况下有相当一部分脑细胞处于休眠状态，一旦高级中枢或通路受损时，在适当的条件下，同时通过运动训练，可有效调动这些细胞进入功能状态，平常闲置不用的神经通路可发挥代偿作用 (取代已被破坏的通路)，使原已丧失的神经运动功能重组。对于那些受损但未完全被破坏和一些功能丧失但结构完整的神经元，经过积极的治疗和康复处理，这些神经元的活性和功能完全可以恢复，使肢体运动功能再现。

4. 突触的可塑性

神经元受损后，突触在形态和功能上的改变称为突触的可塑性，具有可塑性潜力的突触多数为化学性突触。突触的可塑性表现为：①突触结合的可塑性，是指突触形态的改变及新的突触联系的形成和传递功能的建立，是一种持续时间较长的可塑性。②突触传递的可塑性，是指突触的反复活动引起突触传递效率的增加（易化）或降低（抑制）。这种活动依赖性的突触传递效率的增强和抑制可以发生在同一突触或不同突触之间，大致分为同突触增强（如长时程突触传递增强）或抑制、异突触敏感化或抑制、联合型突触增强等，强刺激和弱刺激分别通过两个输入通路传至同一神经元，强刺激的突触传入可以引起弱刺激的突触传入增强。这些突触的变化，使一般情况下不被动用的潜伏通路启用，形成新的神经通路。

5. 神经元的代偿性修复

神经元的修复是维持神经系统正常功能所必需的。研究发现，神经元受到缺血损伤后会导致神经元DNA断裂，损伤的DNA本身具有激发神经细胞的自身修复机制，往往诱发一些新基因的表达，以及激活DNA修复酶等。

（二）影响可塑性的因素

影响可塑性的因素很多，已发现和证实对神经功能恢复有重要影响的因素包括药物作用、环境效应、电磁场的作用和年龄的影响。临床资料证实，神经功能缺损的患者，采用康复运动疗法中的神经肌肉促进技术，加强对外周感觉的刺激和中枢反射的调控，是促进脑可塑性的重要手段，经过系统的康复治疗，能改善功能，提高生活能力。

第二节 偏瘫的康复训练治疗

偏瘫是指因脑血管意外、脑外伤、脑肿瘤等原因所导致的以半侧肢体运动功能障碍为主要表现的一种常见的疾病，同时可伴有失语、失认、情绪低落和视物不全等症状。

一、常见障碍

1. 运动障碍

运动障碍是指偏瘫一侧的上下肢不能活动，活动困难或活动不灵活。

2. 感觉障碍

感觉障碍常常表现为偏瘫肢体的疼痛、麻木。有些患者的疼痛和冷热知觉全部丧失，如热水袋烫伤了皮肤也毫无感觉。

3. 语言－言语障碍

有一部分偏瘫患者，尤其是右侧偏瘫患者（脑的左半球有病变），说话或交谈时常常发生以下某一种或几种情况：

(1) 患者说话不清楚，即所谓口齿不清。

(2) 患者说不出话，或像打电报那样断断续续地说出几个单字。

(3) 患者听不懂亲人说的话，称为感觉失语症。

(4) 患者有时既说不出话，又听不懂别人说的话。

(5) 患者写字困难或不能写字，甚至连自己的名字也不会写。

(6) 患者看着字不会读。医学上称为失读症，或称阅读障碍。

4. 认知障碍

认知是一个人认识和理解事物过程的总称，包括识别、记忆、思维、推理等。认知障碍常常表现为以下几个方面：

(1) 辨别不清当时是上午还是下午。时间定向障碍。

(2) 辨别不清当时所处的地点。地点定向障碍 。

(3) 不认识病前所熟悉的人。人物定向障碍。

(4) 反应冷漠、精力不集中。注意障碍。

(5) 对某一件事或某段经历不能回忆。记忆障碍。

5. 情绪障碍

患者可以表现为不言不语，也可以表现为吵闹不安，甚至哭叫不休，情绪很不稳定。

6. 能力下降

(1) 日常生活自理能力下降，甚至丧失，常常表现为吃饭喝水需人喂，洗脸刷牙需人帮助，自己不能洗澡、穿衣、穿鞋，大小便全靠别人帮助。

(2) 行走困难，有的患者需要别人扶着走或者两个人架着胳膊走，严重者则完全不能行走。

(3) 上下楼梯困难，一部分患者虽然能够行走，但上下楼梯困难或者根本不能上下楼梯。

(4) 不能使用日常简单的生活工具，如不能打电话、打伞、剪指甲等。

(5) 不能与人交流，由于行动、说话、交流、思维等多方面的障碍，不能从事原来的工作，严重者丧失全部工作能力。

7. 吞咽障碍

吞咽障碍的患者表现为流涎、喂食时食物常停留在口腔内、喝水呛咳。凡遇吞咽障碍患者，喝水时要将其头偏向肢体正常的一侧，将食物加工成糊状，这样可减轻吞咽困难。

8. 常见的病并发症

最常见的是肩关节半脱位、肩 - 手综合征、下肢深静脉血栓及泌尿系统感染等并发症。

(1) 肩关节半脱位多见于脑卒中早期，半数的患者可能发生，尤其在整个上肢处于软瘫期时。患者坐位或站立位时，由于重力的作用而使肩关节半脱位更加明显，在肩部可以触摸到一个凹陷。一旦发生肩关节半脱位，可采用以下治疗方法：①患者卧床时应采取正确的姿势。②护理师用指尖轻叩患侧肩膀周围的肌肉。③上肢负重训练。

(2) 肩 - 手综合征见于脑卒中后 1 ～ 3 个月。主要表现是：①瘫痪的手部肿痛，以手背肿胀并呈粉红色或淡紫色为常见，用手触摸之有温热感。②患侧手的关节屈伸困难。③后期则出现手部肌肉萎缩，手掌变平，手的运动功能永久丧失。肩 - 手综合征的发生与腕关节长时间屈曲受压，过度牵拉患手等有关。具体治疗措施：①保持良好的坐卧姿势，防止患手长时间下垂。②加强患侧上肢的被动和主动运动，以防关节挛缩。③对于肿胀的手指可采用压迫缠绕法，通常使用直径 1 ～ 2mm 的线绳由远端向近端缠绕手指，每个手指都缠绕一遍后，最后缠绕手掌。每天缠绕 1 ～ 2 次可获得明显的疗效。

9．康复训练的时间选择

偏瘫康复训练根据其病情演变的过程，一般可分为 3 个时期。

(1) 急性期

发病一周内，属于急性期。这个时期的病情一般不稳定，应以治疗为主、康复训练为辅。一旦病情稳定，就应该尽早开始康复训练。

(2) 恢复期

发病一周后至 6 个月都属于恢复期。在这个时期，病情基本稳定，存在的各种功能障碍有可能不断改善，是康复训练的最佳时期。

(3) 后遗症期

一部分脑卒中患者在发病 6 个月后，可能留有各种不同程度的后遗症，如手脚活动不便、谈话不清楚、日常生活不能自理等。

二、训练内容和方法

（一）训练正确的卧姿

适用对象为卧床的偏瘫患者，目的是防治并发症，促进运动功能恢复。包括患侧卧位、健侧卧位、仰卧位三种方法。

(1) 患侧卧位。患侧在下，头枕枕头；后背用枕头垫支撑；患侧上肢前伸，手心向上；患侧下肢伸展，膝关节微屈；健侧上肢自由位，下肢呈迈步位放置在枕头上。

(2) 健侧卧位。健侧在下，头枕枕头；患侧上肢用枕头垫起，抬高 100°；患侧下肢屈髋、屈膝，并用枕头垫起；健侧肢体自由位。

(3) 仰卧位。头枕枕头，患侧肩部和臀部用枕头支撑；头稍转向患侧，患侧上肢伸展，下肢稍屈曲；该体位尽量少用。

（二）翻身训练

适用对象为卧床时自己不能翻身或者翻身有一定困难的偏瘫患者，目的是：①提高患者在床上的活动能力。②训练躯干旋转，缓解痉挛。③改善患侧肢体的运动功能。④防治并发症。包括向患侧翻身、向健侧翻身训练两种方法。

(1) 向患侧翻身训练。患者仰卧，双手叉握，患手拇指压在健侧上；双上肢伸直，指向天花板，下肢屈曲；双上肢向患侧摆动，借助惯性带动身体翻向患侧；健侧下肢跨向前方，调整为患侧卧位。

(2) 向健侧翻身训练。患者仰卧，用健侧脚勾住患侧小腿；借助于惯性带动身体翻向健侧。

（三）卧床训练常用的训练方法

包括桥式运动、抱膝运动、双手叉握的自我运动。

1. 桥式运功

适用对象为偏瘫肢体有一定的活动能力者。目的是：①缓解躯干及下肢痉挛。②促进下肢正常运动。③训练腰部控制能力。④提高床上生活自理能力。具体方法是：患者仰卧、屈膝；将臀部从床上抬起，并保持骨盆呈水平位。训练者可给予如下帮助：一只手向下压住患者膝部，另一只手轻拍患者的臀部，帮助其抬臀、伸髋。

2. 抱膝运功

适用对象为偏瘫患者出现上肢屈肌痉挛、下肢伸肌痉挛时。目的是：①缓解下肢和躯干的伸肌痉挛。②促进骨盆运动。③缓解上肢的屈肌痉挛。具体方法是：患者仰卧，双腿屈膝；双手叉握；将头抬起，轻轻前后摆动，使下肢更加屈曲。训练者可帮助固定患手，以防滑脱。

3. 双手叉握的自我运动

适用对象为偏瘫上肢活动能力差的患者（卧位、站位均可以做）。目的是：①改善偏瘫上肢的感觉和知觉。②防止肩胛骨后缩，减轻上肢屈肌痉挛。③保护偏瘫侧的肩和手。具体方法是：两手叉握，患侧拇指位于最上方，并稍外展；双上肢充分前伸，尽可能抬起上肢，然后上举至头顶上方。

（四）活动四肢关节

适用对象为偏瘫患者自己不能活动肢体，或者由于肌肉痉挛而限制了肢体的活动。活动四肢目的是：①促进偏瘫肢体恢复。②防止肢体僵硬。具体方法是：帮助患者活动四肢关节，又称关节的被动运动训练。也可以由患者用健侧肢体带动患侧肢体的运动，称为自助被动运动。包括以下几点：

(1) 肩关节屈曲活动。训练者一手扶患肩，另一手握患腕；向前、向上抬起患侧上肢并且指向天花板，保持肘关节伸直。

(2) 肩关节外展活动。训练者一手扶患肩，另一手握患腕：使患侧上肢在水平面上向外移动，与躯干成直角即可。

(3) 肘关节伸展活动。患者仰卧，训练者一手握住上臂，另一手握住腕部；将肘关节屈曲位缓解地拉至伸展位。

(4) 前臂旋后活动，腕及手指伸展活动。患者仰卧，肘关节屈曲，前臂立于床面；训练者一手握住上臂，另一手握住腕部，握住腕部的手使前臂做内向外的旋转动作；训练者一手拇指将患者患侧拇指伸直，其余四指握在患侧拇指根部与腕部之间；另一手将患手其余四指伸直，双手同时向手背侧压。

(5) 髋关节屈曲活动。患者仰卧，训练者一手放在膝后部，另一手握住足跟并以前臂抵住脚掌，使足与小腿成 90° 角；上抬小腿，使髋关节及膝关节屈曲。

(6) 膝关节伸展活动。患者仰卧，训练者一手握住患侧膝关节，另一手握持足跟；两手用力，使患侧下肢向上活动，伸展髋关节；训练者一手固定健侧下肢，另一手将患肢缓缓放下。

(7) 髋关节外展活动。患者仰卧，下肢伸直；训练者一手握住膝部，另一手从踝关节内侧握持足跟；两手用力，水平向外活动下肢，髋关节外展。

(8) 踝关节背屈活动。患者仰卧，下肢伸直；训练者一手握持踝关节上方，另一手握紧足跟及跟腱并以前臂抵住脚掌；向上用力拉足跟，使踝关节背屈。

（五）偏瘫上肢的训练

适用对象为偏瘫侧上肢僵硬、运动不正常的患者。目的是：①减轻患侧上肢的僵硬。②提高运动控制能力。③维持和扩大关节活动范围。具体方法包括上肢负重训练、推滚筒训练、砂磨板训练、移动木柱训练、翻扑克牌训练五种。

(1) 上肢负重训练。患者取坐位，患手放在体侧，手指伸直并且分开撑于床（椅）面上，肘伸直（可用健手帮助）；将身体重心缓慢移至患侧。

(2) 推滚筒训练。患者坐在治疗台旁，双手叉握，前臂放在滚筒上；用健臂带动患臂来回推动滚筒。

(3) 砂磨板训练。患者坐在砂磨板台旁；两手分别握持磨具的柄，运动双侧上肢（肩关节屈曲，肘关节伸展）推拉磨具。

(4) 移动木柱训练。患者坐在桌旁，木柱及木柱板放在桌上；患者双手叉握，并握住木柱将其移到指定的位置。

(5) 翻扑克训练。患者坐在桌旁，桌上放一副扑克牌；用患手将扑克牌一张一张地翻过来。

（六）站立与行走训练

适用对象为偏瘫侧下肢有一定的运动功能但站起来和行走有困难或姿势异常者。目的是：①使患者能从座位站起来，增加下肢肌力，并能站稳。②改善平衡能力，纠正异常步态。③提高步行能力，尽可能达到正常行走。具体方法包括站起的训练、患侧下肢负重训练、训练患腿向前迈步、在侧方帮助患者行走、在后方帮助患者行走五种。

(1) 站起的训练。患者坐位，双足平放在地上，双手叉握并伸向面前的小桌上（双上肢尽量伸直）；训练者站在患侧，一手扶持患膝，另一手放在患者臀部；嘱患者上身前挺，抬臂站起。

(2) 患侧下肢负重训练。训练者双手扶住患者髋部，让患者尽量站直，并用患腿负重；健腿向前跨出半步或踏在前方的矮凳上。

(3) 训练患腿向前迈步。患者站立，并尽量站直，用健手扶栏杆；训练者在患侧后方，一手扶稳患者髋部，另一手帮助患脚先向后退一小步，再向前迈一小步。

(4) 在侧方帮助患者行走。训练者站在患侧，一手握住患手使其掌心向前；另一手放在患侧腋下；帮助患者缓慢行走，并纠正异常姿势。

(5) 在后方帮助患者行走。训练者站在患者身后，双手扶住患者髋部，并让其站直；在抬起健侧下肢时，协助患者用患侧下肢站稳，并将身体重心缓慢前移；在抬起患侧下肢时，协助患者将患侧髋部向前、向下转动。

(七) 运动训练中常见问题的处理

适用对象为出现肩关节疼痛、肩关节半脱位、患侧手肿胀、患足下垂等问题的患者。目的是使这类问题得到减轻或者治愈，从而有利于整体的康复训练。具体方法包括肩关节疼痛的处理、肩关节半脱位的处理和患侧手肿胀的处理、患足下垂、内翻的处理四种。

(1) 肩关节疼痛的处理。保护好肩关节，防止过多的牵拉和大幅的运动；肩关节的训练暂停 1 ～ 2 周，即使训练也不应过度；有条件时可以进行理疗 (如超短波等)；服止痛药，如双氯芬纳等。

(2) 肩关节半脱位的处理。训练者不要牵拉患手；坐位时可将患侧手放在面前的桌子或轮椅的扶手上；站立或行走时可使用肩吊带固定患侧上肢；可进行患侧上肢负重训练。

(3) 患侧手肿胀 (多见于肩 - 手综合征) 的处理。注意保护患侧肩关节；经常将患侧上肢抬高；手腕经常处于背伸位；尽可能不要在患侧手部静脉输液。

(4) 患足下垂、内翻的处理。经常在斜坡上站立训练；行走时穿靴形裸足矫形器；用绷带绑扎支持裸足。

(八) 日常生活自理技能训练

适用对象为偏瘫肢体功能有一定程度的恢复，而日常基本生活的动作尚不能全部完成者。目的是使患者较好地完成穿衣、上厕所、洗脸、刷牙、吃饭、喝水等日常基本生活动作，提高生活自理能力。具体方法包括穿脱衣物、上厕所、洗脸、洗澡、吃饭、做家务劳动六种。

(1) 穿脱衣物

①穿衬衫。患者取坐位；用健手将一侧衣袖穿进患侧上肢，拉至肩部；用健手将另一侧衣袖拉到健侧并穿进健侧上肢；整理衣服，系上扣子。

②脱衬衫。患者取坐位；先脱健侧衣袖，再用健手脱下患侧衣袖。

(2) 上厕所。厕所墙面要安装扶手；用健手抓住扶手；双腿靠近坐便器；以健腿支撑，调整位置，然后坐下。

(3) 洗脸。将毛巾套在水龙头上，或搭在患侧手臂上，用健手拧干毛巾；用健手拿拧干的毛巾擦脸。

(4) 洗澡。弯腰，健手扶浴盆边；健腿先迈进浴盆，站稳；患腿再迈进浴盆，坐下、洗澡。

(5) 吃饭。坐在桌旁，将患手放在桌面上；用健手使用饭勺或筷子进食。

(6) 做家务劳动。用健手操作；使用辅助器具，如切土豆时将土豆固定在带钉子的菜板上。

第三节　脑瘫的康复

脑瘫是指小儿出生前到出生后 1 个月内发育时期的非进行性脑损伤所致的综合征，主要表现为中枢性运动障碍及姿势异常，同时经常伴有智力、语言、视觉、听觉、摄食等多种障碍，是小儿时期最常见的一种伤残疾病。

一、早期表现

脑瘫的早期表现是指脑瘫儿童在出生后至 9 个月前所出现的异常情况。

(1) 新生儿期或 3 个月内婴儿易惊，啼哭不止或哭声微弱，睡眠困难。

(2) 喂养困难，表现为吃奶无力，拒乳或边吃边哭，吞咽咀嚼困难，进食出现呛咳，从而导致体重增长缓慢。

(3) 在听到噪声和体位改变时，易出现拥抱样惊吓并伴哭闹。

(4) 4 ～ 6 周龄的婴儿对外界刺激的反应差，表情淡漠，自发运动少或呈现不由自主的“鬼脸”样。

(5) 3 个月婴儿在被支撑腋下站立时，无双腿伸直站立的表示；俯卧位不能抬头。

(6) 4 ～ 5 个月时仍然竖头不稳，不能追视物体，仍表现为拇指内收，手握拳；不会伸手抓物品。生活 4 个月身体松软，不能使自己保持在某一体位；不会翻身，自发运动减少或运动异常，如过早地全身呈滚木样突然翻身；四肢僵硬，扶腋窝站立时可见双足尖着地；护理大小便困难（便后清洗、换尿布时大腿外展受限）等。

(7) 6 ～ 8 个月仍不会独自坐。

(8) 8 个月以后仍无爬行意识与动作。

二、脑瘫分类

按照运动障碍性质、肢体瘫痪部位两种方法对脑瘫进行分型。

1. 以运动障碍性质分型

(1) 痉挛型。这类患儿主要表现为运动时肌肉僵硬，主动或被动活动困难，并由此导致身体长期处于异常姿势，头颈控制发育延迟，伸腿坐位时，躯干前屈，不能充分伸展。痉挛型脑瘫儿童常常采取“W”样坐姿，前臂手掌向下，腕下垂，握拳，有时上臂呈后伸状态。步行时出现双下肢交叉样剪刀式步态。

(2) 手足徐动型。占脑瘫总人数的 20%。这类患儿的主要表现为肢体或面部出现难以控制的、多余的不自主运动。紧张或躁动时动作明显增多，安静时动作减少，入睡后动作消失。

乳儿期多表现为身体发软，头颈竖立延迟，抱起时身体呈向后伸张状。逐渐出现颜面、手、手指、足部等肢体末端的不由自主运动。在做主动运动时不自主运动明显增加，安静、睡眠时减少。保持一定的姿势困难。同时常常伴有发音困难，流口水、进食障碍等。

由于脑瘫儿童在运动或维持姿势时肌肉张力高低不定，常见异常的姿势突然出现或突然消失，身体难以保持静止，因此平衡能力受到很大影响。异常的肌肉张力常累及面部与发音器官，而出现言语不清、说话费力、语句不连贯等情况。腱反射一般无异常，原始反射中的侧弯反射持续存在，智力较少受到影响。

(3) 共济失调型。主要表现为肌肉张力偏低，上下肢动作不协调，距离辨别不准确。运动时可见身体有大幅度的摇摆。站立、步行的发育延迟。站立时以双下肢外展、足间距加宽来保持稳定。行走时身体摇摆不定，上肢在有意接近物体时可出现震颤。语句不连贯，无高低音调的区分。精细动作的准确性差。可见到眼球震颤、舌肌颤动等。智力一般不受影响。

(4) 弛缓型。两岁以下的脑瘫儿童表现出身体与头颈发软、无力，肌肉张力低下，仰卧时呈青蛙状，膝腱反射检查时可以引出或亢进。此型可以是其他类型的先期表现。

(5) 强直型。较少见，主要表现为主动、被动运动均困难，四肢、躯干伸直样僵硬。在运动时，躯干、四肢阻力增高，以铅管样强直为主。

(6) 震颤型。很少见，主要表现为四肢静止时有震颤。

(7) 混合型。表现为以上两种或两种以上各类型的特点，最常见的是痉挛型与手足徐动型同时存在。

2. 以瘫痪部位分型

(1) 四肢瘫。

(2) 双重性偏瘫。

(3) 双瘫。

(4) 三肢瘫。

(5) 截瘫。

(6) 偏瘫。

(7) 单瘫。

虽然脑瘫是以运动障碍为主的疾病，但是同时可以合并其他障碍，如生长发育落后，智力低下，癫痫，视、听觉障碍，牙齿发育不良，咀嚼、吞咽、唇闭合困难，言语障碍，情绪、行为异常等。长期的运动和姿势异常也可以引起继发性肌肉肌腱挛缩、关节畸形、关节脱位等。

三、训练内容和方法

（一）头部控制训练

抬头和头部控制是正常儿童运动发育过程中最先表现出来的技能。只有在头部控制良好的基础上，才能诱发出其他运动。具体如下。

1. 仰卧位训练方法

患儿仰卧，双下肢屈曲，头、躯干摆正。训练员双手握住患儿肘部，将其上肢伸直，手掌稍向下压，将患儿慢慢拉起至坐位，可促使患儿头部向前保持抬高。

2. 仰卧训练方法

(1) 患儿仰卧，用前臂和肘支撑身体。训练员在其头部前方，通过色彩鲜艳且能发出声音的玩具吸引患儿主动抬头或用手指叩击患儿颈后，刺激患儿抬头。同时对患儿说：“抬头、抬头。”

(2) 对因背部肌肉力量较弱而主动抬头有困难的患儿，可以以头高足低的形式俯卧在楔形垫或枕头上，使患儿双腿伸直，双手前伸。将玩具在患儿头部前方或上方，鼓励患儿抬头看玩具、并伸手抓玩具。

3. 坐位训练方法

将患儿双腿分开，坐在训练员屈曲的大腿上，进行面对面的游戏来诱发训练患儿抬头，以增强肩部的控制能力和背部肌肉的力量，同时纠正不对称的姿势。

（二）翻身训练

翻身训练具体有以下几种。

1. 由下肢带动翻身训练

(1) 患儿仰卧，训练员位于患儿双脚下方，用双手分别握住患儿的两踝，使其一侧下肢伸直，而将另一侧下肢屈曲，并将屈曲的下肢压向伸直的下肢，辅助其以双下肢带动骨盆与躯干旋转到对侧，同时说“翻身”。

(2) 患儿俯卧，双上肢伸向头的前方。训练员位于患儿双脚下方，用双手分别握住患儿的两踝，辅助其用双下肢带动身体转为仰卧位，并同时说“翻身”。

2. 由上肢带动翻身训练

患儿自然仰卧，训练员位于患儿头顶上方，双手分别握住患儿的一侧手腕和另一侧肩，使被握住手腕的上肢伸展后，向身体对侧做内收、内旋运动，辅助身体转为侧卧位或俯卧位。充分利用一侧上肢的运动过程，促使患儿头和身体及下肢自然翻转。

3. 主动诱发翻身训练

患儿仰卧，训练员用色彩鲜艳、带声响或发光的玩具在前面吸引患儿注意，然后将玩具移向患儿的一侧，鼓励其转头，向前方伸手抓去玩具。再将玩具逐渐抬高，吸引其转身至侧卧直至俯卧。反之可以诱发患儿自俯卧至仰卧的翻身。

（三）坐位训练

在获得较好的头部控制能力与躯干和盆骨控制能力的基础上，进行此项训练可提高患儿保持坐姿和坐位平衡的能力，使患儿在坐位时能完成进食、交流、学习等活动。具体如下。

1. 矫正异常坐姿训练

患儿取坐位，双下肢分开。康复师坐在患儿对面，用双腿轻压其双腿，使患儿双下肢伸展。同时，康复师双手握住患儿的双肘关节，促使其抬头，挺直背，保持良好的坐姿。

2. 椅坐位训练

患儿坐在高的靠背椅上，双腿用布垫分开，双腿平踩在踏板上。胸前摆放一高度适宜的小桌，桌上放一些玩具，使患儿双手可在桌上自由玩耍。此训练适用于年龄在 1 岁以内或重度手足徐动的脑瘫儿。

3. 骑坐位训练

患儿取坐位，双下肢分开，骑坐在长条凳或训练滚筒上。两脚踩在地面上放平。伸出双手，轻扶凳面、挺直背，保持坐位。此训练适用于下肢肌肉痉挛内收的脑瘫儿。

4. 坐位平衡训练

患儿坐在无靠背的凳子上，双腿稍分开，脚踩在地面上，坐稳。令患儿上举物体，身体向左右旋转。

（四）爬行训练

爬行训练是儿童早期移动的方式，也是日后行走的基础动作之一。通过爬行可提高四肢与躯干的控制、协调能力。

1. 辅助髋部爬行训练

(1) 患儿用双手和双腿支撑身体。康复师抬起患儿的髋部，并在其前方用玩具引诱，帮助其练习爬行。

(2) 用手膝位姿势控制较好的情况下，令患儿抬起一侧上肢变为三肢支撑，上下肢交替训练。然后进行同时抬起一侧上肢和另一侧上肢的两点支撑，并交替练习。

2. 辅助膝部爬行训练

患儿用手和双膝支撑身体，双上肢伸直。康复师用双手压起其膝后部，帮助练习爬行。

3. 辅助踝部爬行训练

康复师位于患儿后方，双手握住其脚踝，令患儿先伸出一只手向前方支撑，然后辅助移动对侧下肢。左右下肢交替进行训练。

（五）站立训练

可延长小儿站立时间，提高站立平衡能力，促使髋关节发育，为行走做好准备。

1. 器具辅助站立训练

用带子将患儿腰部适当固定。用垫子分开患儿的双腿，与肩同宽，双脚平放，保持站立位。在患儿胸前放置高度适宜的桌子，使其用双手在桌上玩玩具，训练下肢的负重能力。

2. 站立稳定训练

患儿站立、双手扶在桌子上，双脚放平。康复师位于其后方，双手扶住患儿盆骨两侧，并可向右推动，促使其自己保持稳定。

3. 平行杠内站立训练

患儿站在平行杠内，双手分别握住双杠，保持站立。

4. 由坐位站起训练

患儿坐在椅子上，双足着地放平。康复师位于其前方，双手握住患儿的膝关节。让患儿躯干向前倾，逐渐由坐位站起来。

（六）步行训练

1. 平行杠内步行训练

(1) 患儿站在平行杠内，双手分别握住双杠。康复师位于其身后，用双手扶住患儿一侧膝关节和踝关节。令患儿将另一侧下肢屈膝、抬起，然后按照从足跟到脚掌的顺序着地前行。

(2) 患儿站在平行杠内，双手分别握住双杠。康复师位于其身后，身体紧贴患儿，同时用自己的腿推动患儿双腿前行。

2. 步行器辅助训练

足下垂的患儿应在佩戴小腿矫形器后，用双手扶住步行器练习行走。康复师在其身后保护，以免发生危险。

（七）上下台阶训练

此训练可提高患儿行走能力和运动协调能力，对患儿适应家庭、学校和社会生活具有重要的实用意义。

(1) 跨步训练。患儿在平行杠内练习跨过高低不同的木块，提高行走能力。

(2) 辅助上下台阶训练。上台阶时，康复师由后方用双手分别扶住患儿的髋部和肩，帮助其练习。在训练中逐渐减少帮助，直至患儿能够独立上台阶。下台阶时，康复师再自前方扶住患儿的髋和膝，辅助训练。

(3) 引导上下台阶训练。训练员在患儿的前方，用拉环引导其上下台阶。

(4) 独立上下台阶训练。躯干控制较好且上下肢活动较自如的患儿，可单手扶阶梯扶手上下台阶。训练员在患儿上台阶时需站在其身后，在患儿下台阶时则站在其前方进行保护。

第四节　截瘫的康复训练

截瘫是指脊髓横断性损害造成的两侧损害平面以下神经功能丧失(包括感觉、运动、植物神经、二便控制等)所致的综合征。主要由外伤性脊髓损伤引起，也见于脊髓血管病、脊髓手术后等情况。

一、康复的时机及主要方法

脊髓损伤患者急性期经过手术或药物治疗，虽然病情趋于稳定，但多数仍然会存在各种功能障碍，需要进行康复治疗。

1. 截瘫患者康复治疗的时机

截瘫患者的康复治疗应该尽早开始。脊髓损伤后，不论是否手术治疗，只要病情允许，无其他合并损伤，康复治疗即应早期开始。由于瘫痪患者的功能障碍往往持续时间长，即使应用多种药物或手术治疗也不能全部解决，所以，只要患者的功能障碍还存在，就需要坚持持久的康复治疗和训练。

2. 截瘫患者康复治疗的主要方法

常用的康复方法分为以下几类：

(1) 心理治疗。脊髓损伤后，多数患者会出现各种不同程度的心理障碍，可以表现为痛苦、暴躁、愤怒、悲观等情绪变化。

(2) 临床康复。根据病情的需要，应用药物和护理手段，预防和减轻各种并发症，促进各种功能的恢复。

(3) 物理治疗。物理治疗包括运动治疗和理疗。运动疗法可以改善关节活动范围、增强残存肌力、提高体位变换和转移动作的能力、改善平衡和协调能力。水疗、光疗及生物反馈等理疗方法可以起到镇痛、解痉的作用或促进运动功能的改善。

(4) 作业治疗。作业治疗主要包括日常生活动作(如穿衣、进食、大小便、洗脸、刮胡子等)，职业性努力动作(如计算机使用)、工艺劳动动作(如毛衣编织)。通过作业治疗使患者能够逐步适应个人生活、家庭生活、社会生活和劳动的需要。

(5) 文体治疗。文体治疗是利用文娱和体育的手段(如打乒乓球、轮椅篮球)进行全身综合训练及轮椅的使用训练(包括技巧和耐力训练)，并可以为将来参加社会生活进行适应性训练。

(6) 中医传统康复。中医传统康复包括中药内服和外用、按摩、针灸、中药离子导入等方法，均可促进功能的恢复。

(7) 康复工程。可以根据患者的实际需要，配置一些实用的矫形器以帮助患者站立和步行，以补偿其功能的不足。

(8) 营养治疗。制订合理食谱、合理营养，既能适应康复训练的营养需求，又可增加身体的抗病能力，从而减少继发感染或压疮的发生。

截瘫的康复目标是要减少或减轻障碍。具体讲就是要通过综合康复治疗，降低残疾程度或防止残疾程度的加重，提高日常生活自理能力和就业能力，使患者重新回到家庭和社会当中。

二、常见障碍及防治

1. 运动障碍的防治

脊髓受损部位不同，其运动障碍表现也不一样，可能是四肢瘫痪，也可能是双下肢瘫痪。损伤早期，瘫痪肢体常呈松软状态，也称为弛缓性瘫痪。随着时间的延长，瘫痪的肢体日益变得僵硬，肌张力增高；严重者还会经常痉挛，也称为痉挛性截瘫。

防治方法：①防止或减轻肢体痉挛的功能训练。②药物治疗：痉挛较重者可以口服抗痉挛药物 (应在医师指导下使用)，如巴氯芬 (又称力奥来素、郝智等)，每片 10mg。开始时，每次服半片 5mg，每日 2 次；如果痉挛仍不能控制，以后每隔一周，一日增加半片，最多可以增加到每日 80 ～ 100mg。

2. 感觉障碍的防治

(1) 感觉丧失或减退。脊髓损伤所涉及肢体的疼痛及冷热感觉往往完全丧失或减退，由于感觉丧失，患者很容易被烫伤。在给患者用热水洗脚或用热水袋取暖时，应该注意水温不要过高、浸泡时间不要过长；要将热水袋用毛巾包好；以防止烫伤。

(2) 疼痛。截瘫患者的瘫痪肢体常常发生疼痛，即截瘫性神经痛，疼痛性质可以表现不一。疼痛部位多位于脊髓损伤平面以下，疼痛可呈持续性，也可呈间断发作性。天气变化，尤其是阴雨天最容易使疼痛加重，泌尿系统感染或体温升高也可使疼痛加重。有些患者表现为疼痛严重而且难忍，甚至导致患者自杀，应引起注意。当疼痛明显而影响睡眠时可以服用止痛剂 (应在医师指导下使用)，如双氯芬酸片，每片 25mg，每次服 1 ～ 2 片；也可以用针灸治疗。

3. 大小便障碍的防治

(1) 排便障碍

防治方法：①养成正规的饮食、饮水习惯，多摄入蔬菜或水果等纤维成分多的食物；②定时按摩腹部，每日在一定时间试行排便，尽可能让患者自己在厕所里进行排便训练；③排便前，用开塞露 1 ～ 2 支，经肛门快速挤入直肠内，也可以服麻仁润肠丸、复方芦荟胶囊或用番泻叶泡水喝等。

(2) 排尿障碍

及时开展膀胱排尿训练。训练的方法是用手指轻轻叩击下腹部、大腿根部以促进排尿。

4. 常见并发症的治疗

(1) 骨质疏松。截瘫患者容易发生骨质疏松，常会出现腰部疼痛，且容易发生骨折。

防治方法：①防止强度过大的运动，以免发生骨折；②调节饮食结构，多食用含钙食物如海产品等；③多晒太阳，有条件者也可以用人工紫外线照射；④在保证安全的前提下经常站立，每日站立不少于 2h；⑤药物治疗，常用的药物有乳酸钙、葡萄糖酸钙、活性钙、降钙素、维生素 D 等。应在医师指导下使用药物。

(2) 压疮，是指由于局部长期受压而导致受压部位的皮肤及皮下组织坏死和破溃，多发生于头后枕部、肩胛部、两髋部、骶尾部、足跟及内外踝部。

(3) 咳嗽无力。高颈段损伤患者的呼吸和咳嗽力量减弱，痰常常不易咳出，容易引起肺部感染。防治方法：①经常翻身，轻叩背部，由下而上，每次 2 ～ 3 分钟；②能坐的患者，鼓励其多坐，并帮助活动双上肢以带动胸部运动；③鼓励患者做咳嗽动作，咳嗽的力量不足时，在患者咳时同步加压患者下胸部两侧。具体方法是：以两手掌覆盖在患者整个前胸部，随其呼气时加压，这样反复压迫，且使用较强的手法，就能促进使气管内的分泌物咳出。

(4) 下肢静脉血栓形成截瘫患者多长期卧床，如果出现一侧大腿肿胀、增粗，肿胀大腿的皮肤温度可能增高，这极可能是下肢深部静脉内有血栓形成，造成血液回流困难。

常用的预防方法是：①每日定时进行下肢的被动活动训练；②减少平卧时间，睡眠时用薄枕将下肢垫高；③在医师的指导下可以口服肠溶阿司匹林 40 ～ 80mg(1 ～ 2 片)，每日 1 次，以减少血栓形成的机会。

三、训练内容和方法

(一) 翻身训练

对脊髓完全性损伤的肢体瘫痪而上肢有功能的患者适用。目的是：①防止身体局部受压时间过长而造成压疮；②防治肺部感染；③提高患者在床上的活动能力。具体方法是：患者仰卧，双手肢上举 (如果需要，应穿固定背心) 双上肢向左右甩摆数次，利用惯性向一侧翻身。

(二) 坐起训练

适用对象同翻身训练。目的是：①提高日常独立的生活能力，在坐位下完成进食、穿脱衣物及学习等活动：②为进一步训练打好基础。具体方法是：患者仰卧，一手拉住绑在床栏上的绳子，另一手撑床双手用力，抬起上半身，支撑身体坐起。

(三) 坐位平衡训练

适用对象同翻身训练。目的同坐起训练。具体方法是：患者坐位，双腿伸直；双手缓缓向上抬起，然后放下，反复进行抬放活动，并逐渐延长抬起的时间。

(四) 支撑减压和移动训练

对颈 7 到胸 2 椎体完全损伤、上肢功能正常或基本正常的患者适用。目的是：①增加两上肢的支撑力；②减少体重对身体局部的压迫，以免发生压疮；③提高在床上移动身体的能力。具体方法是：

(1) 支撑训练。患者取床上坐位，双腿伸直，双手扶支撑器；双手用力，将身体撑起，使臀部抬离床面。

(2) 减压训练。患者坐在轮椅上，拽住轮椅，双手扶轮椅扶手；双手用力支撑，使臀部抬离轮椅并保持几秒钟；每隔半小时做一次。

(3) 向前方移动训练。患者坐于床上，双腿伸直，双手放在身后支撑床面；双手用力支撑臀部抬离床面并向前移动。

(4) 向侧方移动训练。患者坐于床上，双腿伸直，双手在身体两侧支撑床面；双手用力支撑，臀部抬离床面并向一侧移动。

(五) 转移训练

对上肢有一定功能或功能正常的截瘫痪者适用。目的是：①完成床与轮椅之间的转移，为使用轮椅创造条件；②提高独立生活的能力。具体方法是：

(1) 辅助转移训练 (由轮椅转移到床上)。训练者面对患者，双膝抵住患者双膝；患者一手扶住训练者肩部，另一手自然下垂；训练者双手扶患者臀部，用力将患者托起，帮助患者缓慢转移到床上。

(2) 向前方转移训练 (由轮椅转移到床上)。轮椅正对床边，拽住轮椅；患者将双腿放到床上；患者双手扶轮椅扶手，用力支撑，将臀部从轮椅前方移到床上。

(3) 向侧方转移训练。轮椅斜对床，成 45° 角，闸住轮椅；患者一手撑床，另一手撑轮椅外侧扶手，使臀部离开轮椅而转移到床上。

(六) 站立训练

对上肢有功能的截瘫患者适用。如果患者站立起来头晕、血压下降，很可能是体位变化造成的低血压，此时不能进行站立训练。目的是：①改善患者的心肺功能；②预防骨质疏松，预防泌尿系统感染；③改善患者的心情；④为步行训练打好基础。具体方法是：

1. 站起训练

训练者面对患者，双腿分开站立，双手扶在患者腋下，并用力向上托举；患者下肢佩戴矫形器，身体前倾，用力支撑双拐站起。

2. 平行杠内站立训练

患者下肢佩戴矫形器，双手握持平行杠 (在家庭中可以用栏杆等其他牢固的固定物代替) 站立；训练者一手扶住患者髋部，另一手扶住患者胸部；患者挺胸站立，站立时间逐渐延长，每次站立 20 ～ 30min。

(七) 增加肌力和关节活动范围的训练

对上肢功能基本正常的截瘫患者适用。目的是：①增加上肢肌力以满足驱动轮椅、支撑身体等动作的需要；②防止关节挛缩 (关节僵硬而难以活动) 及四肢肌肉萎缩。具体方法如下：

(1) 上肢肌力增强训练。两手上举哑铃，可反复进行；也可以用沙袋、拉力器等器具训练。

(2) 髋膝关节屈伸训练。患者仰卧，双手扶一侧膝关节；双手用力，使腿尽量屈曲贴近胸腹部，两腿交替训练。

(3) 髋膝关节转动训练。患者坐位，将一腿弯曲，脚放在另一侧腿上，两腿交替训练。

(4) 下肢肌肉牵拉训练。患者坐位，双腿分开，一手按压膝盖以防弯曲；另一手握足底的前部，并用力牵拉。

第五节　高血压病的康复

高血压病是指由于动脉血管硬化以及血管运动中枢调节异常所造成的动脉血压持续性增高的一种疾病，又称为原发性高血压。继发于其他疾病的血压升高不包括在内。本章主要论述原发性高血压病的康复治疗。

一、概述

1. 高血压标准

目前多采用美国高血压预防检测、评估与治疗高血压全国联合委员会的标准。本文的血压全部采用毫米汞柱 (mmHg) 表达 1mmHg=0.133 kPa。

2. 主要病理和病理生理

病理基础是血管紧张度升高和血管硬化，使外周血管阻力增高，导致血压增高。交感神经系统的过度兴奋状态和血管肾上腺素能受体的高敏状态是主要病理生理基础。长期高血压可以导致心脏肥大、眼底动脉硬化和视力障碍、肾动脉硬化和肾功能障碍、脑动脉硬化、高血脂、高血糖、肥胖、冠心病，甚至心肌梗死和脑血管意外。

3. 康复治疗策略

高血压病总的治疗策略是长期与持续。因为高血压在一定范围内可以无症状，但其所造成的脏器损害可以潜在地发展，所以切忌到出现症状时才治疗，症状一旦缓解之后便停止治疗的策略。凡舒张压持续高于 100mmHg 者均应进行药物治疗。但舒张压在 90 ～ 95mmHg 约占高血压的 40%，可以先试用非药物治疗，并注意血压监测。如果疗效良好，则可不用药物治疗，但在疗效不理想时应逐步增加药物治疗。药物治疗不宜轻易撤除，除非经过严格的血压监测，证明非药物治疗可以有效地控制血压。单纯收缩期高血压的患病率随年龄而上升，其危险性与舒张期高血压者相同，治疗有明显效益。

4. 康复治疗目标

康复治疗的目标是协助降低血压，减少药物用量及靶器官损害，提高体力活动能力和生活质量。康复治疗是高血压病治疗的必要部分组成。对于轻症患者可以单纯用康复治疗使血压得到控制。

二、康复问题

高血压病的临床治疗疗效一般很好，但是也有一定的康复问题，这是发展高血压病康复治疗的基础。

(1) 身体活动能力下降。高血压病患者由于活动时过分忧虑，往往限制活动，导致心肺失健和骨骼肌失健，使运动耐力下降。这一问题不能用药物治疗解决。

(2) 心血管疾病发作危险性增大。高血压病是脑血管意外、心肌梗死、肾功能障碍等严重并发症的常见诱因或病理基础。这些并发症往往导致严重残疾。从康复一级预防的角度应该控制高血压。缺乏运动是这些并发症的共性问题。

(3) 长期药物治疗的困难。尽管高血压病一般都可以用药物有效地控制，但脉压差很小的舒张期高血压，药物治疗疗效不佳；药物长期使用难免有不良反应，也有经济压力；同时单纯药物治疗不能主动纠正由于缺乏运动导致的身体失健。

三、适应证与禁忌证

1. 适应证

临界性高血压，Ⅰ～Ⅱ期高血压病以及部分病情稳定的Ⅲ期高血压患者。对于目前血压属于正常偏高者，也有助于预防高血压的发生，达到一级预防的目的。运动锻炼对于以舒张期血压增高为主的患者作用更为显著。

2. 禁忌证

任何临床情况不稳均应属于禁忌证，包括急进性高血压，重症高血压或高血压危象，病情不稳定的Ⅲ期高血压病，合并其他严重并发症，如严重心律失常、心动过速、脑血管痉挛、心衰、不稳定型心绞痛、出现明显降压药的不良反应而未能控制、运动中血压过度增高 ($>$ 220/110 mmHg)。

继发性高血压应针对其原发病因治疗，一般不作为康复治疗的对象。

四、康复治疗机制

(1) 调整植物神经系统功能。有氧训练可降低交感神经系统兴奋性，气功及放松性训练可提高迷走神经系统张力，缓解小动脉痉挛。运动后血压下降的患者，运动停止60分钟后，其腓神经的交感神经传导速度仍然明显降低。

(2) 降低外周阻力。运动训练时活动肌血管扩张，毛细血管的密度或数量增加，血液循环和代谢改善，总外周阻力降低，从而有利于降低血压，特别是舒张压。药物治疗对于单纯舒张期高血压的作用不佳，而运动则有良好的作用。

(3) 降低血容量。运动锻炼可以提高尿钠的排泄，相对降低血容量，从而降低过高的血压。

(4) 调整内分泌紊乱。运动训练可以调整自主神经功能和内分泌的异常，降低胰岛素抵抗，帮助调整血压。

(5) 血管运动中枢适应性改变。运动中的血压增高可作用于大脑皮质和皮质下血管运动中枢，重新调定机体的血压水平，使运动后血压能够平衡在较低水平。

(6) 纠正高血压危险因素。运动与放松性训练均有助于改善患者的情绪，从而有利于减轻心血管应激水平。运动训练和饮食控制结合，可以有效地降低血液低密度脂蛋白胆固醇的含量，增加高密度脂蛋白胆固醇的含量，从而有利于血管硬化过程的控制。

五、康复治疗方法

高血压病的康复治疗主要强调非药物治疗，其主要内容包括：规律的运动训练、放松训练、医疗体操、行为治疗和高血压危险因素控制。高血压病的社区康复近年来得到重视。

(一) 运动训练

运动训练强调采用中小强度、较长时间、大肌群的动力性运动 (中低强度有氧训练)，以及各类放松性活动，包括气功、太极拳、放松疗法等。轻症患者可以运动治疗为主，Ⅱ期以上的患者则应在降压药物的基础上进行运动治疗。适当的运动治疗可以减少药物用量，降低药物副作用，稳定血压。运动强度过大则相反，所以不提倡高强度运动。

1. 有氧训练

常用方式为步行、踏车、游泳、慢节奏的交谊舞等。强度 50% ～ 70% 最大心率或 40% ～ 60% 最大吸氧量，主观用力记分 11 ～ 13。停止活动后心率应在 3 ～ 5 分钟恢复正常。步行速度一般不超过 50 ～ 80m/ 分钟，每次锻炼 30 ～ 40 分钟， 其间可穿插休息或医疗体操，或太极拳等中国传统运动。50 岁以上者运动心率一般不超过 120 次 / 分钟。活动强度越大，越要注重准备活动和结束活动。训练效应的产生需要至少 1 周，达到较显著降压效应需要 4 ～ 6 周。

2. 循环抗阻运动

中小强度的抗阻运动可产生良好的降压作用，而并不引起血压的过分升高。一般采用循环抗阻训练。

3. 太极拳

太极拳动作柔和，姿势放松，意念集中，强调动作的均衡和协调，有利于高血压患者放松和降压。一般可选择简化太极拳，或者选择个别动作 (如云手、野马分鬃等) 练习。不宜过分强调高难度和高强度。

4. 注意事项

①锻炼要持之以恒，如果停止锻炼，训练效果可以在 2 周内完全消失。②高血压合并冠心病时活动强度应偏小。③不要轻易撤除药物治疗，运动往往是高血压病治疗的辅助方法，特别是Ⅱ期以上的患者。④不排斥药物治疗，但在运动时应该考虑药物对血管反应的影响。

(二)气功及放松训练

1. 气功

气功包括动功和静功两大类，主要通过调心(意念集中)、调身(姿势或动作)、调息(呼吸)来改善全身功能。动功和静功应用于高血压病的治疗均已见报道。较多采用的放松功法，如松静功、站桩等。练功时强调排除杂念、松静自然、呼吸匀称、意守丹田(脐下)或涌泉(脚心)。每次 30 分钟左右，每天 1 ～ 4 次。注意衣着要舒适，练功前解除大小便。

2. 拳操

常用的有降压舒心操、太极拳和其他民族形式的拳操。要求锻炼时动作柔和、舒展、有节律、注意力集中、肌肉放松、思绪宁静。动作与呼吸相结合。头低位时不宜低于心脏水平位置。

3. 生物反馈

常用的生物反馈包括： 心率反馈、皮肤电位反馈以及血压反馈。即将患者的心率、血压以及自主神经功能状态通过声、光、颜色或数字的方式反馈给患者，促使患者能理解和控制自己的血压反应。

4. 其他

放松性按摩或穴位按摩、音乐疗法等。

(三)纠正危险因素

1. 改善行为方式

主要是纠正过分激动的性格，逐步学会适当的应激处理技术和心态。防止过分的情绪激动。吸烟可以增加血管紧张度，增高血压，因此戒烟也是行为纠正的内容。运动训练和心理应激治疗均可以显著提高患者承受外界应激的能力，从而提高患者的社会适应能力和生活质量。

2. 降低体重

主要通过降低热量摄入和增加活动消耗来实现。

3. 限制酒精摄入

每天酒精摄入量应该＜ 20 ～ 30mL。

4. 减少钠盐摄入

降低饮食钠盐可以使收缩压降低 5 ～ 10mmHg。建议饮食中钠的含量每天＜ 100mmol

或 2.3g，或氯化钠摄入少于 6g。

5. 维持电解质平衡

高钾饮食有助于防止高血压发生，钾不足可以诱发高血压，并导致心室异位节律。钾缺乏时最好通过食物补充，进食困难时可以用口服钾的方式补充或采用保钾利尿剂。饮食中的钙与血压呈负相关。低钙可增加高钠摄入对血压的影响。

6. 减少胆固醇和饱和脂肪酸摄取

每日胆固醇摄入应＞ 300mg，脂肪占总热量的 30% 以下，饱和脂肪酸占总热量的 10% 以下。运动与饮食结合组在血脂和血压改善方面作用最强。

7. 防止升压药物

口服避孕药和激素替代疗法所采用的雌激素和孕酮均可能升高血压，因此对高血压患者应该防止使用。

8. 改善胰岛素抵抗

高胰岛素血症和胰岛素抵抗可以从多途径影响高血压：胰岛素具有肾脏储钠作用，同时增加儿茶酚胺释放，增强血管壁对缩血管物质的敏感性，降低血管对舒血管物质的敏感性。此外，胰岛素还增加组织生长因子的生成，从而增加细胞钠和钙的含量。规律的运动、减肥和高纤维素饮食可以治疗胰岛素抵抗。降糖药、减肥药和某些抗高血压药对降压和胰岛素抵抗有协同作用。

（四）社区康复

高血压患者的治疗应特别注意长期坚持，因此社区层次的锻炼作用有十分重要的意义。一项 4881 人社区锻炼的研究发现训练后吸烟明显减少 (17.8%)，高血压明显降低 (31.5%)。运动与饮食或放松治疗结合最受欢迎 (83.8%)。82% 的参与者卫生习惯明显改善，37.3% 增加了健康营养，52% 参加放松治疗，86.2% 愿意在业余时间规律地运动，提示运动是健康促进中最好的治疗。

第六节 周围神经损伤的康复

周围神经损伤是临床常见损伤之一，可导致严重的运动、感觉和自主神经功能障碍。本章阐述了周围神经损伤的原因、分类、预后、常见康复问题、康复分期和适应证、康复治疗原理、特殊评定方法及康复治疗方案。

一、概述

周围神经损伤是指周围神经干或其分支受到外界直接或间接力量作用而发生的损伤。周围神经多为混合神经，包括运动神经、感觉神经和自主神经。损伤后的典型表现为运动障碍、感觉障碍和自主神经功能障碍。

（一）损伤原因

1. 挤压伤

其损伤程度与挤压力的大小、速度和神经受压范围等因素有关。轻者可导致神经失用；重者可压断神经。根据挤压因素不同，分为外源性与内源性两种。前者是体外挤压因素致伤，如腋掌过高，压伤腋神经；头枕在手臂上睡觉，压伤桡神经和尺神经；下肢石膏固定过紧，压伤腓总神经等。后者是体内组织压伤，如肱骨骨折的骨痂压迫邻近的桡神经等。

2. 牵拉伤

轻者可拉断神经干内的神经束和血管，使神经干内出血，最后瘢痕化。重者可完全撕断神经干或从神经根部撕脱，治疗比较困难。多见于臂丛神经，常由交通和工伤事故引起。肩关节脱位、锁骨骨折，以及分娩，均可伤及臂丛神经。另外肱骨外上髁骨折引起的肘外翻，可使尺神经常年受反复牵拉，引起迟发性尺神经麻痹。

3. 切割伤

神经可单独或与周围组织如肌腱、血管等同时被切断。常见于腕部和骨折部位，损伤范围比较局限，手术治疗预后较好。

4. 注射伤

如臀部注射，伤及坐骨神经，腓总神经、上肢注射，伤及桡神经等。

5. 手术误伤

多见于神经鞘瘤剥离术及骨折内固定术等。

（二）损伤分类

1. 神经失用

由于挫伤或压迫使神经的传导功能暂时丧失称为神经失用。此时神经纤维无明显的解剖和形态改变，连续性保持完整，远端神经纤维无华勒变性。表现为肌肉瘫痪，但无萎缩；痛觉迟钝，但不消失；通常无自主神经功能丧失。刺激损伤区近端，远端肌肉无反应；但刺激损伤区远端，则肌肉仍有正常收缩。电刺激反应类似正常。无须手术治疗，病因祛除，短期 (3 月内) 即可痊愈。

2. 轴突断裂

神经轴突断裂，失去连续性，但神经髓鞘及内膜的连续性没有破坏，称为轴突断裂。有髓和无髓纤维均可受累，损伤远端发生华勒变性。表现为肌肉瘫痪，肌肉萎缩，感觉丧失，自主神经功能亦有不同程度的丧失。电检查出现变性反应。因施万细胞 (Schwann’s cell) 基层和内膜保持完整，神经轴突可在原有的未被破坏的结缔组织管内高度精确地再生，故损伤后肢体功能大多可以完全恢复，适于保守治疗。痊愈时间取决于特定的神经和损伤的部位，因神经再生速度一般是 1 ～ 8mm/d，故损伤恢复较慢，约需数月甚至超过 1 年。

3. 神经断裂

神经纤维(包括轴突、髓鞘及内膜)完全断裂，称为神经断裂。损伤远端发生华勒变性，表现同上。有三种情况：一是神经束膜完整，有自行恢复的可能性，但由于神经内膜瘢痕化，恢复常不完全；二是神经束遭到严重破坏或断裂，但神经干通过神经外膜组织保持连续，很少能自行恢复，需手术修复；三是整个神经干完全断裂，必须手术修复，切除因局部出血而形成的瘢痕组织。如不及时手术吻合，其远端神经纤维即发生华勒变性。

(三)病理变化

无论是周围运动、感觉和自主神经元，都包含神经细胞体及其突起(树突和轴突)两部分。神经纤维通常指神经细胞轴突及其鞘状被膜，轴突位于神经纤维中央，多数神经纤维由髓鞘围绕，髓鞘由环绕轴突的施万细胞产生，髓鞘在轴突周围融合成一层绝缘的鞘膜；在无髓纤维，几个轴突可以裹入一个施万细胞，但没有环绕。

周围神经干是由许多平行的神经纤维束结合而成，外包一层较为疏松的结缔组织膜，称为神经外膜。各神经纤维束外又被一层较致密的结缔组织膜包裹，称为神经束膜。神经纤维束内含许多根神经纤维，每根神经纤维的髓鞘之外，由结缔组织细纤维网所构成的膜包裹，称为神经内膜，对神经纤维再生起着重要作用。

1. 原发性变化

(1) 神经细胞体变化。周围神经损伤48h内，由于逆向作用可产生细胞体的变化，包括尼氏小体分解，染色体溶解等。15～20天后，分解达高峰。一小部分细胞在分解过程中死亡，其余大部分修复，一般至80天后可恢复其原来的状态。损伤区愈接近细胞体，则细胞体分解死亡愈多，细胞体死亡后，神经纤维则无法再生，因此，受到不同程度损伤的不同神经，其受伤部位愈接近脊髓，则其恢复希望愈微。

(2) 神经纤维变化。神经损伤后，迅速发生形态学改变，损伤区远端的神经纤维24～48h后即发生变性，3天后完全丧失传导功能，轴突自然分解，细胞浆逐渐消失，最后变成空管。髓鞘分裂，呈脂肪变性，最后消失。神经膜细胞(施万细胞)也同时发生核分裂。上述变化称为华勒变性或神经纤维脂肪变性。此变化在经纤维切断后3周内完成。因此，在3周末进行电诊断检查，将得到确定的阳性结果。损伤区近端也发生变性，但变化只局限在断端附近短距离内(约2mm处)。大约6天后，即有多数细小的神经原纤维自该处增生。远侧断端能分泌释放一种媒介物质(扩散因子)，引导近端再生神经纤维定向生长。在适宜情况下，其中一部分即沿施万细胞长入神经膜管中。再生轴芽越过损伤区或缝合区，约需4周。传导功能恢复需等到新生纤维到达其支配的器官，再经过一个生长成熟期(完成神经纤维的髓鞘化)才会完成，约需4周。

如果两断端相距较远，或被其他组织隔开，新生的神经轴突在近侧断端无规律地长入瘢痕中，形成外伤性神经纤维瘤，远侧断端形成较小的纤维瘤，其中不含神经纤维。这时神经无法自行恢复功能，必须手术切除两端的神经纤维瘤及纤维瘤，缝合两断端，方能逐渐愈合。

在神经再生过程中，近端的运动神经与感觉神经轴突必须分别长入远端的运动和感觉施万鞘管内，不能错长，否则无法恢复功能。

(3) 运动终板变化。神经损伤后3个月内无明显变化，3个月后渐呈不规则形状，以后逐渐消失。一般在伤3年运动终板消失，此时即使神经再生，也无法再支配肌肉。

(4) 肌肉变化。神经损伤后，受其支配的肌肉发生萎缩，细胞间纤维组织增生，肌肉瘫痪，最终完全丧失活动能力。

(5) 感觉神经末梢变化。神经纤维损伤后，感觉末梢如感觉小体亦萎缩。若萎缩严重，将影响功能恢复。如神经在3年内未能恢复，则肌纤维和感觉末梢最后被纤维组织所代替，功能将难以恢复。

2. 继发性变化

(1) 软组织变化。腱鞘增厚和纤维粘连，特别是关节周围，导致关节活动范围减小；关节周围肌肉的瘫痪和(或)无力导致关节不稳；水肿和失用导致关节囊和韧带无力，使关节产生过度活动；过度活动使关节退变；过度活动和不稳，使关节更易脱位，损伤关节表面，破坏关节完整性。负重关节的异常生物力学与拮抗肌的反向牵拉，导致关节畸形。

(2) 骨的变化。与无神经损伤制动时骨的变化相似，变化程度和发生率与失用的关系更直接。成年人骨结构的变化包括骨皮质和骨小梁厚度减小，脱钙，多孔和骨髓腔直径增大，导致骨强度过度减小，骨折发生率增加，特别是负重骨。此变化在神经移植术和松解术后部分可逆。儿童生长骨在神经损伤后有一个增生期，骨早熟，生长停止，导致骨长度、直径和骨突大小明显减小，造成成年后上下肢长度差异。

二、康复问题

周围神经损伤时常伴有多种组织损伤，如骨折、血管损害、肌肉撕裂、软组织肿胀、内脏器官损害、脑外伤和(或)感染等。其肢体功能障碍主要表现为肌肉瘫痪、萎缩、感觉麻木或丧失，关节挛缩和畸形等。部分性神经根损伤及瘢痕卡压时可有顽固性疼痛。

1. 并发症

(1) 肿胀。周围神经损伤后肢体肿胀的原因往往是：伤及血管周围的交感神经，血管张力丧失；肌肉瘫痪，肌肉对内部及附近血管的交替挤压与放松停止，“肌肉泵”的作用消失，静脉与淋巴回流受阻；广泛瘢痕形成挛缩，压迫静脉血管及淋巴管等。其后果是加重关节挛缩和组织粘连。

(2) 挛缩。周围神经损伤后由于肿胀、疼痛、不良肢位、受累肌与拮抗肌之间失去平衡等因素的影响，常易出现肌肉、肌腱挛缩。其结果是影响运动，助长畸形发展。

(3) 继发性外伤。周围神经损伤后患者常有受损神经分布区感觉障碍和受损神经所支配的肌肉运动功能障碍，无疼痛保护机制，无力躲避外界刺激，其结果是造成新的创伤，且难以愈合。

2. 运动障碍

表现为受损神经所支配的肌肉主动运动消失，呈弛缓性瘫痪，肌张力降低或消失，肌肉萎缩，关节挛缩和畸形。

3. 感觉障碍

感觉障碍因神经损伤的部位和程度不同而表现不同，如局部麻木、刺痛、灼痛、感觉过敏、感觉减退、感觉消失或实体感消失等。

4. 反射性交感性营养不良

反射性交感性营养不良是一个牵涉交感神经系统功能障碍的综合征，常伴发于周围神经损伤，特别是神经撕裂伤。包括：疼痛、水肿、僵直、骨质疏松、皮肤营养变化、血管舒缩和出汗功能改变。患者常有情感不稳，痛阈低，恐惧，敌意，依赖个性，歇斯底里等。

5. 心理问题

主要表现有急躁、焦虑、忧郁、躁狂等。担心神经损伤后不能恢复，承受不了长期就诊的医疗费用。常影响其与他人的正常交往，严重时可产生家庭和工作等方面的问题。

6. 日常生活

活动能力、职业能力和社会生活能力下降。

三、康复分期与适应证

1. Ⅰ 期 (伤后 0 ～ 3 周)

康复目的：消炎，消肿，镇痛，促进损伤愈合，保护修复后的神经。可行理疗，功能未固定，可利用支具来限制关节活动，以防突然牵伸而引起神经缝合口离断。注意：神经修复术后 3 周，运动疗法禁忌。

2. Ⅱ期 (伤后 3 ～ 6 周)

康复目的：预防粘连，挛缩和继发畸形，提高神经的抗张力，改善感觉功能。可逐渐减少关节制动，开始关节活动，增加关节活动范围。进行感觉再训练，教育患者保护患肢。注意：伤肢仍然疼痛，或仍有开放性伤口，肿胀和过敏，则要先探明原因，进行脱敏，药物或手术治疗，再行感觉再训练。

3. Ⅲ期 (6 周以后)

康复目标：矫正畸形，增加关节活动范围，肌力，手的灵敏性和协调性，恢复手的功能，提高生活质量。继续增加活动范围和增加肌力训练，系统地进行感觉再训练及功能性训练。

四、康复治疗基础

(一) 治疗原理

1. 消炎、消肿、镇痛、促进损伤愈合

早期应用超短波、微波、红外线、紫外线等，可改善局部血液循环，增加细胞膜通透性，减轻局部缺血、缺氧，减轻酸中毒程度，加强致病介质和有害的病理或代谢产物的排出，减轻组织间、神经纤维间的水肿和张力，改善营养和代谢。

2. 软化瘢痕，松解粘连

可用中频电、超声波、蜡疗等软化瘢痕，松解粘连。按摩可降低皮肤、皮下组织粘连及瘢痕和神经瘤形成的机会，以防神经再生受阻。压力治疗有助于抑制瘢痕增生。

3. 促进神经纤维再生

(1) 中枢冲动传递训练法。是指导患者反复地通过主观努力，试图引起相应瘫痪肌群的主动收缩，即使相应的大脑皮质运动区及脊髓前角细胞兴奋，发放离心冲动，沿神经轴索传递至神经再生部位。此法有利于活跃神经的营养再生机制，促进周围神经纤维再生。

(2) 电刺激。改善局部血液循环，使神经膜细胞和成纤维细胞活力增加，促进胶原的形成与定向，使损伤神经缝合区以下或导管内再生轴突数量增加，特别是运动神经轴突的数目增加，轴突再生速度加快，并与肌肉建立相应的联系，神经传导速度加快。

4. 防止肌萎缩，锻炼肌肉

(1) 电刺激。指用电流刺激神经或肌肉运动点以使神经发放冲动或使肌肉产生收缩，以增加局部血液循环，防止肌肉萎缩。常用方法有：感应电疗法、断续直流电疗法、电兴奋疗法、间动电疗法、干扰电疗法、调制中频电疗法等。

(2) 肌电反馈训练法。是 3 级以下肌力训练的有效方法。用电极板将受累肌肉发出的弱小肌电信息引出，加以放大、加工，转变成声或光信号，以声、光信号的强弱改变显示给患者，借以诱导患者更有效地进行肌肉主动收缩或放松练习。

(3) 肌电触发电刺激法。用电极板将受累肌肉发出的弱小肌电信号引出，放大增强后转变为二路电信号，一路以声或光的强弱方式反馈给患者，另一路则同时启动一组脉冲电流，对同一块肌肉进行电刺激，把肌电反馈训练与电刺激同步叠加结合，可以兼有二者的作用。此法使中枢到肌肉的离心性冲动释放与肌肉收缩时本体感觉的向心性冲动相联系，反复强化，有利于恢复和改善神经对肌肉的控制。

5. 保持或恢复关节活动度

周围神经损伤后，正常拮抗肌过度牵拉已麻痹和萎缩的肌肉，引起神经再生出现时肌肉功能无效，或引起拮抗肌和一些活动不受对抗的关节挛缩，如正中神经麻痹时，第一指蹼间隙挛缩；尺神经麻痹时，固定爪形手；桡神经麻痹时，腕关节屈曲挛缩。故应早期使用矫形器将关节固定于功能位，维持肢体良好的肌肉平衡，在可能引起畸形期间应坚持使用。尽早进行被动或主动运动。如果已产生关节挛缩或畸形，则应采取主动、被动运动和关节功能牵引，矫形器亦可起到矫正挛缩畸形的作用。注意矫形器重量宜轻，尺寸要合适，防止压迫感觉丧失部位。

6. 促进感觉功能的恢复

(1) 感觉再训练。是患者在神经修复后，通过注意、生物反馈、综合训练和回忆，提高感觉功能的训练。这种训练不是感觉的恢复，而是大脑对感觉的再学习，再认识过程。

通过感觉再训练程序，可使大脑重新理解这些改变的信号。此方法强调康复要配合神经再生的时间。当触觉在手指的近节恢复时，即可开始感觉再训练程序。更确切地说，当移动轻触感恢复后，或 30Hz 震动感恢复时，即可开始感觉再训练。但对于上肢近端神经损伤来说，等候期可能太长。故亦有建议提早进行感觉再训练，可在伤后 3 周开始。

(2) 脱敏治疗。末梢神经损伤后再生神经往往会出现超敏反应，或近端神经损伤康复过程中，皮肤感觉区过渡性过敏反应，伤口瘢痕亦常有过敏情况，但不一定有神经损伤。脱敏治疗是一种进行性的训练步骤使神经瘤上的皮肤及神经瘤重新适应机械刺激。

（二）特殊的功能评定

1. Tinal 征

Tinal 征即神经干叩击试验，是检查神经再生的一种简单方法。当神经轴突再生，尚未形成髓鞘之前，对外界的叩击可出现疼痛、放射痛和过电感等过敏现象。沿修复的神经干叩击，到达神经轴突再生前缘时，患者即有上述感觉。定期重复此项检查，可了解神经再生的进度。

2. 电生理学评定

对判断周围神经损伤的部位、范围、性质、程度和预后等均有重要价值。在周围神经损伤后康复治疗的同时，定期进行电生理学评定，还可监测损伤神经的再生与功能恢复的情况。

(1) 直流感应电检查法。通常在神经受损后 15 ～ 20 天即可获得阳性结果。观察指标有：兴奋阈值、收缩形态和极性反应等。

可比肉眼或手法检查早 1 ～ 2 个月发现肌肉重新获得神经支配。①正常情况下，肌肉在松弛时，是静息状态，无波形出现。轻收缩时呈现单个及多个运动单位电位。肌肉最大收缩时，多个运动单位电位密集，互相干扰，呈干扰相。②周围神经完全损伤早期，其所支配肌肉可完全无电位活动。2 ～ 4 周后，可出现失神经的纤颤电位和正向电位，试图做肌肉收缩时，亦无运动单位电位出现。③神经再生后，失神经的纤颤电位和正向电位逐渐消失，恢复新生电位，少数单个运动单位电位最后恢复运动相以至干扰相。若神经长期未获再生，随着肌纤维被纤维组织所代替，失神经的纤颤电位和正向电位亦消失。④如果运动单位电位数量渐增，说明神经再生过程在继续；如果数量不增，则提示预后不佳，应考虑手术干预。

(4) 神经传导速度的测定。利用肌电图测定神经在单位时间内传导神经冲动的距离。以此可以判断神经损伤的部位，神经再生及恢复的情况。应用价值比肌电图大。正常情况下，四肢周围神经的传导速度一般为 40 ～ 70m/s。神经部分受损时，传导速度减慢。神经完全断裂时，神经传导速度为 0。

(5) 体感诱发电位 (SEP) 检查。是刺激从周围神经上行至脊髓、脑干和大脑皮质感觉区时在头皮记录的电位，具有灵敏度高、定量估计病变、定位测定传导通路、重复性好的优点。

五、康复治疗

康复治疗的目的是防治并发症，预防与解除肌肉肌腱挛缩、关节僵硬，防止肌肉萎缩，增强肌力，恢复运动与感觉功能，最终恢复患者的生活和工作能力。

(一) 防治并发症

(1) 肿胀。可采用抬高患肢，弹力绷带压迫，被固定的肢体静力性收缩，对患肢进行轻柔的向心性按摩，被动运动和理疗如热敷、温水浴、蜡浴、红外线、电光浴、超短波、短波、微波、脉管仪等来改善局部血液循环和营养状况，促进组织水肿和积液的吸收。

(2) 挛缩。除采用预防水肿的方法外，还可用三角巾、夹板、石膏托、支具等，将受累肢体及关节保持在功能位。被动牵伸挛缩肌肉和肌腱，要求动作缓慢、轻柔，范围逐渐增大。按摩受累肢体。理疗：温热疗法、超声波疗法、音频电疗法、直流电碘离子导入或透明质酸酶导入疗法、水疗及水中运动。

(3) 继发性外伤。对患者进行安全教育，教育患者不要用无感觉的部位去接触危险的物品；对无感觉的手足，应注意保持清洁，戴手套保护，每天检查皮肤，在皮肤干燥和愈合能力降低时采取补偿治疗，每天浸泡和油类涂擦以使皮肤恢复湿润；慎用热疗，防止烫伤；慎用支具，防止压疮。理疗创面，可用超短波、微波、红外线、紫外线、激光等。当某一部位发生炎症时，要考虑到该部位有可能每天活动过度。如果组织整个发生损伤，应使受累部位得以休息，以促进组织康复，防止进一步损伤。

(二) 防止肌萎缩，增强肌力，促进运动功能的恢复

(1) 肌力 0 ～ 1 级。强度 - 时间曲线检查为完全失神经支配曲线，肌电图检查尚无动作电位或只有极少的动作电位时，采用电刺激、按摩、被动运动、中枢冲动传递训练、肌电反馈训练、肌电反馈电刺激、助力运动等方法，以防止或减缓失神经肌肉的萎缩。

(2) 肌力 1 ～ 2 级。采用肌电反馈训练、肌电反馈电刺激、助力运动、主动运动、水中运动 (借助于水的浮力) 和器械运动等。

(3) 肌力 3 ～ 4 级。采用主动运动 (多轴向)，抗阻运动如渐进抗阻肌力训练、等速肌力训练，水中运动 (借助于水的阻力) 和器械运动等，同时进行速度、耐力、灵敏度、协调性与平衡性的训练。

(三) 促进感觉功能恢复

1. 脱敏疗法

感觉过敏者，可采用脱敏疗法。脱敏的第一步是指导患者如何保护过敏的伤处，进而对皮肤或瘢痕处给予适量的刺激，逐渐使患者能够适应和接受该刺激。采用的方法包括震动、按摩、渐进压力、叩击、浸入疗法，或使用冰水，由软而硬，选用不同质地不同材料的物品如棉球、棉布、毛巾、毛刷、豆子、米粒、沙子等刺激敏感区，刺激量逐

渐加大，使之产生适应性和耐受力，或使用经皮神经电刺激疗法超声波疗法等。

2. 感觉再训练

(1) 早期训练。当还未能分辨 30Hz 震动之前，可以进行。①触觉定位。使用软胶棒 (如铅笔的橡皮头) 压于掌上，或来回移动，嘱患者注意压点，以视觉协助判断压点位置，然后闭眼感受压点的触感。如此反复练习。②触觉的灵敏。感觉减退或消失、实体感缺失者，往往很难完全恢复原来的感觉，需要采用感觉重建训练法进行训练，即训练大脑对新刺激重新认识。可让肢体触摸或抓捏各种不同大小、形状和质地的物品来进行反复训练。刺激强度逐渐从强到弱，来增加分辨能力。训练可分为三个阶段进行：第一阶段，让患者睁眼看着治疗师用物品分别刺激其健侧和患侧肢体的皮肤，要求患者努力去体验和对照。第二阶段，让患者先睁眼看着治疗师用物品刺激其患侧肢体的皮肤，然后闭眼，治疗师继续在同一部位以同样物品去刺激，要求患者努力去比较和体会。或让患者先闭眼，治疗师用物品刺激其患侧肢体的皮肤，然后再睁眼看着治疗师继续重复刚才同样的刺激，要求患者努力去回忆和比较。第三阶段，让患者闭上眼睛，治疗师用物品同时刺激其健侧和患侧肢体的皮肤，要求患者去比较和体会。上述三个阶段的训练可依次进行，也可一天当中一起重复训练。

(2) 后期训练。当触觉已能分辨 30Hz 震动，以及 256Hz 的震动时，可以进行后期训练。①形状辨别。循序渐进地训练患者分辨不同大小和不同形状的物品，达到较细密的感觉恢复。②日常物品辨别。

(四) 保持或恢复关节活动度

周围神经损伤后，应尽早进行被动或主动运动、防止关节周围的纤维组织挛缩，必要时配以支具支持，如果已产生关节挛缩或畸形，则应采取主动、被动运动和关节功能牵引。

(五) 改善作业活动能力

在运动神经细胞修复的过程中，适当的治疗性作业不仅能增强肌力和耐力，同时能改善患肢的血运和增加关节的活动范围，掌握实用性动作技巧。应根据患者的年龄、性别、文化程度、职业、神经损伤和功能障碍的部位、程度，治疗的目标和个人爱好等，选择适宜的作业活动。

上肢常用的作业活动有：木工 (拉锯、刨削、砂磨、锤打)、绕线、编织、刺绣、泥塑、修配仪器、分拣、组装、结绳、掷包、套圈、拧螺丝、插板、夹子、打字、书法、绘画、弹琴、珠算、下棋等。下肢常用的作业活动有：踏自行车、缝纫机、落地式织布机、万能木工机等。进行 ADL 训练，必要时可配置辅助器具。

(六) 促进心理功能恢复

周围神经损伤的患者，往往伴有心理问题，可采用医学宣教、心理咨询、集体治疗、患者示范等方式来消除或减轻患者的心理障碍，发挥其主观能动性，积极地配合康复治疗。也可通过作业治疗来改善患者的心理状态。

（七）注意事项

在等待肌肉功能恢复期间不要使用代偿性运动训练。只有当肌肉功能恢复无望时才能发展代偿功能，但一定要注意不能导致肢体畸形。伴有感觉障碍时要注意防止皮肤损害。任何情况下都禁止做过伸运动。如果挛缩的肌肉和短缩的韧带有固定关节的作用，则应保持原状。训练应适度，不可因过分疲劳而加重损伤。

六、常见周围神经损伤术后的康复

康复治疗主要是手术前后的治疗。如为术前保守治疗，则按前述治疗方法进行康复治疗。如为后期择期手术，则应进行必要的术前功能锻炼及理疗，尽量恢复关节活动度，恢复失用性萎缩的肌肉，为手术及术后恢复创造较好的条件。术后可按照不同的手术内容，进行有侧重的康复治疗。

1. 神经减压松解术后

术后应按照可自行恢复的神经损伤的康复治疗原则，及早开始康复治疗。为防止松解后的神经再次粘连，术后 48h 即应开始缓慢温和的主动和被动运动，继以短波、超短波、干扰电疗等，改善手术区血液循环，加强手术渗出物的吸收，减少瘢痕形成；并应用超声波、音频、直流电碘离子导入等软化可能形成的新瘢痕组织。术后创口基本愈合后，应继续进行恢复肌力及关节活动度的锻炼。

2. 神经缝接术后

神经缝接术后一般需做局部肢体外固定 4 ～ 6 周。受累肌肉的电刺激在肢体固定期间即应开始，必要时在石膏或夹板内安置电极，对瘫痪肌肉进行电刺激。每天以中等以上收缩强度进行未受损或部分瘫痪的肌肉动力性或静力性主动收缩练习，保持固定区域以外肢体关节的大幅主动或被动运动，维持其活动度。神经愈合，外固定去除后，做恢复被固定关节的活动度练习。此时应适当控制关节活动增大的速度，防止过度牵拉缝合的神经；同时进行理疗，帮助软化瘢痕组织。

3. 神经移位术后

神经移位术后，存在与神经缝合术后相同的问题，需要类似的康复治疗。但术后神经恢复功能时，因为被移位神经与被修复神经各自的皮质运动中枢活动模式不同，必然出现不协调的运动。需进行重建运动协调的训练。在训练中，可用助力运动作为引导，也可用肌电反馈和肌电反馈电刺激作为辅助，反复进行功能性活动，逐渐建立运动的协调性。

4. 肌腱移位术后

术前应强化被移位肌腱肌肉的力量训练。术后康复应注意两个常见问题：一是防治术后粘连，康复原则同神经松解减压术后；二是术后存在与神经移位术后类似的不协调运动，需要进行类似的重建运动协调的训练。

第七节　脑血管疾病的康复

脑血管疾病又称脑卒中，俗称中风，是常见病、多发病，死亡率、致残率和复发率均高。脑卒中存活者中约有70%～80%留有不同程度的功能障碍。若病后处理不当可导致废用综合征和误用综合征。脑卒中康复的目标是恢复或重建功能、发挥残余功能、防治并发症、减少后遗症、调适心理、学习使用移动工具和辅助器具，为回归家庭社会做准备，提高生活质量。

（一）心理指导

(1) 首先应向家属与患者交代清楚，康复不等同于出院指导，不是病后吃好、穿好、休息好的代名词。为最大限度地发挥患者的残存功能，康复工作应贯穿始终。

(2) 进行康复训练，特别是行走训练时，患者不可过于自信，在无人陪护或看护的情况下不要自行起立或移动身体，以免发生跌倒等意外。

(3) 有语言障碍的患者，为提高患者训练积极性，减少干扰，便于患者集中注意力，训练过程中禁止外人参与，护士与家属强化训练时应遵循康复医师的要求，督促为主，当患者语言训练达到康复医师的要求后仍有训练欲望时，可按其要求扩展训练内容。

(4) 当患者训练中出现情绪烦躁，不肯训练时，应及时征求患者及家属意见。如缺乏自信或害羞心理，来自家庭或社会的压力等。

(5) 康复训练应定期进行评估，以了解患者康复进展情况，及时修改训练计划，告诉患者不要因某些重复检查而烦躁，应尽力配合。

（二）体位摆放

将易发生挛缩的肌肉及软组织保持伸长位，以预防肌肉缩短和僵硬，应每天对患侧肢体各关节做全范围的被动活动，以改善肢体的血液循环，并预防关节僵硬和挛缩。

（三）被动运动

患者病情平稳后，除了注意良肢位的摆放，无论是神志清楚还是昏迷患者都应早期开展被动运动。

(1) 肩关节屈、伸、外展、旋内、旋外等，以患者能耐受为度，昏迷患者最大可达功能位，不能用力过大，幅度由小到大，共2～3min为宜，防肩关节脱位。

(2) 肘关节屈伸、内旋、外旋等，用力适宜，频率不可过快，共2～3min。

(3) 腕关节背屈、背伸、环绕等。各方位活动3～4次，不可过分用力，以免骨折。

(4) 手指各关节的屈伸活动、拇指外展、环绕及与其余4指的对指，每次活动时间为

5min 左右。

(5) 髋关节外展位、内收位、内收旋位，以患者能耐受为度，昏迷患者外展 15° ～ 30°，内收、内旋、外旋均为 5° 左右，不可用力过猛，速度适中，共活动 2 ～ 3min，各方位活动 2 ～ 3 次为宜。

(6) 膝关节屈、伸位、旋内、旋外等，共活动 2 ～ 3min。

(7) 踝关节跖屈、跖伸、环绕位等，共活动 3min，不可用力过大，防止扭伤。

(8) 趾关节各趾的屈、伸及环绕活动，共 4 ～ 5min。

被动运动每日可进行 2 ～ 3 次，并按摩足心 (涌泉穴)、手心 (劳宫穴)、合谷穴、曲池穴等，帮助患者按摩全身肌肉，防止肌肉萎缩及关节挛缩。

(四) 主动运动

当患者神志清楚，生命体征平稳后，即应开展主动训练关键性活动，患者应穿适合训练的衣服，包括合适的鞋。治疗时应包括练习坐、站位的主动控制及主动移动。练习作业应在坐、站 (尤其是在上肢长度以外够物)、站起和坐下、行走和操练时进行。

(1) 翻向健侧并从床的一侧坐起对建立独立性很关键。

(2) 增加肌力训练能恢复更多的机体运动单位，增加运动单位放电的频率，增加运动单位的同步性，特定的下肢肌力训练要与练习行走一起进行，并且注意日常生活动作的训练：击球、编织毛线、捡豆子等。

(3) 行走训练由患肢负重，在等速训练仪进行抗阻练习，以及在吊带支持下在跑台上行走。

(4) 吊带支持 (减重) 跑台上行走是一种有效的步态训练方法。患者开始时每次在跑台上行走 15min，5 天后增加到 30min。经过 25 次的跑台训练，耐力、行走速度、步频、跨距均增加。跑台为患者提供练习全部行走周期的机会。

(5) 矫形器和辅助器具的使用，许多类型的器具对帮助脑卒中患者改善自理水平有帮助。如日常生活中用以帮助吃饭、洗澡、穿衣、修饰、行走的器具和轮椅。

(五) 语言训练

(1) 口腔操：教会患者噘嘴、鼓腮、龇牙、叩齿、弹舌等，每个动作做 5 ～ 10 次。

(2) 舌运动：张大嘴，做舌的外伸后缩运动，将舌尖尽量伸出口外，舔上下嘴唇、左右口角，并做舌绕口唇的环绕运动、舌舔上腭的运动。每项运动重复 5 次，每天 2 ～ 3 次。

(3) 教患者学习发 (pa、ta、ka)，先单个连贯重复，当患者能准确发音后，3 个音连在一起重复 (pa、ta、ka)，每日重复训练多次，直到患者训练好。

(4) 呼吸训练：当患者存在呼吸不均匀现象时，应先训练患者呼吸：双手摸患者两胸肋部，嘱患者吸气，吸气末嘱患者稍停，双手向下轻压，嘱患者均匀呼气，如此反复。亦可教患者先用口吸气，再用鼻呼气，以利调整呼吸气流，改善语言功能。

(5) 利用图片、字卡、实物等强化患者记忆，早期还可利用抄写、自发书写、默写等方法加强患者的语言记忆功能，要求患者多读，大声地读，以刺激记忆。

(六) 吞咽障碍训练指导

(1) 饮食以清淡、少渣、软食为主，面包、馒头可裹汁食用。饮水反呛明显时，应尽量减少饮水，以汤、汁代替。

(2) 进食时抬高床头 30° ～ 45°。

(3) 进食前可先用冰水含漱或冰棉棒刺激咽喉部，以利食物和水的通过。

(七) 中国传统医学的应用

针灸按摩对患者功能恢复有很好作用。

(八) 对照顾者的训练

教会照顾者保证患者的安全，保证营养和水的供应及一些基本的训练技术如：床上运动、转移，卫生和穿衣等及家庭训练项目。

第八节　脑卒中的康复

一、康复住院标准

经急性期临床药物治疗和 (或) 手术治疗 (一般约 2 ～ 4 周)，生命体征相对稳定，但有持续性神经功能障碍，或出现影响功能活动的并发症，影响生活自理和回归家庭、社会，并符合下列条件：

(1) 神经学症状不再恶化。

(2) 不出现需手术处理的病情变化。

(3) 无其他重要脏器的严重功能障碍。

(4) CT 等影像学检查未见病情变化。

二、临床检查

(一) 一般检查

(1) 三大常规检查。

(2) 常规血液生化检查，尿细菌检查。

(3) 心电图检查、腹部 B 超检查。

(4) 胸片及相关部位 X 线检查。

(5) 梅毒血清学、艾滋病 HIV 病毒抗体、肝炎标志物测定。

(6) 神经电生理检查 (含运动诱发电位) 检查。

(7) 心、肺功能检查。

(二) 选择性检查

1. 脑脊液检查

适应证：疑有颅内感染，颅内高 / 低压或脑脊液循环功能障碍等情况。需要了解脑脊液理化性质，观察颅内压力变化时。

2. TCD 检查

适应证：需要了解颅内血管闭塞、畸形、硬化、动脉瘤、血液变化等情况及颅内压增高的探测等。

3. 脑电图、脑地形图检查

适应证：

(1) 需要明确癫痫诊断时。

(2) 需协助其他颅内占位和颅内感染诊断时。

(3) 出现意识障碍时。

(4) 需协助鉴别器质性精神障碍或功能性精神障碍时。

4. 头颅 CT 和 MRI 检查

适应证：

(1) 入院时需进一步明确诊断。

(2) 病情发生变化，有加剧或再次出血、梗死等迹象时。

(3) 合并有脑积水、肿瘤、感染等迹象时。

(4) 其他情况需要 CT 和 MRI 检查才能明确诊断时。

5. 诱发电位检查

适应证：需鉴别诊断及判断预后时。

6. 心脏彩超、颈部彩超检查

适应证：脑卒中疑为心血管疾病引发时。

7. 心、肺功能检查

适应证：疑有心、肺功能减退时，需了解患者运动负荷情况，以指导制定合理的运动方。

三、临床治疗

(一) 临床常规治疗

(1) 基础病治疗：高血压、高血脂、糖尿病、冠心病等治疗。

(2) 延续性临床治疗：调节血压、颅压，改善脑供血、脑神经营养，对症支持治疗等。

(3) 改善语言、认知、精神、吞咽、运动、膀胱和肠道功能障碍的药物治疗和临床技术选用。

(4) 中医中药治疗。

(二) 常见并发症处理

(1) 感染：包括呼吸系统、泌尿系统等感染的治疗。

(2) 痉挛：各类抗痉挛口服药、神经阻滞 (或溶解) 治疗、矫形器应用或手术治疗。

(3) 精神障碍：选用精神药物或行为心理治疗。

(4) 压疮：体位处理、换药或手术治疗等。

(6) 深静脉血栓：溶栓、抗凝药物应用等。

(7) 肩痛、肩关节半脱位、肩手综合征：消炎镇痛药物，矫形器配置等。

(8) 其他并发症的防治：如肌萎缩、骨质松、关节挛缩、异位骨化、体位性低血压、水肿的防治等。

四、医疗康复

(一) 功能评价

入院后 5 天内进行初期评价，住院期间根据功能变化情况可进行一次或多次中期评价，出院前进行末期评价。评价项目如下：

(1) 躯体功能评价。肌力评价、关节活动度评价、感觉评价、肢体形态评价、协调评价、日常生活活动 (ADL) 评价、疼痛评价、辅助器具使用评价，上肢神经损伤者需进行上肢功能评价、手功能评价，下肢神经损伤者需进行平衡功能评价、行步态分析等。

(2) 精神心理评价。存在相关问题者进行认知功能评价、人格评价、情绪评价。

(3) 语言功能、吞咽功能评价。首先进行失语症和构音障碍筛查，对存在或可能存在失语症和构音障碍患者需进一步进行失语症标准检查和构音障碍检查，必要时需进行吞咽障碍评价、肺活量检查。

(二) 康复治疗

1. 物理治疗

(1) 运动治疗。早期主要进行床上良肢位的摆放、翻身训练、呼吸训练、坐位平衡训练、转移训练、关节活动度训练、血管舒缩性训练等。

恢复期继续进行关节活动度训练、牵伸训练、呼吸训练等，并进行患侧肢体的运动控制训练，以及各种体位的变换及转移训练，同时进行站立床治疗及坐、跪、站立位的平衡训练和步行训练等。

后期在继续加强前期治疗的基础上，根据患者运动控制能力、肌力、平衡功能等情况，循序渐进地进行减重步行、辅助步行、独立步行等。

(2) 物理因子治疗。选用超短波疗法、气压治疗、电磁波疗法、直流电疗法、痉挛肌电刺激、神经肌肉电刺激 (NMES)、功能性电刺激疗法、肌电生物反馈疗法等。

(3) 水疗。根据患者具体情况可进行水中运动治疗等。

2. 作业治疗

(1) 认知训练。对有认知障碍者根据认知评价结果进行定向、记忆、注意、思维、计算等训练，严重患者早期可进行多种感觉刺激以提高认知能力，有条件的患者可进行电脑辅助认知训练等。

(2) 知觉障碍治疗。对存在知觉障碍者进行相应的失认症训练和失用症训练，训练内容根据知觉评价结果可选择视扫描、颜色辨认、图形辨认、图像辨认训练和空间结构、位置关系训练等，得提供必要的辅助训练标识和器具，并结合实际生活和工作场景进行训练。

(3) 日常生活活动 (ADL) 训练。早期 可在床边进行平衡、进食、穿衣、转移等训练，情况允许尽量到治疗室进行训练，内容包括平衡、进食、穿衣、转移、步行、如厕、洗澡、个人卫生等各方面，并在患者实际生活环境中或尽量模拟真实生活环境进行训练。

(4) 上肢功能训练。通过有选择的作业活动来提高运动控制能力，维持和改善上肢关节活动降低肌肉张力、减轻疼痛，提高手的灵活性和实用功能。

(5) 功能训练指导。包括日常生活活动指导，辅助器具使用训练和指导，并对有需要的患者进行环境改造指导和环境适应训练。

3. 语言治疗

对构音障碍者进行构音训练、发音训练、交流能功训练等，存在失语症的患者需进行听、说、读、写、计算、交流能力等内容的语言训练。部分患者需进行摄食－吞咽训练等。存在言语失用者需首选进行针对性训练。

4. 中医康治疗

(1) 针刺治疗。采取分期治疗和辨证治疗相结合，取穴以阳经为主、阴经为辅。

(2) 推拿治疗。一般在脑卒中后两周开始推拿治疗，以益气血、通经络、调补肝肾为原则，选穴参照针刺穴位，手法以滚、按、揉、搓、擦等为主。

(3) 其他治疗。电针、艾灸、头皮针、水针、穴位注射、火罐、中药治疗等。

5. 辅助技术

早期或严重病例需配置普通轮椅，足下垂或内翻患者需配置踝足矫形器，膝关节不稳定者需配置膝踝足矫形器，平衡障碍患者需配置四脚杖或手杖，手功能障碍者需配置必要的生活自助器具如进食自助具等，预防和治疗肩关节半脱位可使用肩托，部分患者需使用手功能位矫形器或抗痉挛矫形器。

（三）康复护理

1. 康复护理评估

包括皮肤状况、压疮发生危险因素评分、安全危险因素、大小便功能、对疾病知识掌握程度的评价。

2. 康复护理

(1) 体位护理。良肢位摆放、体位变换、体位转移等。

(2) 膀胱与肠道功能训练、大小便管理。

(3) 康复延伸治疗：根据康复治疗师的意见，监督和指导患者在病房进行关节活动度(ROM)、肌力、日常生活活动 (ADL)、站立步行、吞咽、语言交流等延续性训练。

(4) 并发症的预防及护理。预防继发性损伤的护理，各类感染的预防及护理，肩痛、压疮的预防及护理，尿失禁护理，预防深静脉栓塞、关节挛缩及废用综合征的护理等。

3. 心理护理

家庭康复及社区康复护理指导。

五、职业社会康复

(一) 职业康复

1. 职业康复评价

进行工伤职工职业调查、就业意愿评估、工作需求分析、主动用力一致性评估、工作模拟评估、现场工作分析评估。

2. 职业康复

根据不同的损伤水平和个体差异设计不同的康复方案，四肢瘫患者可利用上肢残余功能，以个体化的技能培训为主，必要时需借助辅助器具或改良设备；截瘫患者按需要进行工作耐力训练、技能培训、就业选配等职业康复训练。

(1) 职业咨询。协助患者选择适合自己的职业发展方向，制订潜在的工作目标。

(2) 就业选配。根据患者的残疾程度、认知功能、躯体功能、兴趣、教育、技能水平、工作经验等选配合适的工作。

(3) 技能培训。具体可根据患者认知、躯体功能状况及兴趣爱好，选择参加电脑操作训练班、手工艺制作培训班等。

(二) 社会康复

1. 社会康复评价

行为评价、伤后应激障碍评价、社会功能评价、生存质量评价、社区独立生活技能进行评估、家居环境评估。对有需要的患者进行家居环境评估。

2. 社会康复

主要采用个案管理的方式进行，由个案管理员 (社会工作者或康复治疗师) 对工伤职工提供由入院开始直至回归工作岗位或社区生活的全程个案服务。

(1) 康复辅导。采取“一对一”或“小组”治疗的形式，对工伤职工进行包括工伤保险政策、合理康复目标的建立、伤残适应、压力舒缓、与雇主关系及家庭关系等的咨询和辅导。

(2) 社区资源使用指导。包括向工伤职工提供相关的就业政策及就业信息、残疾人优惠政策及有关的服务信息、社区医疗、社区支援网络的使用等。

(3) 长期病患照顾者指导。主要针对长期病患照顾者的情绪压力舒缓、对工伤职工伤残的适应、家庭康复技巧及家庭护理等的指导。

(4) 家庭康复技巧指导。一般在工伤职工出院前制订，根据工伤职工的实际情况，给予出院后的家庭康复计划与具体技术的指导。其有别于在康复机构中由专业康复师实施的康复计划及技术。

(5) 家居环境无障碍改造指导。由个案管理员协同作业治疗师或康复工程师提供咨询或指导，根据工伤职工的身体功能，对其家居和周围环境进行适当改造，尽量消除工伤职工家居和社区生活的物理障碍。

(6) 家庭财政安排与未来生计指导。协助工伤职工及家人合理安排家庭财政，探讨家庭未来生计，使工伤职工及家人有足够的心理和思想准备，对将来的生活做出调整和安排。提高他们应对未来变化的能力。

(7) 工作安置协调指导。在工伤职工能够返回工作岗位前，与其雇主联系协商，对工伤职工原工作场所包括工作环境、岗位安排、同事关系等进行评估、协调，为工伤职工重返工作做准备，在出院后继续跟进，直至其适应工作岗位。或在工伤职工重返工作岗位后的 2 ～ 3 周到其工作场所给予指导，协助其适应工作岗位。

(8) 重返社区跟进协调指导。包括与工伤职工、其家庭成员、劳动保障经办部门、社区、残疾人互助小组等之间的沟通与协调，协助患者适应社区生活。

六、康复出院标准

生命体征平稳，病情稳定，并具备下列条件：

(1) 已达到康复住院时限。

(2) 无严重并发症或并发症已控制。

(3) 已达到预期康复目标。

参考文献

[1] 丁新生 . 神经系统疾病诊断与治疗 [M]. 北京：人民卫生出版社，2018.

[2] 王学峰 . 神经系统发作性疾病与癫痫 [M]. 北京：人民卫生出版社，2013.

[3] 林允照 . 常见老年疾病的管理与康复 [M]. 杭州：浙江工商大学出版社，2019.

[4] 杨涛 . 实用临床神经内科疾病诊断学 [M]. 西安：西安交通大学出版社，2014.

[5] 刘卫彬 . 重症肌无力 [M]. 北京：人民卫生出版社，2014.

[6] 方思羽 . 神经内科疾病诊疗指南 [M].2 版 . 北京：科学出版社，2008.

[7] 白水平 . 神经内科疾病诊断标准 [M]. 北京：科技文献出版社，2009.

[8] 高庆祥 . 神经内科疾病诊疗新进展 [M]. 西安：西安交通大学出版社，2016.

[9] 吴仕英，费新潮 . 老年疾病预防与康复保健 . 成都：四川大学出版社，2015.

[10] 赵斌，蔡志友 . 阿尔茨海默病 [M]. 北京：科学出版社，2015.

[11] 许长春 . 神经内科常见疾病诊疗 [M]. 北京：中国出版集团，2010.

[12] 桑德春，贾子善 . 老年康复学 [M]. 北京：北京科学技术出版社，2016.

[13] 胡晓丽，秦霞，杨波，等 . 神经内科疾病诊断与临床 [M]. 北京：科学出版社，2018.